糖尿病黄斑水肿诊断与治疗

◇主　编　罗　静　刘　晓　谢满云
◇副主编　刘　萍　施　雯

扫码获取本书电子资源

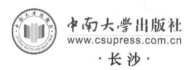

中南大学出版社
www.csupress.com.cn
·长沙·

图书在版编目(CIP)数据

糖尿病黄斑水肿诊断与治疗／罗静，刘骁，谢满云
主编. —长沙：中南大学出版社，2024.5
ISBN 978-7-5487-5769-6

Ⅰ．①糖… Ⅱ．①罗… ②刘… ③谢… Ⅲ．①糖尿病
—并发症—治疗 Ⅳ．①R587.205

中国国家版本馆 CIP 数据核字(2024)第 067798 号

糖尿病黄斑水肿诊断与治疗
TANGNIAOBING HUANGBAN SHUIZHONG ZHENDUAN YU ZHILIAO

罗静　刘骁　谢满云　主编

□出 版 人	林绵优	
□责任编辑	陈　娜	
□责任印制	李月腾	
□出版发行	中南大学出版社	
	社址：长沙市麓山南路	邮编：410083
	发行科电话：0731-88876770	传真：0731-88710482
□印　　装	广东虎彩云印刷有限公司	

□开　　本　710 mm×1000 mm 1/16　□印张 17.25　□字数 400 千字
□互联网+图书　二维码内容　图片 100 张
□版　　次　2024 年 5 月第 1 版　□印次 2024 年 5 月第 1 次印刷
□书　　号　ISBN 978-7-5487-5769-6
□定　　价　98.00 元

编委会

◇ 主　编

　　罗　静　中南大学湘雅二医院眼科

　　刘　骁　中南大学湘雅二医院眼科

　　谢满云　中南大学湘雅二医院眼科

◇ 副主编

　　刘　萍　中南大学湘雅二医院眼科

　　施　雯　中南大学湘雅二医院眼科

◇ 编　者（排名不分先后）

　　马博胜　中南大学湘雅二医院眼科

　　曾　芳　中南大学湘雅二医院眼科

　　胡瑜倩　中南大学湘雅二医院眼科

　　孙　昀　中南大学湘雅二医院眼科

　　梁幼玲　中南大学湘雅二医院眼科

　　姜文敏　中南大学湘雅二医院眼科

　　张映萍　湘潭市中心医院眼科

　　刘　妍　湘潭市中心医院眼科

　　彭婧利　郴州市第一人民医院眼科

刘　茹　郴州市第一人民医院眼科

肖阳艳　中南大学湘雅二医院眼科

朱紫怡　中南大学湘雅三医院眼科

齐　欣　中南大学湘雅二医院眼科

王家月　中南大学湘雅二医院眼科

孟永安　中南大学湘雅二医院眼科

张轶伟　中南大学湘雅二医院眼科

周梦文　中南大学湘雅二医院眼科

侯　粲　中南大学湘雅二医院代谢内分泌科

陈忠平　长沙爱尔眼科医院

李陈香　长沙爱尔眼科医院

符　晓　中南大学湘雅二医院肾内科

姚小磊　湖南中医药大学第一附属医院眼科

刘　丹　中南大学湘雅二医院眼科

吴孟波　中南大学湘雅二医院眼科

马静芳　中南大学湘雅二医院眼科

闫　滨　中南大学湘雅二医院眼科

序 言

　　糖尿病是影响人类健康的重大公共卫生问题，2021年全球糖尿病患病人数（20~79岁）中我国糖尿病患病人数已位居全球首位。作为糖尿病的重要并发症，糖尿病视网膜病变和糖尿病黄斑水肿是工作人群致盲的首要原因，给个人、家庭及社会带来了沉重的经济负担。

　　中南大学湘雅二医院眼科罗静教授团队深耕眼底病领域二十余年，具有非常丰富的临床经验且诊疗技术精湛，开展了多项糖尿病视网膜病变相关研究，2019年成立了全国首个眼底病专病联盟，在湖南对糖尿病视网膜病变的防控做了很多扎实且具有前瞻性的工作。本书以糖尿病视网膜病变为开篇、以糖尿病黄斑水肿为中心点，系统地介绍了糖尿病视网膜病变的临床表现和诊断及随访、我国糖尿病视网膜病变和糖尿病黄斑水肿的流行病学调查情况、患病率及病理生理学机制。本书参考了国内外大量糖尿病相关文献资料并综合各国指南的观点，对糖尿病黄斑水肿新的国际分类、定义、分型、临床表现，以及荧光血管造影、OCT、OCT血管成像、微视野等检查方法的特点进行了详细阐述，囊括了糖尿病黄斑水肿的药物治疗、激光治疗及手术治疗新进展。此外，本书还详细介绍了人工智能在糖尿病视网膜病变及糖尿病黄斑水肿中的应用，阐述了中国医学对糖尿病黄斑水肿的认识及辨证施治。在规范眼科局部治疗方案的同时，本书还关注糖尿病视网膜病变及糖尿病黄斑水肿的全身管理，重视内分泌科、眼科、肾内科和中医科之间的多学科合作诊疗，强调全身及局部联合治疗的理念。

本书内容涵盖面广，阐述深入、结合前沿进展，不仅可以作为糖尿病视网膜病变同质化培训的教材，同时也可以作为更新专业知识的有价值的资料，值得从事眼科的医生、住培学生、进修医生学习和参考，通过规范化诊疗减少因为糖尿病带来的不可逆致盲，我衷心地祝愿罗静教授团队《糖尿病黄斑水肿诊断与治疗》早日出版！

许迅

上海交通大学附属第一人民医院眼科

2024 年 5 月

序 言

我国是糖尿病大国，2021国际糖尿病联盟的最新统计显示，我国糖尿病患者数量超过1.4亿人，居全球首位。糖尿病视网膜病变是极常见的糖尿病慢性并发症之一，根据临床资料显示，糖尿病视网膜病变的患病率高达34.5%，也就是说3名糖尿病患者中就有1人是糖尿病视网膜病变患者。因此，具有较高患病率和致盲率的糖尿病视网膜病变，已经成为我国成年人失明的主要原因之一。

《"健康中国2030"规划纲要》要求"促进基层糖尿病及并发症筛查标准化，提高医务人员对糖尿病及其并发症的早期发现、规范化诊疗和治疗能力。及早干预治疗糖尿病视网膜病变"，糖尿病视网膜病变属于慢性疾病，因此糖尿病视网膜病变的早筛、早诊、早干预和全病程管理，以及多学科管理便显得尤为重要。

中南大学湘雅二医院眼科罗静教授和她的团队在糖尿病视网膜病变领域深耕多年，在政府有关部门的大力支持下，创新性地开展县级医院糖尿病视网膜病变早筛、早诊与早干预能力提升行动，以"湖南眼底病联盟"为平台，在全省190个县级医院实施眼科专病医师队伍建设、糖尿病患者眼底照相人工智能(artificial intelligence, AI)筛查与远程识图、分层提升早筛早诊与早干预能力建设项目。他们在这方面积累了大量的临床经验和研究成果。本书是一部深入浅出的专业图书，内容翔实、实用，对糖尿病黄斑水肿做了系统性梳理。不仅适合不同年资医生使用，特别是为县级医院眼科医生提供了难得的参考，仔细阅读将受益匪浅。在此，向编著本书的作者及团队致敬，相信这本书将成为各级医院眼科医生眼底病诊治的案头书，也会为推进我省眼底病防治的整体能力提升发挥作用。

湖南省卫生健康委员会医政医管处

2024 年 5 月

随着人口老龄化加剧、人们生活方式的改变，糖尿病视网膜病变及其伴随的糖尿病黄斑水肿已经成为我国主要的致盲眼病之一。由于专业的眼底病医生匮乏，且眼底医疗资源分布不均，部分市级，尤其是县级基层眼科眼底病诊疗能力不足，导致大量眼底病患者不能得到及时诊治。《"十四五"全国眼健康规划（2021—2025 年）》强调提升眼底病诊治能力，落实糖尿病视网膜病变分级诊疗服务技术方案，《"健康中国 2030"规划纲要》也要求促进基层糖尿病及并发症筛查标准化，提高医务人员对糖尿病及其并发症的早期发现、规范化诊疗和治疗能力。

为规范眼底病的诊疗，完善慢性眼病患者管理模式，降低致盲率，在现实需求、国家眼健康战略指引的大背景下，我们团队近年来做了一系列相关工作，逐步构建了湖南省—市—县眼底病专病联盟平台，在深入基层开展眼底病知识培训时，我们更加意识到同质化培训的重要性，因此编写了这本《糖尿病黄斑水肿诊断与治疗》。我们希望本书介绍的糖尿病黄斑水肿诊断和治疗的理念，对提高大家对糖尿病黄斑水肿的认识有所帮助。在此，我谨向参与编写本书的各位专家及同事们表示衷心的感谢。

　　特别感谢一直以来给予我们指导和支持的唐罗生教授、湖南省卫生健康委员会李世忠调研员，谨以本书向你们致敬！

中南大学湘雅二医院眼科

2024 年 5 月

目 录

第一章

糖尿病视网膜病变的概述

第一节 糖尿病视网膜病变的临床表现

糖尿病视网膜病变(diabetic retinopathy，DR)是糖尿病最常见的并发症，属于糖尿病微血管并发症之一，是工作人群致盲的首要原因。根据国际糖尿病联盟(International Diabetes Federation，IDF)统计，2021年全球成年人(20~79岁)患糖尿病人数达5.37亿，约34.6%的糖尿病患者可能并发DR。糖尿病患者的高血糖状态对视网膜血管细胞的代谢有显著影响，会使视网膜血管内皮细胞损伤、周细胞减少和基底膜增厚，导致视网膜组织发生病理改变，包括微血管扩张、血-视网膜屏障(blood-retina barrier，BRB)破坏、血管渗漏性增加、血管闭塞、视网膜缺血及无灌注区形成等，如果缺血缺氧继续加重，随后会形成新生血管及出现胶质细胞、成纤维细胞等增生。

这些变化在临床上最早的眼底表现为微动脉瘤(microaneurysm，MA)。随着DR进展，血管渗漏出现硬性渗出。视网膜血管逐渐闭塞，视网膜出现灌注受损和缺血，视网膜缺血的表现包括神经纤维层微小梗阻、静脉异常(如静脉扩张、静脉串珠、静脉袢)、视网膜内微血管异常(intraretinal microvascular abnormality，IRMA)，以及以视网膜出血和渗出增加为特征的更严重和更广泛的血管渗漏。在缺血区和非缺血区交界处长出新生血管芽，向视网膜缺血区和玻璃体内生长，一旦新生血管破裂则可引起视网膜前出血及玻璃体积血。积血和纤维组织的增生，导致出现视网膜前膜、玻璃体视网膜牵拉、视网膜撕裂和视网膜脱离。临床上基于标准化诊疗目的，以眼底所见为基础，制定了DR分级标准。

一、症状

DR 早期一般无自觉症状，随病变发展，可出现不同程度的视力减退。黄斑区以外的视网膜大片出血会使得视野出现相应范围的视野缺损；视网膜小血管破裂，玻璃体内仅少量出血时，患者可出现眼前黑影飘动；当出现大量出血或视网膜出现脱离时，患者视力可迅速下降，甚至仅存光感。晚期将最终导致失明。在 DR 的各期都可能出现黄斑水肿，黄斑水肿可以引起患者中心视力减退、视野中相对或绝对中心暗点及视物变形等症状。

二、眼底表现

(一)微动脉瘤(MA)

MA 是 DR 最早出现的眼底表现，多分布于后极部，检眼镜或眼底彩照下观察为视网膜上呈针尖大小的小红点，直径为 15～60 μm。早期由于 MA 数量少不易被发现，有时很难与小的点状出血区分，但荧光素眼底血管造影(fundus fluorescein angiography，FFA)中 MA 表现为点状强荧光，晚期有轻微渗漏；而点状出血表现为遮蔽荧光(图 1-1)。

(二)视网膜渗出(retinal exudate)

由于毛细血管中上皮细胞的紧密连接破坏，血浆内的脂质或脂蛋白从视网膜血管渗出，沉积在视网膜内，称为硬性渗出(图 1-2)。多出现在后极部，视网膜水肿区与非水肿区交界处，表现为黄白色、边界清楚的多发性病灶。其出现的时间一般在视网膜慢性水肿的水分逐渐吸收后，其形态可呈黄色颗粒或斑块状，在黄斑区可沿 Henle 纤维排列成星芒状或扇形。

(三)棉绒斑(cotton-wool spots)

棉绒斑出现在视网膜表层，为形态不规则、大小不一、边界不清的灰白色或灰黄色棉绒斑片状病灶，常位于后极部大血管附近(图 1-3)，临床上常称之为软性渗出，但实际上是继发于视网膜微动脉阻塞导致的视网膜神经纤维层缺血性梗死，大多在 5~7 周内消退，但糖尿病患者则会持续较长时间。

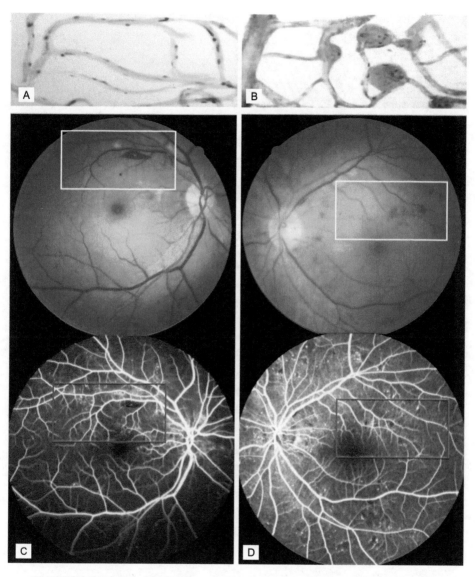

A. 正常视网膜胰酶消化铺片示意图(彩绘),可辨认周细胞和内皮细胞核,毛细血管管壁均匀;B. DR 早期视网膜胰酶消化铺片示意图(彩绘),可见毛细血管管壁改变,MA 为纺锤状或球状扩张;C. 较小的视网膜 MA 在眼底检查和眼底彩照中不易发现(白框所示),FFA 可见 MA 呈小点状荧光充盈(红框所示);D. 视网膜 MA 和小出血点在眼底检查和眼底彩照中常难分辨(白框所示),FFA 可见 MA 呈小点状强荧光,小出血点为遮蔽荧光(红框所示)。

图 1-1 糖尿病视网膜病变中的 MA

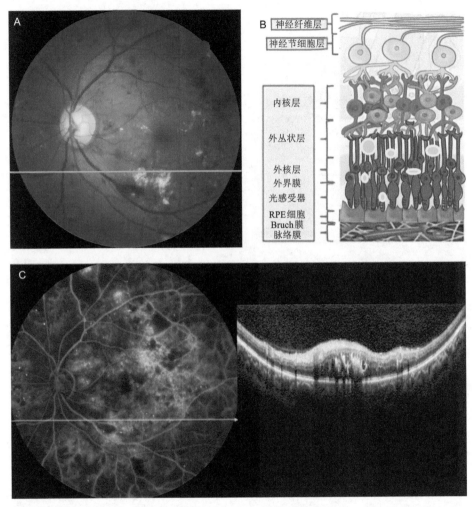

A. 普通眼底彩照可见后极部散在硬性渗出；B. 视网膜结构示意图（彩绘），示意硬性渗出（黄色病变 ●）多分布在视网膜外丛状层、外核层；C. 硬性渗出在 FFA 中示弱荧光，光学相干断层扫描（optical coherence tomograpy，OCT）示外丛状层可见高反射信号（绿线标识同一视网膜纬度）。

图 1-2 糖尿病视网膜病变中的硬性渗出

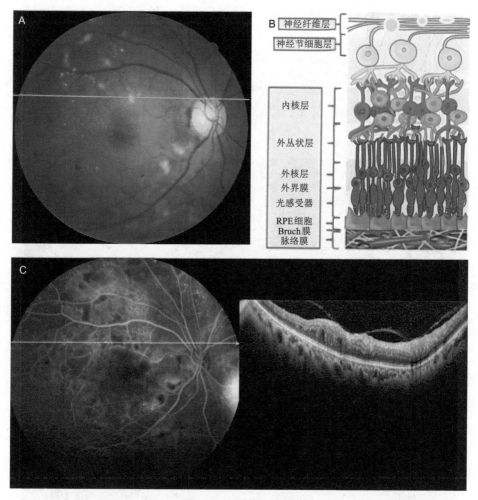

A. 普通眼底彩照可见后极部散在棉绒斑；B. 视网膜结构示意图（彩绘），示意棉绒斑（黄色病
变 ● ）多分布在视网膜神经纤维层；C. 棉绒斑在 FFA 中表现为弱荧光，OCT 示神经纤维层水
肿，反射信号增强（绿线标识同一视网膜纬度）。

图 1-3　糖尿病视网膜病变中的棉绒斑

（四）视网膜出血（retinal haemorrhage）

视网膜出血依据其出血部位不同而表现各异（图 1-4）。视网膜内出血：由
毛细血管异常或微动脉瘤破裂引起。根据出血的不同层次，又分为：①深层出
血。出血来自视网膜深层毛细血管，多位于外丛状层与内核层之间，呈暗红色

的点状或斑状。②浅层出血。为视网膜浅层毛细血管出血，位于神经纤维层。血液沿神经纤维的走向排列多呈线状、条状及火焰状，色较鲜红。③视网膜前出血。出血聚集于视网膜内界膜与玻璃体后界膜之间，多位于眼底后极部。④玻璃体积血。来自视网膜新生血管的出血，或视网膜前出血突破内界膜与玻璃体后界膜进入玻璃体。少量积血引起玻璃体片状或团块状混浊，大量积血可完全遮蔽眼底。

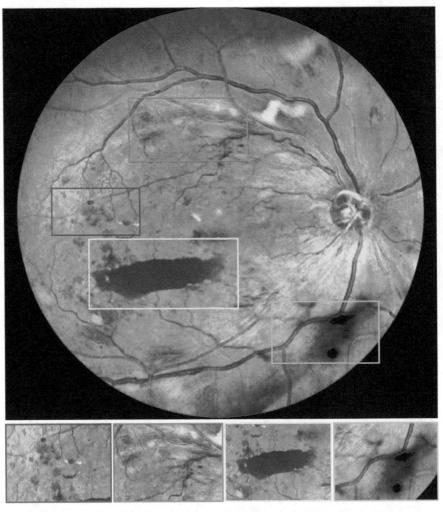

广角眼底彩照可见视网膜深层出血（红框标识）、视网膜浅层出血（蓝框标识）、视网膜前出血（黄框标识）及玻璃体积血遮蔽部分视网膜（绿框标识）。

图1-4 视网膜出血

（五）静脉异常

静脉扩张是 DR 的一个特征性眼底改变。早期视网膜静脉均匀扩张，色暗红，充盈饱满。病变进一步发展，静脉呈"腊肠"状扩张，称之为静脉串珠（图1-5）。特别在是小动脉阻塞处，静脉迂曲扩张或呈环状，表现为静脉袢，是对局部缺血的反应。糖尿病患者中发生视网膜静脉分支或中央静脉阻塞的比例较非糖尿病患者更高。当双眼出现不对称的一只眼沿静脉出血增多，静脉高度扩张迂曲，黄斑水肿时，应考虑合并有静脉阻塞可能。

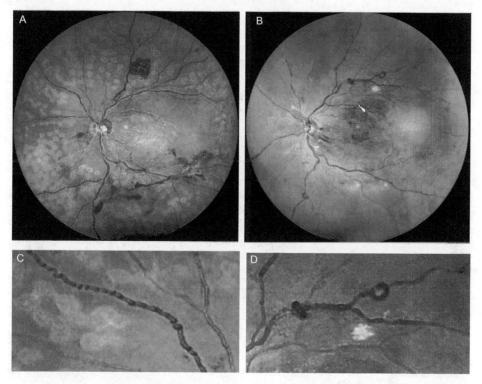

A. 广角眼底彩照示视网膜各象限均可见静脉串珠；B. 广角眼底彩照可见静脉袢和静脉串珠；C. 局部图片示静脉串珠为静脉节段样扩张；D. 局部图片示静脉袢为静脉环形扭曲。

图1-5 糖尿病视网膜病变的静脉串珠

（六）视网膜内微血管异常（IRMA）

视网膜毛细血管的破坏是 DR 最严重的病理损伤（图1-6）。当毛细血管结构不断被破坏且这些破坏区发生融合时，供应它们的终末小动脉也会发生闭塞。在这些无灌注区域周围，形成簇状的微动脉瘤和扭曲的血管。IRMA 是指视网膜内血管迂曲，管径粗细不一，常出现于毛细血管闭塞区的周围。小片的毛细血管闭塞区周围尚有残留的未闭塞的毛细血管网，局部畸形扩张、扭曲，或因反应性内皮细胞增生，毛细血管呈节段性增粗，无灌注区内连接微动脉和微静脉的微血管短路等各种改变都称为 IRMA。IRMA 有时很难与新生血管相区别，FFA 可以进行鉴别。IRMA 的出现常预示病情进展且严重。

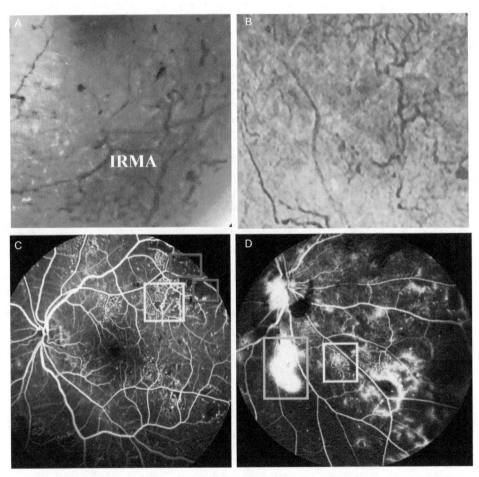

A. 眼底彩照示 IRMA；B. 局部图片示视网膜毛细血管扩张扭曲；C. FFA 示存在多处 IRMA（黄线描画区域），周围可见无灌注区（红线描画区域）；D. FFA 示造影晚期 IRMA 未出现渗漏（黄线描画区域），而周围新生血管渗漏明显（绿线描画区域）。

图 1-6　糖尿病视网膜病变中的视网膜内微血管异常

（七）新生血管（neovascularization）

新生血管大部分发生于赤道以后，好发于视乳头及其 45°范围的视网膜。新生血管位于视乳头或视网膜表面，多数突破内界膜并向玻璃体内生长。①视乳头新生血管：指在视乳头上或视乳头周围 1 个视乳头直径（papilary diameter, PD）范围内的新生血管，呈小的袢状或网状，可逐渐增粗为视网膜静脉直径的 1/8～1/4。②视网膜新生血管：视乳头周围 1 PD 外形成的视网膜新生血管，FFA 早期即显像，极易渗漏。见图 1-7。

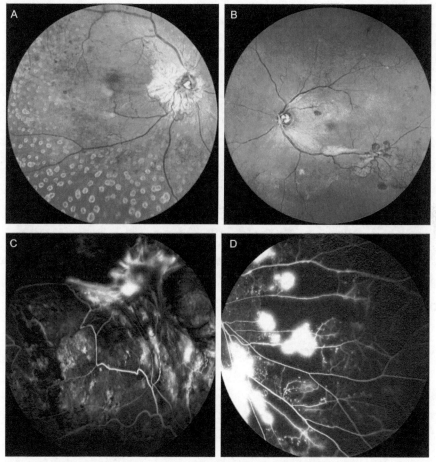

A. 广角眼底彩照示视乳头新生血管；B. 广角眼底彩照示多处视网膜新生血管；C. FFA 显示视乳头前新生血管渗漏；D. FFA 显示视网膜新生血管渗漏。

图 1-7　糖尿病视网膜病变中的新生血管

第二节 糖尿病视网膜病变的分级标准

一、眼底分区与检查

DR 的分级是以眼底所见为基础，通过分区观察进行疾病严重程度的临床分级。随着光学透镜和眼底成像系统的发展，视网膜的观察范围和清晰度都有大幅度提升。传统的眼底观察方法或眼底照相机，光线从视网膜反射后被检查者看到或设备获取，观察范围较为局限；而目前较先进的激光扫描成像或宽束线光扫描成像能得到更为广泛的视网膜信息，更有助于提高 DR 的诊疗水平。

通过光学透镜和眼底成像系统观察眼底，其观察范围的大小多以成像角度来描述，包括视场角和眼内角。以瞳孔中心为顶点，以观察到视网膜最大范围两条边缘所构成的夹角，称之为视场角。而眼内角的定义为假定在标准眼球横断面的眼轴上，距离视网膜 11 mm 的地方为眼球中心，过眼球中心做一垂线，将此圆分成四个象限，对应 0°~360°，称为眼内角。根据推算，视网膜(以锯齿缘为界限)在眼内 360°的圆周上约占 250°的范围。不同的光学透镜和眼底成像系统以视场角或眼内角标注眼底观察范围。视场角和眼内角的换算关系大约为 1∶1.48，也就是说普通眼底照相机视场角为 45°，那么对应的眼内角约为 66°。而超广角眼底成像系统拍摄到的范围约占视网膜面积的 80%，按眼内角计算约 200°，对应的视场角约为 135°(图 1-8)。

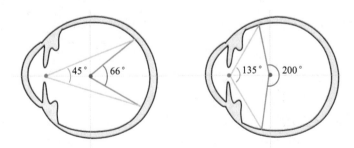

图 1-8 不同眼底成像系统视场角和眼内角示意图

眼底分区大体分为后极部视网膜和周边部视网膜。后极部视网膜又称中央视网膜,在组织学上认为是神经节细胞层内最少有两层核的视网膜区域,但在检眼镜和眼底成像系统中,此区边界难以精确界定。一般认为后极部包括黄斑、视乳头以及血管弓,大约相当于从中心小凹到赤道一半为半径的圆。黄斑区为视乳头颞侧上下血管弓之间的横椭圆形区域。而周边部视网膜的划分是从涡静脉穿越巩膜前,以涡静脉壶腹为界线,在涡静脉壶腹以内到后极部的范围称为中周边部,超出涡静脉壶腹向前至锯齿缘的区域称为远周边部(图1-9)。

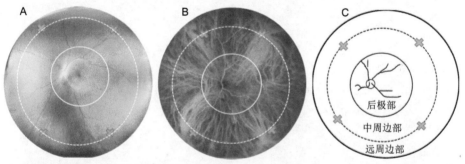

A. 超广角眼底照相;B. 超广角吲哚青绿血管造影(indocyanine green angiography, ICGA)眼底图;C. 眼底分区示意图(实线圈内示后极部视网膜。蓝色十字表示涡静脉壶腹部,虚线圈为涡静脉壶腹部连线,向后为中周边部视网膜,向前为远周边视网膜)。

图1-9 眼底后极部和周边部分区示意图

光学透镜检查包括直接检眼镜、间接检眼镜、三面镜、前置镜和全视网膜镜。直接检眼镜在小瞳孔(2~3 mm)时,视场角约为10°,扩瞳后(>6 mm),视场角约为20°;通过眼位配合仅能观察后极部视网膜。20D间接检眼镜视场角根据瞳孔大小不同范围在46°~60°,配合眼位和巩膜压迫器辅助,可检查中周边部和远周边部眼底。三面镜中央为平凹镜,主要观察后极部视网膜,三个斜面镜观察范围:75°梯形斜面镜检查后极部到中周边部之间的区域,67°长方形斜面镜检查中周边部,59°舌形斜面镜检查眼底远周边部及前房角。前置镜有+60D~+90D及Super field等多种型号,各种型号的前置镜所见眼底范围不同,配合眼位可检查后极部、中周边部和部分远周边部眼底。全视网膜镜包括88°后极部镜、132°中周边部镜和165°广角镜。对于瞳孔小的患者,使用全视网膜镜也很容易检查眼底。由于通过全视网膜镜观察的物像较小和周边部分细节观察欠清楚,多用于激光治疗,较少在检查中使用。而眼底照相机,分为普通照相机、广角照相机和超广角照相机。在一张正位眼底照片中，普通照相机主要显示后极部视网膜图像，广角照相机可显示中周边部视网膜图像，而在一张正位眼底照片上至少要看到4个涡静脉范围的图像才能称之为超广角眼底图(图1-10)。

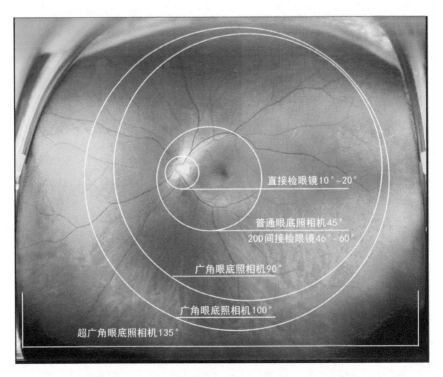

图1-10　不同光学透镜和眼底照相机静态检查视网膜范围示意图(范围以视场角表示)

　　1968年，在Airlie House会议上，研究者们利用眼底照相永久记录眼底特定区域的病变位置，创立了经典的标准7视野法，此后经过改良一直沿用至今(图1-11)。该标准基于对视觉功能重要的部位(如视乳头和黄斑)选择了7个标准视野，每只眼睛分别拍摄7张标准视野的立体照片，评估后极部视网膜病变的位置和范围。

　　随着超广角成像技术的出现和成熟，临床医生能更快速和准确地评估DR患者周边部眼底情况。而将改良的Airlie House标准7视野立体照片与超广角眼底照相的图像融合后发现，超广角图像所显示视网膜面积是7视野拼图面积的3倍左右，可以发现更多的周边视网膜病变，对于DR的分级诊断更全面精确(图1-12)。

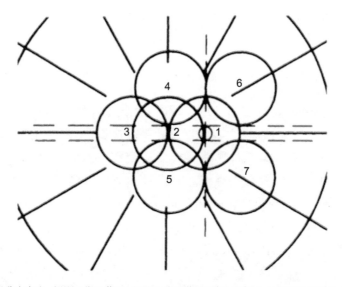

视野 1 位于视乳头中央,视野 2 位于黄斑,视野 3 位于黄斑颞侧,视野 4~7 与穿过视乳头上下两缘的水平线和穿过视乳头中心的垂直线相切,所有圆的半径为视乳头中心至黄斑中心连线的长度。

图 1-11 改良的 Airlie House 糖尿病视网膜病变分类的标准 7 视野(右眼)

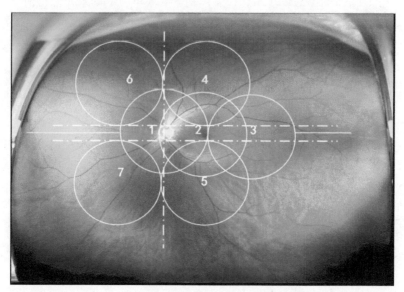

图 1-12 改良的 Airlie House 标准 7 视野拼图与超广角眼底照的观察范围比较(左眼)

二、糖尿病视网膜病变的分级标准

（一）Airlie House 标准和 DRS 标准

1968 年，Airlie House 会议创立了标准 7 视野立体照片，以评估后极部视网膜病变（出血、硬性渗出、静脉异常以及新生血管和纤维增生），为 DR 研究奠定了基础。1971 年，糖尿病视网膜病变研究组（Diabetic Retinopathy Study，DRS）改进了 Airlie House 分类标准，首次运用标准 7 视野彩色立体眼底照相拼图描述高危增生型糖尿病视网膜病变（high-risk proliferative diabetic retinopathy，HRPDR），将 HRPDR 定义为：轻度新生血管［1/4~1/3 视乳头面积（disc area，DA）］伴玻璃体积血、中至重度视乳头新生血管（neovascularization of the optic disc，NVD）伴或不伴玻璃体积血，或中度新生血管（1/2 DA）伴玻璃体积血。该研究表明，HRPDR 患者严重视力下降的风险很高，但从激光治疗中获益最大，但与未治疗的对照眼相比，接受全视网膜激光光凝（pan-retinal photocoagulation，PRP）治疗眼的严重视力下降概率显著降低。这一普遍认可的分类系统结合彩色立体眼底照片的使用，有助于眼科医生识别具有高危特征的眼并进行治疗，但它对视网膜病变早期特征的变化不敏感。

（二）ETDRS 分期

早期治疗糖尿病视网膜病变研究（early treatment of diabetic retinopathy study，ETDRS）对 Airlie House 分类标准进一步改良，这是一项评估激光治疗黄斑水肿疗效的随机前瞻性研究。此次修订制定了 ETDRS 分期（表 1-1）。ETDRS 分期中进一步增加和细化了 DR 特征的分期标准，如在已有的硬性渗出、软性渗出、动静脉切迹、视网膜隆起、玻璃体积血等异常的基础上，分开评估了在 DRS 分期中合并的三种静脉异常（静脉串珠、静脉狭窄和静脉环或重复），以及增加了几个以前没有在分期标准中描述的重要眼底特征，如 MA 和 IRMA。最值得注意的是，ETDRS 分期标准扩大了对糖尿病黄斑水肿（diabetic macular edema，DME）的描述和分类，将有临床意义的黄斑水肿（clinically significant macular edema，CSME）定义为累及黄斑中心或可能累及黄斑中心的视网膜增厚和（或）邻近硬性渗出，满足以下三项中任何一项即为 CSME：①视网膜增厚在黄斑中心 500 μm 内；②硬性渗出距离黄斑中心小于或等于 500 μm，并伴邻近视网膜增厚；③视网膜增厚范围至少 1 PD，其任何病变均距黄斑中心 1 PD 内。若水肿位于黄斑中心，则视力丧失的风险最大，对于 CSME 患者应考虑及时治疗。在过去的半个世纪，ETDRS 应用的改良 Airlie House 分期标准被公认为 DR 分期的"金标准"，但由于其分期复杂、且需要与标准图像一一对照，较难记忆与实施，在实际临床工作中应用有一定难度。

表 1-1　ETDRS 中的 DR 分期标准

DR 严重程度	散瞳后眼底镜检查所见
轻度 NPDR	至少有 1 个 MA，且不符合中度 NPDR、重度 NPDR、早期 PDR 或 HRPDR
中度 NPDR	出血和（或）MA≥标准照片 2A；和（或）明确存在软性渗出、静脉串珠或 IRMA；不符合重度 NPDR、早期 PDR 或 HRPDR 的定义
重度 NPDR	在 4~7 个视野中满足以下三项中的任一项（图 1-13）： 1. 至少 2 个视野明确存在软性渗出、静脉串珠和 IRMA； 2. 至少 2 个视野存在 1. 中 3 种病变中的 2 种，且在这 4 个视野中存在出血和 MA，其中至少 1 个视野改变≥标准照片 2A； 3. 每个视野都存在 IRMA，其中至少 2 个视野改变≥标准照片 8A。 且不符合早期 PDR 或 HRPDR 的定义
早期 PDR（无 DRS 高危特征）	出现新生血管；不符合 HRPDR 的定义
高危 PDR（HRPDR）（有 DRS 高危特征）	在视乳头上或视乳头 1 PD 内的新生血管范围≥标准照片 10A（1/4~1/3 DA），伴有或不伴有玻璃体积血，或视网膜前出血；或玻璃体积血和/或视网膜前出血伴新生血管，可以是<标准照片 10 A 范围的视乳头新生血管，或≥1/4 DA 的视网膜其他部位的新生血管（图 1-13）

非增生型糖尿病视网膜病变（non-prliferative diabetic retinopathy，NPDR）；增生型糖尿病视网膜病变（prliferative diabetic retinopathy，PDR）。

资料来源：Early Treatment Diabetic Retinopathy Study Research Group. Early treatment diabetic retinopathy study design and baseline patient characteristics. ETDRS report number 7［J］. Ophthalmology，1991，98(5 Suppl)：741-756.

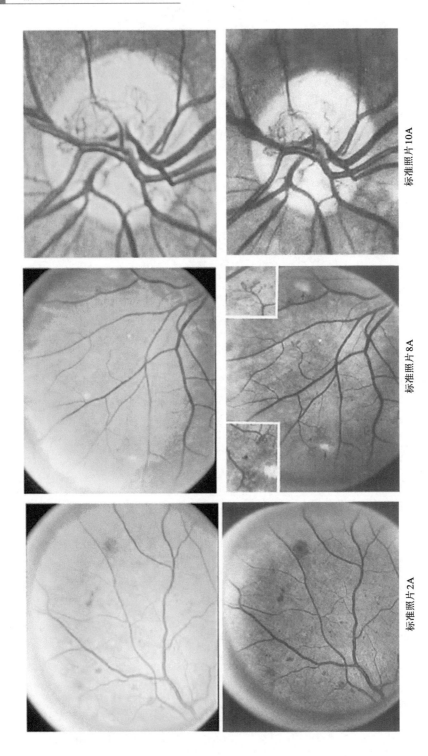

标准照片 10A

标准照片 8A

标准照片 2A

图1-13 早期治疗糖尿病视网膜病变研究（ETDRS）标准照片

1. 国际分期标准(目前最常用的分级标准)

基于 ETDRS 和威斯康星糖尿病视网膜病变流行病学研究(Wisconsin Epidemiologic Study of Diabetic Retinopathy, WESDR)的研究数据,2002 年在悉尼由美国眼科学会(American Academy of Ophthalmology, AAO)发起,多国参与制定了国际临床糖尿病视网膜病变严重程度分期标准(International Clinical Diabetic Retinopathy Disease Severity Scale,以下简称国际 DR 分期标准,表 1-2)和国际临床糖尿病黄斑水肿严重程度分期标准(International Clinical Diabetic Macular Edema Disease Severity Scale,以下简称国际 DME 分期标准,表 1-3),这一标准是基于 45°眼底照相机和 ETDRS 制定的 7 张标准图像,对 DR 的分期进行了简化,便于在临床工作中的应用,为 DR 流行病学调查和筛查提供了重要依据,方便了社区医生、内分泌科医生和眼科医生之间的交流,并在国际上广泛应用。此分期标准中,在 4 个象限有出血和 MA 一项中,增加了≥20 个数量的概念,视野象限划分仍然遵循 ETDRS 的规定,4~7 个视野即为颞上、颞下、鼻上、鼻下 4 个象限。此分期标准规定,如果仅有 MA,则分期为"轻度 NPDR";如果有一种以上 MA,即点状出血和棉绒斑,则分期为"中度 NPDR";如果 4 个视网膜象限中均有>20 个出血,或者≥2 个视网膜象限有明确的静脉串珠或者 1 个及以上视网膜象限有显著 IRMA,则分期为重度 NPDR;最后为 PDR。DME 根据后极部视网膜增厚和(或)硬性渗出的有无及其到黄斑中心的距离进行分期,若无,则为无明显 DME,如有明显 DME 则进一步分为轻、中、重 3 级,以病变远离黄斑中心为轻度,病变接近但未累及黄斑中心为中度,病变累及黄斑中心为重度(表 1-3),CSME 的定义与 ETDRS 的 CSME 定义相同。

表 1-2 国际 DR 分期标准(2002 年,AAO)

DR 严重程度分期	散瞳后眼底镜检查所见
无明显视网膜病变	无异常
轻度 NPDR	仅有 MA
中度 NPDR	有 MA,存在轻于重度 NPDR 的表现
重度 NPDR	出现下列任一改变,但无 PDR 表现: 1. 任一象限中有多于 20 处视网膜内出血; 2. 在 2 个以上象限有静脉串珠样改变; 3. 在 1 个以上象限有显著的 IRMA

续表1-2

DR 严重程度分期	散瞳后眼底镜检查所见
PDR	出现以下一种或多种改变：新生血管形成、玻璃体积血或视网膜前出血

资料来源：Wilkinson CP, Ferris FL, 3rd, Klein RE, et al. Proposed international clinical diabetic retinopathy and diabetic macular edema disease severity scales［J］. Ophthalmology, 2003, 110(9)：1677-1682.

表1-3　国际 DME 分期标准（2002 年，AAO）

糖尿病性黄斑水肿分期	定义
无明显 DME	后极部无明显视网膜增厚或硬性渗出
轻度 DME	后极部存在部分视网膜增厚或硬性渗出，但远离黄斑中心
中度 DME	视网膜增厚或硬性渗出接近黄斑但未涉及黄斑中心
重度 DME	视网膜增厚或硬性渗出涉及黄斑中心

资料来源：Wilkinson CP, Ferris FL, 3rd, Klein RE, et al. Proposed international clinical diabetic retinopathy and diabetic macular edema disease severity scales［J］. Ophthalmology, 2003, 110(9)：1677-1682.

2. 美国眼科协会的分期标准

2019 年 AAO 的 DR 指南对于 DR 的分期与 2002 年国际 DR 分期标准大致相似（表1-4），当水肿位于黄斑中心时，视力下降的风险最大，尤其是黄斑中心已受累或视网膜增厚和（或）硬性渗出非常靠近黄斑中心时，故又将 CSME 分为累及黄斑中心凹的（center-involved, CI-DME）和未累及黄斑中心凹的黄斑水肿（noncenter-involved DME, NCI-DME）（表1-5）。没有其他导致黄斑水肿的原因时，OCT 是检测和定量 CI-DME 的敏感而高效的方法。

表1-4　DR 分期（2019 年，AAO）

病变严重程度	散瞳后眼底镜检查所见
无明显视网膜病变	无异常
轻度 NPDR	仅有 MA

续表1-4

病变严重程度		散瞳后眼底镜检查所见
中度 NPDR		有 MA，存在轻于重度 NPDR 的表现
重度 NPDR	国际定义	出现下列任一改变，但无 PDR 表现： 1. 任一象限中有>20 处视网膜内出血； 2. ≥2 个象限有静脉串珠样改变； 3. ≥1 个象限有显著 IRMA
	AAO定义	出现下列任一改变(4-2-1 规则)，但无 PDR 表现： 1. 4 个象限中每个象限均有严重的视网膜内出血及 MA； 2. ≥2 个象限中有明确的静脉串珠样改变； 3. ≥1 个象限中有中度 IRMA
PDR		出现以下一种或多种改变：新生血管形成、玻璃体积血或视网膜前出血

1. 具有 2 种及以上重度 NPDR 特征的患者定义为很严重的 NPDR；

2. PDR 可被分为高危 PDR(与 ETDRS 定义的 HRPDR 一致)和非高危 PDR。

资料来源：Flaxel CJ, Adelman RA, Bailey ST, et al. Diabetic retinopathy preferred practice pattern ⓒ[J]. Ophthalmology, 2020, 127(1)：P66-P145.

表 1-5　DME 分期(2019 年，AAO)

DME 类型	定义
NCI-DME	视网膜增厚未累及黄斑中心 (未累及直径 1 mm 的中央亚视野区)
CI-DME	视网膜增厚累及黄斑中心 (累及直径 1 mm 的中央亚视野区)

资料来源：Flaxel CJ, Adelman RA, Bailey ST, et al. Diabetic retinopathy preferred practice pattern ⓒ[J]. Ophthalmology, 2020, 127(1)：P66-P145.

3. 英国国家筛查委员会的分期标准

英国国家筛查委员会(the UK National Screening Committee, NSC)2019 年对于 DR 的分期表述(表1-6)为: 无 DR 为 R0, MA 伴少量视网膜出血或轻度 NPDR 为 R1, 中度至重度非 PDR 为 R2, PDR 为 R3。NSC 基于 ETDRS 的 CSME 定义并增加视力作为评估的一部分,将需要转诊的黄斑病变定义为 M1: ①中心凹中心 1 PD 以内的渗出物; ②黄斑内的环状渗出物或一组渗出物; ③中心凹中心 1 PD 内的任何 MA 或出血,只要最佳视力≤6/12。R2、R3 和 M1 归为威胁视力的 DR(sight-threatening DR, STDR)或需转诊的 DR, 其中 PDR(R3)被归类为需要紧急转诊的 DR。

表 1-6　NSC 的 DR 分期(2019 年, NSC)

DR 分期	定义
R0	无 DR
R1	MA 伴少量视网膜出血或轻度 NPDR
R2	中重度 NPDR
R3	PDR
STDR 或需要转诊的 DR	R2、R3 和(或)M1
需要紧急转诊的 DR	R3(PDR)

资料来源: England PH. Public Health England. Diabetic eye screening programme: standards [EB/OL]. 2019. https://www.gov.uk/government/publications/diabetic-eye-screening-programme-standards.

4. 我国的分期标准

在我国,1985 年中华医学会眼科学分会眼底病学组制定了我国 DR 严重程度分期标准(表1-7),直至 2004 年我国 DR 临床诊疗指南仍沿用这一标准,《糖尿病相关眼病防治多学科中国专家共识(2021 年)》中采用与 AAO 的 DR 和 DME 一致的分期标准。

表 1-7　DR 严重程度分期标准（1985 年，中国）

分期		视网膜病变	
单纯型	I	有 MA 或并有小出血点	（+）较少，易数
			（++）较多，不易数
	II	有黄白色"硬性渗出"或并有出血斑	（+）较少，易数
			（++）较多，不易数
	III	有白色"软性渗出"或并有出血斑	（+）较少，易数
			（++）较多，不易数
增殖型	IV	眼底有新生血管或并有玻璃体积血	
	V	眼底有新生血管和纤维增殖	
	VI	眼底有新生血管和纤维增殖，并发视网膜脱离	

"较少，易数"和"较多，不易数"均包括出血病变。

资料来源：全国眼底病协作组. 糖尿病视网膜病变分期标准[J]. 中华眼科杂志，1985，21（2）：113.

第三节　糖尿病视网膜病变的筛查和随诊

DR 早期可无临床症状，因此糖尿病患者的眼底筛查十分重要，应告知患者筛查和后续随诊的必要性和重要性。当患者已出现视网膜病变，应强调各时期随诊时间和意义，早期诊断和及时治疗可以有效保护患者的视力。

一、AAO 指南

2019 年 AAO 指南建议 DR 筛查和随诊包括两个方面的内容：糖尿病患者确诊为视网膜病变之前的首次眼科检查及随诊时间（表 1-8）；糖尿病患者确诊为 DR 后，随诊时间间隔是根据 DR 严重程度和是否出现 DME 及其类型确定的（表 1-9）。

表 1-8　糖尿病患者首次眼科检查和随诊时间建议（2019 年，AAO）

糖尿病类型	首次眼科检查时间	建议随诊时间间隔[a]
1 型糖尿病[b]	诊断为糖尿病 5 年后	每年
2 型糖尿病[b]	诊断为糖尿病时	每年
妊娠期 （1 型或 2 型）[c]	妊娠后尽早进行 在妊娠早期进行	● 无 DR 或轻至中度 NPDR：每 3~12 个月 ● 重度 NPDR 或更严重：每 1~3 个月

a 若发现异常则提示需要更频繁地随诊检查；b 青春期患者的进展风险增加，需提高警惕，应更密切地随访；c 妊娠期（1 型或 2 型）是指 1 型或 2 型糖尿病患者妊娠期间（即糖尿病合并妊娠）；在妊娠期间才出现糖尿病（即妊娠期糖尿病）的患者在妊娠期间患 DR 风险较小。

资料来源：Flaxel CJ，Adelman RA，Bailey ST，et al. Diabetic retinopathy preferred practice pattern ©[J]. Ophthalmology，2020，127(1)：P66-P145.

表 1-9　糖尿病患者确诊为 DR 后随诊时间间隔建议（2019 年，AAO）

视网膜病变严重程度	黄斑水肿存在情况	随诊时间间隔/月
正常或轻微 NPDR	无	12
轻度 NPDR	无	12
	NCI-DME	3~6
	CI-DME	1
中度 NPDR	无	6~12*
	NCI-DME	3~6
	CI-DME	1
重度 NPDR*	无	3~4
	NCI-DME	2~4
	CI-DME	1
非高危 PDR	无	3~4
	NCI-DME	2~4
	CI-DME	1

续表1-9

视网膜病变严重程度	黄斑水肿存在情况	随诊时间间隔/月
高危PDR（HRPDR）	无	2~4
	NCI-DME	2~4
	CI-DME	1

＊若接近重度NPDR的特征则需要更短的随访时间间隔。

资料来源：Flaxel CJ, Adelman RA, Bailey ST, et al. Diabetic Retinopathy Preferred Practice Pattern ©[J]. Ophthalmology, 2020, 127(1)：P66-P145.

(一)糖尿病患者的首次眼科筛查

1. 病史

包括糖尿病病程、既往血糖控制情况、药物服用史、全身状态(如肥胖、肾病、高血压、高脂血症、妊娠、神经疾病)，以及眼部病史(如外伤史，其他眼部疾病史，眼部注射、手术史，包括视网膜激光治疗和屈光手术等)。

2. 专科检查

包括视力、裂隙灯显微镜检查、眼压测量、前房角镜检查(怀疑有或者发现有虹膜新生血管，或者眼压升高时应检查，检查前应散瞳)、通过瞳孔评估来评估是否有视神经功能障碍、彻底的眼底镜检查(包括后极部的立体眼底镜检查)、散瞳下使用间接检眼镜或裂隙灯显微镜进行周边视网膜和玻璃体的检查。检查时应尤其注意评估通常会导致视力下降的特征，如黄斑水肿、重度NPDR表现(广泛的视网膜出血/微动脉瘤、静脉串珠、IRMA)、新生血管[视乳头和(或)视网膜上]、玻璃体积血或者视网膜前出血。

3. 辅助检查

包括彩色眼底照相、无赤光眼底照相、OCT、FFA、光学相干断层扫描血流成像(optical coherence tomography angiography, OCTA)，以及B超，其中FFA由于其有创性，往往不作为糖尿病患者定期检查的一部分，不用于监测无DR或仅轻微DR的患者。

（二）随访评估

1. 病史

包括症状、全身状态（是否妊娠、血压、血脂、肾脏状态等）、血糖控制情况，以及是否进行其他治疗如透析、服用非诺贝特等。

2. 专科检查

包括视力、裂隙灯显微镜下检查虹膜、眼压测量、前房角镜检查（怀疑有或者发现有虹膜新生血管，或者眼压升高时应检查，检查前应散瞳）、散瞳下对眼底后极部进行立体检查；条件允许时行 OCT 检查，必要时检查周边视网膜和玻璃体。

二、英国皇家眼科医学院共识

2020 年英国皇家眼科医学院（Royal Collage of Ophthalmdogists，RCO）关于 DR 和 DME 路径与管理的共识特别提到了青少年和妊娠期妇女的诊疗重点。对于青少年患者，该共识建议：糖尿病患者（1 型或 2 型）应从 12 岁开始进行眼底照相筛查。在妊娠期妇女中，妊娠期糖尿病（gestational diabetes mellitus，GDM）与妊娠期间 DR 进展的风险并无明显相关性。但值得注意的是，有小部分孕妇妊娠前已患有 2 型糖尿病而并未发现，实际应归类于糖尿病合并妊娠，这部分孕妇可能在妊娠期或妊娠后发展为 DR。妊娠是 DR 进展的独立危险因素，其进展可能性约为非妊娠人群的两倍。糖尿病患者在妊娠期间，如果合并下列危险因素：糖尿病病程长、妊娠前期血糖控制不良、依从性不佳及妊娠早期出现高血压等，视网膜病变进展明显。该共识对于妊娠期妇女筛查和随诊的建议为：产科、内分泌科和眼科医生之间需要密切合作，怀孕筛查项目中，增加视网膜病变筛查，并且妊娠期糖尿病患者应接受随访，以防患者实际为糖尿病合并妊娠期。

在该共识中，也建议在筛查中使用虚拟诊所和人工智能，从而可以提高 DR 筛查的服务能力。虚拟诊所即患者和临床医生通过网络技术进行实时（同步模型）或非实时（异步模型）交流，而非面对面咨询。通过虚拟诊所可大幅度提升 DR 筛查的数量。如果提供的黄斑 OCT 图像为超广角图像，虚拟诊所可以在一次就诊中同时评估黄斑和周边视网膜情况。DR 诊疗一直是人工智能深度学习发展的一个关键领域，人工智能的推广可能会给 DR 筛查带来革命性的变化。

三、我国建议的 DR 筛查及随访

2014 年中华医学会眼科学会眼底病学组在《我国糖尿病视网膜病变临床诊疗指南(2014 年)》中建议，根据糖尿病类型来确定开始筛查及随诊的安排(表 1-10)。当时我国 DR 患者的发病年龄与诊断年龄有时不完全符合，某些患者第一次诊断为糖尿病时可能已出现视网膜病变，故建议青春期前或青春期诊断为 1 型糖尿病的患者在青春期后(12 岁后)开始检查眼底，之后每年随诊，青春期后发病的患者一旦确诊即进行视网膜病变筛查。对于 2 型糖尿病应在确诊时开始筛查眼底病变，每年随诊一次。对于 GDM 应在妊娠前或妊娠初 3 个月开始筛查。不同资源的医院可承担不同的筛查内容(图 1-14)，患者出现视力损伤，如果其就诊医院不具备诊断和治疗资源，则应向有资源的医院转诊(表 1-11)；如果患者得不到充分的视网膜评估，则应交由眼科医生和眼底病专科医生进行检查。我国医疗资源水平不均一，需要针对不同资源水平的医院进行转诊指导。糖尿病患者眼科首诊评估与随访评估内容与 2019 年 AAO 指南大致相似。

表 1-10　糖尿病患者接受眼科检查首诊和随诊时间建议(2014 年，中国)

类型	首次眼底检查时间	随诊时间
1 型糖尿病	青春期前或青春期发病的患者，可在 12 岁开始筛查；青春期后发病患者一旦诊断即进行筛查	每年 1 次或根据情况
2 型糖尿病	确诊时	每年 1 次或根据情况
妊娠糖尿病	妊娠前或妊娠初 3 个月	NPDR 中度：每 3~12 个月；NPDR 重度：每 1~3 个月

资料来源：中华医学会眼科学会眼底病学组. 我国糖尿病视网膜病变临床诊疗指南(2014 年)[J].中华眼科杂志, 2014, 50(11)：851-865.

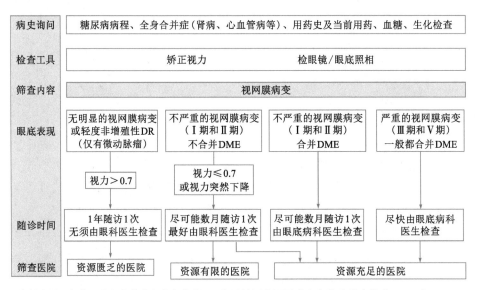

资料来源：中华医学会眼科学会眼底病学组. 我国糖尿病视网膜病变临床诊疗指南（2014 年）［J］.
中华眼科杂志，2014，50（11）：851-865.

图 1-14 不同资源的医院筛查 DR 的内容示意图（2014 年，中国）

表 1-11 糖尿病及 DR 患者转诊和随诊建议（2014 年，中国）

分级	随诊	转诊标准	就诊医院级别
无明显的视网膜病变	1 年随访 1 次（无须由眼科医生检查）	矫正视力≥0.63（或 4.8）	资源匮乏的医院
不严重的视网膜病变（Ⅰ期和Ⅱ期）不合并 DME	尽可能数月随访 1 次，最好由眼科医生检查	矫正视力 < 0.6（或 4.8）或视力突然下降	有限资源或资源充足的医院
不严重的视网膜病变（Ⅰ期和Ⅱ期）合并糖尿病黄斑水肿	尽可能数月随访 1 次由眼底病科医生检查	无	资源充足的医院
严重的视网膜病变（Ⅲ期和Ⅴ期）一般都合并 DME	尽快由眼底病科医生检查	无	资源充足的医院

续表1-11

鉴于我国眼科的资源设施在某些综合医院分布不足，所以筛查执行医院采用"资源匮乏""资源有限"和"资源充足"分类。"资源"指眼科设施。

- 资源匮乏的医院：仅能做视力检查，视力检查者应接受培训。
- 资源有限的医院：可以进行直接或间接眼底镜检查或眼底照相，能够对DR进行分期，最好是由眼科医生进行，如果无眼科医生，可以由经过培训的全科医生进行。
- 资源充足的医院：具备各种眼底照相、FFA、OCT及治疗设备，可以对严重视网膜病变进行评估和干预。

资料来源：中华医学会眼科学会眼底病学组. 我国糖尿病视网膜病变临床诊疗指南（2014年）［J］. 中华眼科杂志，2014，50（11）：851-865.

2021年中华医学会糖尿病学分会视网膜病变学组从多学科角度制定了《糖尿病相关眼病防治多学科中国专家共识（2021年版）》（以下简称共识），共识中从内科就诊角度对于糖尿病患者DR筛查与随诊给予建议，如2型糖尿病患者诊断糖尿病肾脏疾病（diabetic kidney disease，DKD）时需要参考是否伴发视网膜病变，特别是伴发微量白蛋白尿或肾小球滤过率下降者需要筛查视网膜情况。共识推荐内科医生采用免散瞳眼底摄片筛查DR，同时建议内科医生和有经验的眼科医生共同阅片。共识还指出，免散瞳眼底摄片不能完全替代全面的眼科检查。当糖尿病患者瞳孔过小和（或）患有白内障时，免散瞳眼底照片的拍摄质量常不达标，这时应转诊至眼科进一步检查明确眼底情况。

内科就诊患者，DR筛查和及时向眼科转诊治疗对于预防失明尤为重要，DR的筛查转诊流程图见图1-15。共识建议转诊指征及推荐时间节点如下：

（1）存在以下初筛结果，须及时至眼科就诊：①无DR、轻度NPDR、无DME于1年内至眼科诊查；②中度NPDR、NCI-DME于3~6个月内至眼科诊查；③重度NPDR、PDR、CI-DME须立即至眼科诊治。

（2）如果发现以下情况须当天急诊转至眼科就诊：突然的视力丧失、视网膜脱离、视网膜前或玻璃体积血、虹膜红变导致、虹膜新生血管性青光眼（neovascular glaucoma，NVG）的患者。糖尿病患者应在妊娠前或第1次产检、妊娠后每3个月及产后1年内进行眼科检查。如果DR持续进展，应该进行更频繁的眼科随诊。

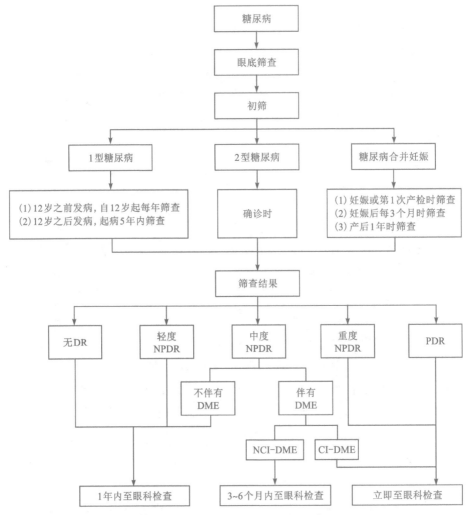

资料来源：中华医学会糖尿病学分会视网膜病变学组. 糖尿病相关眼病防治多学科中国专家共识
(2021 年版)［J］. 中华糖尿病杂志, 2021, 13(11)：17.

图 1-15　DR 的筛查转诊流程图(2021 年，中国)

参考文献

［1］ AMOAKU W M, GHANCHI F, BAILEY C, et al. Diabetic retinopathy and diabetic macular oedema pathways and management: UK Consensus Working Group[J]. Eye (Lond), 2020, 34(Suppl 1): 1-51.

［2］ MAGLIANO D J, BOYKO E J, I. D. F. DIABETES ATLAS 10TH EDITION SCIENTIFIC COMMITTEE. IDF Diabetes Atlas[M]. 10th. Brussels: International Diabetes Federation, 2021.

［3］ YAU J W, ROGERS S L, KAWASAKI R, et al. Global prevalence and major risk factors of diabetic retinopathy[J]. Diabetes Care, 2012, 35(3): 556-564.

［4］ BHAGAT N, GRIGORIAN R A, TUTELA A, et al. Diabetic macular edema: pathogenesis and treatment[J]. Surv Ophthalmol, 2009, 54(1): 1-32.

［5］ BHAVSAR A R. Diabetic retinopathy: the latest in current management[J]. Retina, 2006, 26 (6 Suppl): S71-9.

［6］ BHAVSAR A R, TORNAMBE P E. 25 years of progress in the treatment of retinal diseases: where we have been, where we are now, and where we will be[J]. Retina, 2006, 26(6 Suppl): S1-S6.

［7］ KLEIN R, KLEIN B E, MOSS S E, et al. The Wisconsin Epidemiologic Study of Diabetic Retinopathy: XVII. The 14-year incidence and progression of diabetic retinopathy and associated risk factors in type 1 diabetes[J]. Ophthalmology, 1998, 105(10): 1801-1815.

［8］ RESNIKOFF S, PASCOLINI D, ETYA'ALE D, et al. Global data on visual impairment in the year 2002[J]. Bull World Health Organ, 2004, 82(11): 844-851.

［9］ FLAXEL C J, ADELMAN R A, BAILEY S T, et al. Diabetic Retinopathy Preferred Practice Pattern ©[J]. Ophthalmology, 2020, 127(1): P66-P145.

［10］ SIVAPRASAD S, PEARCE E. The unmet need for better risk stratification of non-proliferative diabetic retinopathy[J]. Diabet Med, 2019, 36(4): 424-433.

［11］ KLEIN R, KLEIN B E, MOSS S E, et al. The Wisconsin Epidemiologic Study of Diabetic Retinopathy. III. Prevalence and risk of diabetic retinopathy when age at diagnosis is 30 or more years[J]. Arch Ophthalmol, 1984, 102(4): 527-532.

［12］ KLEIN R, KLEIN B E, MOSS S E, et al. The Wisconsin Epidemiologic Study of Diabetic Retinopathy. IX. Four-year incidence and progression of diabetic retinopathy when age at diagnosis is less than 30 years[J]. Arch Ophthalmol, 1989, 107(2): 237-243.

［13］ SOLOMON S D, GOLDBERG M F. ETDRS Grading of Diabetic Retinopathy: Still the Gold

Standard？［J］. Ophthalmic Res, 2019, 62(4)：190-195.

［14］Diabetic retinopathy study. Report Number 6. Design, methods, and baseline results. Report Number 7. A modification of the Airlie House classification of diabetic retinopathy. Prepared by the Diabetic Retinopathy［J］. Invest Ophthalmol Vis Sci, 1981, 21(1 Pt 2)：12-26.

［15］Grading diabetic retinopathy from stereoscopic color fundus photographs an extension of the modified Airlie House classification. ETDRS report number 10. Early Treatment Diabetic Retinopathy Study Research Group［J］. Ophthalmology, 1991, 98(5 Suppl)：786-806.

［16］WILKINSON C P, FERRIS F L, 3RD, KLEIN R E, et al. Proposed international clinical diabetic retinopathy and diabetic macular edema disease severity scales［J］. Ophthalmology, 2003, 110(9)：1677-1682.

［17］ENGLAND P H. Public Health England. Diabetic eye screening programme：standards. 2019.［EB/OL］. 2019［2023-04-16］. https://www. gov. uk/government/publications/ diabetic-eye-screening-programme-standards.

［18］全国眼底病协作组. 糖尿病视网膜病变分期标准［J］. 中华眼科杂志, 1985, 21(2)：113.

［19］中华医学会眼科学会眼底病学组. 我国糖尿病视网膜病变临床诊疗指南(2014 年)［J］. 中华眼科杂志, 2014, 50(11)：851-865.

［20］中华医学会糖尿病学分会视网膜病变学组. 糖尿病相关眼病防治多学科中国专家共识(2021 年版)［J］. 中华糖尿病杂志, 2021, 13(11)：17.

［21］MAGLIANO D J, BOYKO E J, I. D. F. DIABETES ATLAS 10TH EDITION SCIENTIFIC COMMITTEE. IDF Diabetes Atlas［M］. 10th. Brussels：International Diabetes Federation, 2021.

［22］Diabetes UK. Facts and Figures. 2020.［EB/OL］. 2020［2023-04-16］. https://www. diabetes. org. uk/Professionals/Position-statements-reports/Statistics.

［23］KLEIN B E. Overview of epidemiologic studies of diabetic retinopathy［J］. Ophthalmic Epidemiol, 2007, 14(4)：179-183.

［24］LIEW G, MICHAELIDES M, BUNCE C. A comparison of the causes of blindness certifications in England and Wales in working age adults (16-64 years), 1999-2000 with 2009-2010［J］. BMJ Open, 2014, 4(2)：e004015.

［25］ENGLAND P H. Diabetic eye screening：programme overview. 2017［EB/OL］. 2017［2023 -04-16］. https://www. gov. uk/guidance/diabetic-eyescreening-programmeoverview# diabetic-retinopathy.

［26］SCANLON P H, STRATTON I M, BACHMANN M O, et al. Risk of diabetic retinopathy at first screen in children at 12 and 13 years of age［J］. Diabet Med, 2016, 33(12)：1655-8.

［27］KLEIN B E, MOSS S E, KLEIN R. Effect of pregnancy on progression of diabetic retinopathy［J］. Diabetes Care, 1990, 13(1)：34-40.

［28］ The Diabetes Control and Complications Trial Research Group. Effect of pregnancy on microvascular complications in the diabetes control and complications trial［J］. Diabetes Care, 2000, 23(8): 1084-1091.

［29］ KITZMILLER J L, BLOCK J M, BROWN F M, et al. Managing preexisting diabetes for pregnancy: summary of evidence and consensus recommendations for care［J］. Diabetes Care, 2008, 31(5): 1060-1079.

［30］ RASMUSSEN K L, LAUGESEN C S, RINGHOLM L, et al. Progression of diabetic retinopathy during pregnancy in women with type 2 diabetes［J］. Diabetologia, 2010, 53(6): 1076-1083.

［31］ TEMPLE R C, ALDRIDGE V A, SAMPSON M J, et al. Impact of pregnancy on the progression of diabetic retinopathy in Type 1 diabetes［J］. Diabet Med, 2001, 18(7): 573 -577.

［32］ JING X L, MANJUNATH V, TALKS S J. Expanding the role of medical retina virtual clinics using multimodal ultra-widefield and optical coherence tomography imaging［J］. Clinical Ophthalmology, 2018, Volume 12: 2337-2345.

［33］ SOLOMON S D, CHEW E, DUH E J, et al. Diabetic Retinopathy: A Position Statement by the American Diabetes Association［J］. Diabetes Care, 2017, 40(3): 412-418.

［34］ CEFALU, WILLIAM T, BERG, et al. Microvascular Complications and Foot Care: Standards of Medical Care in Diabetes-2019［J］. Diabetes care, 2019, (42-Suppl. 1): S124-S138.

［35］中华医学会糖尿病学分会微血管并发症学组. 糖尿病肾脏疾病防治专家共识(2014年版)［J］. 中华糖尿病杂志, 2014, 6(11): 792-801.

［36］ Type 2 diabetes in adults, management［EB/OL］. London: NationalInstitute for Health and Care Excellence: National Institute for Health and Care Excellence, 2015［2023-04-16］. https://www. nice. org. uk/guidance/ng28/resources/type - 2 - diabetes - in - adults - management-pdf-1837338615493.

［37］中华医学会糖尿病学分会. 中国2型糖尿病防治指南(2020年版)［J］. 中华糖尿病杂志, 2021, 13(4): 95.

［38］全国防盲技术指导组. 糖尿病视网膜病变分级诊疗服务技术方案［J］. 中华全科医师杂志, 2017, 16(08): 589-593.

第二章

糖尿病黄斑水肿的概述

第一节　正常黄斑区视网膜的结构及厚度

一、正常黄斑区视网膜的结构

视网膜后极部上下血管弓之间的横椭圆形区域称为黄斑区，直径为 5.5～6 mm，它分为中心凹区（包括凹部及中央小凹区）、旁中心凹区和中心凹周围区（图 2-1）。中心凹区直径约为 1.5 mm，中心凹区包括底、斜坡和边缘，斜坡上有侧移位的内核层第二、三级神经元和 Müller 细胞。中心凹区的中心部位为中央小凹区，直径为 0.35～0.4 mm，是视网膜最薄的部位，且此处内界膜与玻璃体牵拉最强，内核层及节细胞层缺如，光感受器全部为视锥细胞。旁中心凹区是一条围绕黄斑边缘的条带，宽约 0.5 mm，此处视网膜的各层结构如常。中心凹周围区是一条围绕旁中心凹区的条带，宽约 1.5 mm。

二、正常黄斑区视网膜的厚度

根据早期糖尿病视网膜病变早期治疗研究组（ETDRS）的黄斑地图，将黄斑中心凹 500 μm 半径圆（1 mm 直径）范围内的平均视网膜厚度称为黄斑中心凹厚度（central subfield thickness，CST）。现针对黄斑区的研究多根据 ETDRS 地图将黄斑区划分为 3 个环区：黄斑中心凹区（直径 0～1 mm）、内环区（直径 1～3 mm）和外环区（直径 3～6 mm），而后用经黄斑中央的角度为 45°和 135°的两

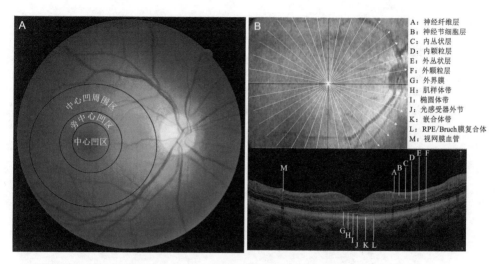

A.眼底彩照显示黄斑区的分区；B.光学相干断层扫描（OCT）显示黄斑区视网膜各层结构纵行切面（自下向上的方向）。

图2-1　正常黄斑区视网膜的解剖结构

条直线，将内环区和外环区划分为上、下、鼻、颞四个象限。组合后得到九个视网膜分区：黄斑中心区（centra，C）、内环上方（superior-inner，IS）、内环下方（inferior-inner，II）、内环鼻侧（nasal-inner，IN）、内环颞侧（temporal-inner，IT）、外环上方（superior-outer，OS）、外环下方（inferior-outer，OI）、外环鼻侧（nasal-outer，ON）、外环颞侧（temporal-outer，OT）（图2-2）。

　　正常人黄斑区视网膜的厚度存在个体差异，可因测量的仪器或者方式不同而得到不同的结果，也可能与屈光状态及年龄相关。北京同仁医院于2011年采用第四代OCT Cirrus高分辨率OCT（Cirrus High-Definition optical coherence tomography，Cirrus HD-OCT）对正常中青年（随机选取的北京同仁医院职工、学生以及陪伴家属，18~36岁，平均年龄24.8岁，98例，196眼）黄斑厚度进行随机研究，结果显示：C区平均视网膜厚度为（242.41±20.02）μm、黄斑区视网膜体积为（10.01±0.60）mm³、黄斑区平均视网膜厚度为（280.71±12.41）μm；左右眼无明显差异。而2012—2013年进行的另一项[2946人，平均年龄（58.91±10.95）岁，女性占比55.6%]研究显示，按九分区模式采用频域OCT对各分区视网膜厚度进行测量，结果发现C区、内环和外环视网膜厚度分别为（237.38±23.05）μm，（309.77±18.36）μm及（278.29±14.38）μm，男性厚于女性。内环区域中，IT区最薄，其次是IN、IS、II。外环区域中，OS最

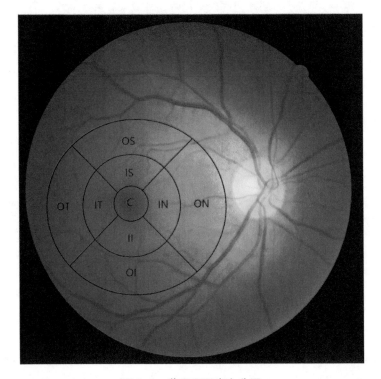

图 2-2 黄斑区研究九分区

薄，其次为 OT、OI、ON。于 C 区而言，60 岁以上受试者变薄；在内环及外环，视网膜厚度随着年龄的增长而变薄。因而在解释视网膜厚度时需要考虑性别和年龄因素。其他国家/地区的部分相关研究数据如表 2-1 所示。

表 2-1　不同国家/地区关于 CST 厚度的研究数据

国家/地区	OCT 种类	研究对象	平均 CST 厚度/μm	发表年份
美国	SD-OCT	正常人群(20~84 岁)	270.2	2009
印度	SD-OCT	正常人群(>18 岁)	241	2014
印度	SD-OCT	正常人群(>18 岁)	240.4	2016
尼泊尔	SD-OCT	正常人群(10~37 岁)	247.7	2016
美国	SD-OCT	正常人群(32~34 岁)	270	2019
约旦	FD-OCT	中东正常人群(平均年龄 59 岁)	229.5	2020

续表2-1

国家/地区	OCT 种类	研究对象	平均 CST 厚度/μm	发表年份
新加坡	Cirrus HD-OCT	正常人群（3353 位中国人、1901 位马来人及 2200 位印度人）	246.1	2020

CST：central subfield thickness，黄斑中心凹厚度。FD-OCT：Fourier domain optical coherence tomography，傅立叶域 OCT。SD-OCT：spectral domain optical coherence tomography，谱域 OCT。Cirrus HD-OCT：Cirrus High-Definition optical coherence tomography，Cirrus 高分辨率 OCT。

第二节　糖尿病黄斑水肿的定义和分类

一、定义

早在 1991 年，ETDRS 将糖尿病黄斑水肿（DME）定义为糖尿病视网膜病变（DR）造成的距黄斑中心 1 个视乳头直径（PD）（1500 μm）内的视网膜增厚或伴硬性渗出。对 DME 的诊断及分类主要依赖于裂隙灯活体显微镜及眼底镜的检查和眼底彩照。荧光素眼底血管造影（FFA）和 OCT 是评估和随访糖尿病黄斑病变的主要技术。

2002 年由美国眼科学会（AAO）发起，多国参与分析大量临床病例后制定了国际 DR 分级标准和国际 DME 分级标准（表 2-2）。

患者散瞳后接受活体裂隙灯显微镜检查或眼底立体照相，根据 DME 的存在与否分为两类，如若存在 DME，则根据水肿程度分为轻中重三级。这一标准的制定，简化了病情分级标准，方便记忆和应用。2016 年 AAO 更新版的 DR 临床指南仍沿用了此 DME 分期标准，为规范 DR 流行病学调查提供了重要依据，同时也方便了社区医生、内分泌科医生和眼科医生之间沟通交流，并能在国际上广泛推广应用。

表 2-2　国际 DME 分级标准

疾病严重程度	散瞳眼底检查所见
无明显 DME	在后极部无明显视网膜增厚或硬性渗出
存在明显 DME	在后极部存在部分视网膜增厚或硬性渗出
DME 分级： (1)轻度 DME (2)中度 DME (3)重度 DME	在后极部存在部分视网膜增厚或硬性渗出,但远离黄斑中心凹 视网膜增厚或硬性渗出接近黄斑中心凹但未涉及黄斑中心凹 视网膜增厚或硬性渗出涉及黄斑中心凹

二、分类

(一)ETDRS 分类：有临床意义的黄斑水肿

ETDRS 为有临床意义的黄斑水肿(CSME)下的定义是具备以下一项或一项以上者：

(1)距黄斑中心凹 500 μm 范围内有视网膜增厚。

(2)距黄斑中心凹 500 μm 范围内有硬性渗出伴有邻近视网膜增厚相关(视网膜增厚消退后残存的硬性渗出不包括在内)。

(3)一个区域或多个区域视网膜增厚,其大小为 1 PD 或更大,其任何部位位于距黄斑中心凹 1 PD 内。

2020 年 5 月 ETDRS 发布了新一版报告,CSME 被定义为符合以下两种条件之一：

(1)存在至少 1 PD 的视网膜增厚,且其累及黄斑中心凹 1500 μm 范围内。

(2)黄斑中心凹 500 μm 范围内的硬性渗出、视网膜增厚。

根据中心是否累及,CSME 被分为五级：

(1)0 级：没有 CSME。

(2)1 级：可疑的 CSME,视网膜增厚、硬性渗出既不能完全确诊,也不能完全排除。

(3)2 级：视网膜增厚大于 1 PD,累及黄斑中心凹 1500 μm 内。

(4)3 级：视网膜增厚或者硬性渗出累及黄斑中心凹 500 μm 内。

(5)4级：无法评估(图片的质量或者玻璃体积血等情况导致无法评估是否存在异常)。

(二)基于黄斑中心凹是否累及的分类

2018年国际眼科理事会(International Council of Ophthalmology，ICO)依据OCT图像上黄斑中心凹是否累及，将DME重新划分为未累及黄斑中心凹的DME(NCI-DME)，以及累及黄斑中心凹的DME(CI-DME)。该分类对DME临床诊断及分级诊疗有指导意义，特别对抗血管内皮生长因子(vascular endothelial growth factor，VEGF)药物治疗具有指导意义，且对于无明显视力减退症状患者的早期诊疗也有重要意义。是否累及中心凹，是治疗的关注点，且是治疗方案选择的决定因素。NCI-DME及CI-DME具体定义如下：

NCI-DME：有黄斑部的视网膜增厚，但是并未累及黄斑中心凹(以1 mm为直径)；

CI-DME：视网膜增厚累及黄斑部，且累及黄斑中心凹(以1 mm为直径)。

(三)基于黄斑区病变分布的分类

根据黄斑水肿的分布形态，将其分为局限性DME及弥漫性DME：

1.局限性DME

与局部的微动脉瘤渗漏有关。检眼镜下黄斑区灶性视网膜水肿、增厚。可见成串微动脉瘤，并有硬性渗出，围绕水肿中心呈放射状或条状、簇状排列。FFA显示黄斑区呈局限性水肿，黄斑毛细血管扩张及微动脉瘤渗漏。

2.弥漫性DME

与眼底微动脉瘤及后极部毛细血管的广泛渗漏有关，范围≥2 PD，并累及黄斑中心无血管区。检眼镜下可见黄斑区视网膜增厚、水肿，反光增强，中心凹光反射消失，可弥散至上、下血管弓。FFA显示渗漏不仅来自黄斑区微动脉瘤，还来自视网膜或脉络膜毛细血管。OCT图像表现为中心凹的形态消失，神经上皮层不同程度增厚、层间有少量积液及神经上皮脱离。

(四)基于 OCT 图像特点的分类

1.弥漫性黄斑水肿

亦称海绵状弥漫性视网膜增厚型，或海绵状视网膜肿胀型，OCT 表现为视网膜弥漫性增厚，视网膜层间特别是外层视网膜反射减低(图 2-3)。

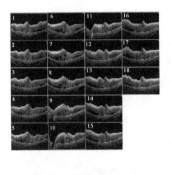
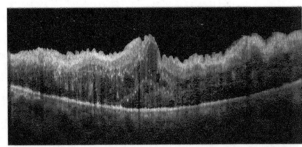
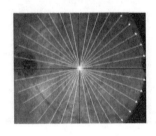
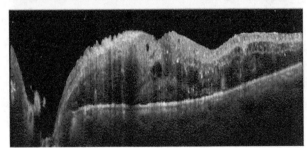

图 2-3　OCT 示弥漫性黄斑水肿

2.黄斑囊样水肿

OCT 表现为黄斑区视网膜层间囊样腔隙，圆形或椭圆形低反射区有时会被高度反射性隔膜分隔(图 2-4)。

3.浆液性视网膜脱离

OCT 表现为视网膜下液体积聚于视网膜神经上皮层下，形成隆起及局部视网膜脱离(图 2-5)。

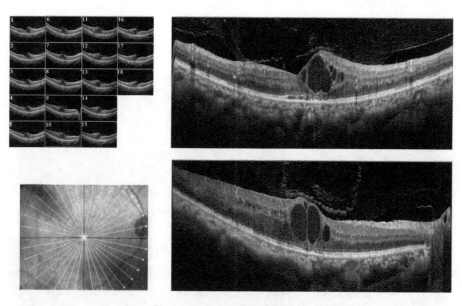

图 2-4　OCT 示黄斑囊样水肿

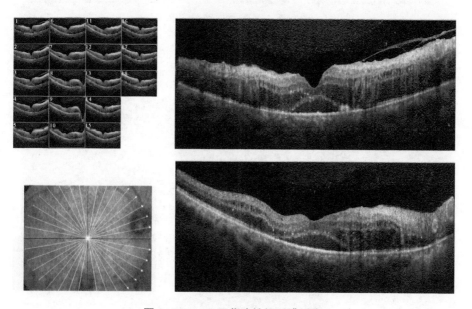

图 2-5　OCT 示浆液性视网膜脱离

4.后玻璃体牵拉

OCT 表现为高反射信号，由视网膜内表面产生并延伸至视神经或周围（图 2-6）。

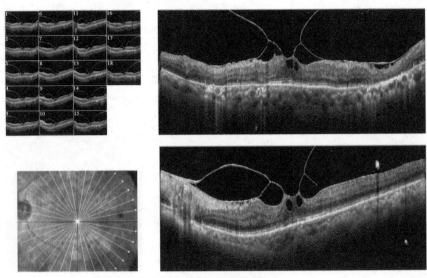

图 2-6　OCT 示后玻璃体牵拉

5.后玻璃体牵拉引起的牵拉性黄斑区视网膜脱离

OCT 表现为尖顶形态的视网膜脱离（图 2-7）。

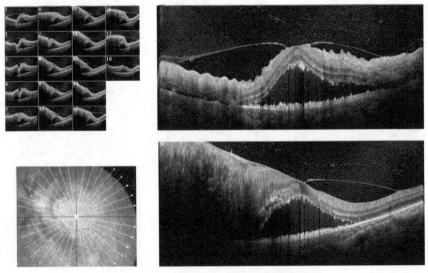

图 2-7　OCT 示牵拉性黄斑区视网膜脱离

6. 综合型

以上表现可以单独出现也可以同时出现。

(五)欧洲眼科高级研究学院的分类

欧洲眼科高级研究学院(European School for Advanced Studies in Ophthalmology, ESASO)成立于2008年，旨在通过利用世界各地眼科同道的先进经验和各大学的支持，满足执业临床医生进一步提升学术的需求。通过临床专家面对面地向学员展示处理实际问题的方法，促进眼科学的进步。随着研究的不断深入，ESASO国际视网膜专家组基于对糖尿病黄斑病变的OCT研究，于2020年发表了全新的分类方法。此分类方法引入一种包括七个定性(T、C、E、D、H、F及V)和对应的定量指标(0、1、2、3及4)的TCED-HFV分级评分体系(表2-3)。根据前4个变量(T、C、E及D)的不同组合将DME分为四期，即早期DME、进展期DME、晚期DME和萎缩性黄斑病变(表2-4)，从而将DME进行定性及定量的不同维度评估，更科学地为临床及研究工作提供全方面帮助。

表 2-3　TCED-HFV 分级评分体系

定性指标	定量指标
黄斑中心凹厚度(T)	
0	较正常值上限增加<10%
1	较正常值上限增加10%~30%
2	较正常值上限增加>30%
视网膜内囊肿(C)	
0	无
1	轻度
2	中度
3	重度
EZ 和(或)ELM 状态(E)	
0	完整
1	中断
2	缺失

续表2-3

定性指标	定量指标
DRIL(D)	
0	无
1	有
高反射灶(H)	
0	数量<30个
1	数量>30个
中心凹视网膜下积液(F)	
0	无
1	有
玻璃体-视网膜关系(V)	
0	无任何可见的粘连或牵拉
1	IVD
2	PVD
3	VMT
4	ERM

T：黄斑中心凹厚度，对应于 CST 或 MV。C：视网膜内囊肿。E：椭圆体带(ellipsoid zone, EZ)和(或)内界膜(ELM)状态。D：视网膜内层紊乱(disorganization of the inner retina, DRIL)。H：高反射灶。F：中心凹下积液。V：玻璃体视网膜关系。IVD：不完全玻璃体后脱离。PVD：玻璃体后脱离。VMT：玻璃体黄斑牵拉。ERM：视网膜前膜。

表2-4　ESASO 分类法四期

分期	T	C	E 和(或)D
早期 DME	T1	C1	E0 和 D0
	T1	C2	E0 和 D0
进展期 DME	T1	C1	E1 和 D0 或 D1
	T1	C2	E1 和 D0 或 D1
	T2	C1	E0 和 D0 或 D1
	T2	C1	E1 和 D0 或 D1
	T2	C2	E0 和 D0 或 D1
	T2	C2	E1 和 D0 或 D1
	T2	C3	E0 和 D0 或 D1
	T2	C3	E1 和 D0 或 D1

续表2-4

分期	T	C	E 和(或)D
重度 DME	T1	C1	E2 和 D0 或 D1
	T1	C2	E2 和 D0 或 D1
	T2	C1	E2 和 D0 或 D1
	T2	C2	E2 和 D0 或 D1
	T2	C3	E2 和 D0 或 D1
萎缩性 DME	T0	C0	E2 和 D0 或 D1
	T0	C1	E2 和 D0 或 D1
	T0	C2	E2 和 D0 或 D1

参考文献

[1] 莫宾，刘武. 频域 OCT 对正常中青年人黄斑区视网膜厚度的测量研究[J]. 眼科，2011，20(4)：255-258.

[2] WU J, LIN C, DU Y, et al. Macular thickness and its associated factors in a Chinese rural adult population：the Handan Eye Study[J]. Br J Ophthalmol, 2022.

[3] GROVER S, MURTHY R K, BRAR V S, et al. Normative data for macular thickness by high-definition spectral-domain optical coherence tomography（spectralis）[J]. Am J Ophthalmol, 2009, 148(2)：266-271.

[4] AGARWAL P, SAINI V K, GUPTA S, et al. Evaluation of Central Macular Thickness and Retinal Nerve Fiber Layer Thickness using Spectral Domain Optical Coherence Tomography in a Tertiary Care Hospital[J]. J Curr Glaucoma Pract, 2014, 8(2)：75-81.

[5] POKHAREL A, SHRESTHA G S, SHRESTHA J B. Macular thickness and macular volume measurements using spectral domain optical coherence tomography in normal Nepalese eyes [J]. Clin Ophthalmol, 2016, 10：511-519.

[6] NATUNG T, KEDITSU A, LYNGDOH L A, et al. Normal Macular Thickness in Healthy Indian Eyes Using Spectral Domain Optical Coherence Tomography[J]. Asia Pac J Ophthalmol（Phila）, 2016, 5(3)：176-179.

[7] RENTIYA Z S, KHERANI S, USMANI B, et al. Comparison of Retinal Layer Thickness in Eyes with Resolved Diabetic Macular Edema Receiving Ranibizumab with Normal Eyes[J].

Ophthalmologica, 2020, 243(1): 27–36.

［8］ALSAAD M M, SHATARAT A T, ALRYALAT S A S. Normative values of the retinal macular thickness in a middle eastern population［J］. BMC Ophthalmol, 2020, 20(1): 137.

［9］POH S, THAM Y C, CHEE M L, et al. Association between Macular Thickness Profiles and Visual Function in Healthy Eyes: The Singapore Epidemiology of Eye Diseases (SEED) Study［J］. Sci Rep, 2020, 10(1): 6142.

［10］Early Treatment Diabetic Retinopathy Study Research Group. Grading diabetic retinopathy from stereoscopic color fundus photographs—an extension of the modified Airlie House classification. ETDRS report number 10［J］. Ophthalmology, 1991, 98(5 Suppl): 786 –806.

［11］Early Treatment Diabetic Retinopathy Study Research Group. Photocoagulation for diabetic macular edema. Early Treatment Diabetic Retinopathy Study report number 1［J］. Arch Ophthalmol, 1985, 103(12): 1796–1806.

［12］Early Treatment Diabetic Retinopathy Study Research Group. Grading Diabetic Retinopathy from Stereoscopic Color Fundus Photographs An Extension of the Modified Airlie House Classification［J］. Ophthalmology, 2020, 127(4): S99–S119.

［13］KIM B Y, SMITH S D, KAISER P K. Optical coherence tomographic patterns of diabetic macular edema［J］. Am J Ophthalmol, 2006, 142(3): 405–412.

［14］PANOZZO G, CICINELLI M V, AUGUSTIN A J, et al. An optical coherence tomography– based grading of diabetic maculopathy proposed by an international expert panel: The European School for Advanced Studies in Ophthalmology classification［J］. Eur J Ophthalmol, 2020, 30(1): 8–18.

第三章

糖尿病黄斑水肿的流行病学

第一节 全球流行病学

随着糖尿病(diabetes mellitus，DM)患病率的提高和 DM 患者寿命的延长，糖尿病视网膜病变(DR)已经成为许多国家视力丧失的主要原因。糖尿病黄斑水肿(DME)是 DM 患者视力损害的最常见原因。DME 的自发消退较为少见，通常仅见于系统性风险因素如血糖控制、高血压或高胆固醇血症改善之后。在全球范围内，DME 的患病率持续上升，已成为工作年龄人群视力下降的主要原因之一，并已经成为沉重的社会经济负担。

一、DR 和 DME 的总体发病率

在世界范围内，DM 患者中 DR 的患病率估计为 34.6%(约 9300 万人)，全球 DR 造成的视力损害或失明的患者超过 50% 为亚太地区患者。DM 在临床中可分为 1 型糖尿病(type 1 diabetes mellitus，T1DM)和 2 型糖尿病(type 2 diabetes mellitus，T2DM)两种类型。T1DM 患者的眼部并发症的出现时间可能更早，症状更严重。一项在世界范围内进行的基于 35 个群体(1980—2009 年的数据)的荟萃分析显示，在 20~79 岁的 DM 患者中，DR、增殖性糖尿病视网膜病变(PDR)和 DME 的总体患病率分别为 35%、7.2% 和 7.5%。DR、PDR 及 DME 的患病率在 T1DM 患者中均比 T2DM 显著增高，分别为 77%、32% 和 14% 与 32%、3% 和 6%。

DM 病程是发生视网膜病变的主要危险因素。DM 病程越长，DR 的患病率

就越高,当 DM 病程小于 10 年时,DR 的患病率为 20%,而病程达到 20 年或更长时间时,DR 的患病率升高为 76%。在 T1DM 患者中,患病 5 年、10 年及 15 年后,罹患 DR 的比例分别为 25%、60% 及 80%。在英国的糖尿病筛查项目显示 T2DM 患者罹患任何形式的 DR 的 5 年患病率为 36%,PDR 为 0.7%,DME 为 0.6%,在 10 年时间点基本倍增到 66%、5% 和 1.2%。PDR 对于视力具有非常大的威胁,与新诊断为 DM 的患者相比,DM 病程持续 15 年或更长时间的患者的 PDR 患病率要高 23 倍以上。病程超过 20 年的 T1DM 患者中约有 50% 出现 PDR。DR 和 DME 的发病率和进展趋势与多种危险因素有关,其中特别强调对 DM 的控制。

二、种族及地域的差别

DR 在男性和女性 DM 患者中的患病率相似,但在各族裔群体中的患病率却各不相同。其中,黑种人的患病率最高,而黄种人最低,这种种族差异原因未明。

DME 的患病率在不同地区的研究数据也有所不同,在西太平洋地区约 5.6%,在东南亚地区约 6.3%,在美国地区约 6.4%,在欧洲地区及东地中海地区较高,分别约为 8.9% 及 11%。

有临床意义的黄斑水肿(CSME)的患病率在世界范围内的统计数据也各不相同。在美国白种人中,6% 的 T1DM 患者和 2%~4% 的 T2DM 患者患有 CSME,而非裔美国人 T2DM 患者 CSME 患病率为 8.6%。西班牙裔 DM 人群 CSME 患病率为 6.2%。在南美 T2DM 患者中 CSME 患病率为 3.4%~5.5%。在欧洲地区 T2DM 患者中 CSME 的患病率为 5.4%。在南亚 T2DM 患者中 CSME 患病率为 6.4%~13.3%。

三、DME 的社会经济负担

DME 是导致社会主要劳动力人群致盲的主要眼部疾病之一,给个人及社会带来了沉重的经济负担。首先,DME 对患者的生活质量有非常严重的影响,全球患有 DME 的患者中约 64% 的人在日常生活中受限。其次,DME 增加了医疗支出。在一些已发表的报道中表明,在西班牙,DME 患者的平均医疗支出从

2007 年的 705 欧元增长到了 2014 年的 4200 欧元；在加拿大，轻度 DME 患者的 6 个月平均医疗支出为 2092 加币，而严重的 DME 患者的 6 个月平均医疗支出为 3007 加币；在澳大利亚，因 DME 引起劳动力缺失等因素造成的医疗支出高达 20 亿澳元。

由于 DME 带来的潜在的社会经济负担十分巨大，对于 DR 的早期发现、早期治疗，可以有效控制整体成本。与丧失视力致残所致的直接损失相比，当发生视力相关并发症时，进行及时有效的治疗来保留视功能可节省大量费用，因此，积极推行包括 DME 的 DR 筛查具有重要意义。

第二节　我国流行病学

一、我国 DM 流行病学

DM 人群在世界范围内日益增多，据统计，2021 年全球 DM 患病人数(20~79 岁)我国 DM 患病人数居全球首位。根据我国先后开展的 6 次糖尿病流行病学调查发现，我国人群 DM 患病率逐年攀升，2010 年全国 18 岁以上 9 万余人口的 DM 调查显示 DM 患病率已高达 9.65%。随后，宁光教授团队在中国 18 岁以上的人群中(98658 人)调查的 DM 和 DM 前期的患病率分别达到 11.6% 和 50.1%。即我国目前 DM 患者总数多达 1.14 亿，其中 T1DM 占 5%~10%，而 T2DM 患者占 90%~95%，提示 DM 已成为我国重大的公共卫生问题。

在我国，DM 患病率具有区域差异性，在华北地区(14.2%)的患病率最高，然后依次是西南地区(13.3%)、东北地区(12.9%)、华南地区(12.8%)、中部地区(12.3%)、东部地区(12.2%)和西北部地区(12.1%)。

二、我国 DR 流行病学

2014 年 4 月至 2015 年 9 月进行的一项国内横断面流行病学调查研究纳入 6 个省/自治区(山东省、广西壮族自治区、广东省、河南省、内蒙古自治区、吉林省)8 家医院的 13473 例糖尿病患者进行 DR 发病率分析，发现在所有 DM 患者中，DR 的估计患病率为 34.08%，其中视力威胁性 DR 的估计患病率为 13.13%。

三、我国 DME 流行病学

我国 DME 的流行病学研究全国性数据较为缺乏，调查大部分都是基于地区进行的。在广东省惠州市进行的一项研究在 30 岁以上人群中随机抽样筛查中发现，DME 在 DM 患者中的患病率为 1.43%，在 DR 患者中的患病率为 25.1%。在调查广东省东莞市农村地区 40 岁居民 DR 的患病率和危险因素的研究中发现，既往诊断为 DM 的患者 DR 患病率为 32.8%，新诊断为 T2DM 患者的 DR 患病率为 12.6%，DME 的患病率为 2.8%，CSME 患病率为 0.9%。此外，有研究表明在中国北方农村地区，30 岁以上 DM 人群中 DME 的患病率为 5.2%。

第三节　妊娠人群流行病学

随着 DM 在世界范围内的患病率增加，罹患 DM 的孕妇数目也在攀升，这也与现今妊娠年龄增长及 T2DM 发病低龄化有关。国际糖尿病联盟（IDF）评估，2021 年有 2110 万女性（16.7% 的活产儿母亲）患有某种形式的妊娠期高血糖症。这些病例中估计有 80.3% 属于妊娠糖尿病（GDM），10.6% 属于妊娠前发现的糖尿病，9.1% 属于在妊娠中首次发现的其他类型糖尿病（包括 T1DM 和 T2DM）。

作为妊娠期疾病的一部分，妊娠期高血糖症的患病率随年龄增长而快速增加，在 45 岁以上女性中最高（42.3%），尽管该年龄组中的妊娠人数较少。由于年轻女性的生育率较高，因此妊娠期高血糖症的全部病例（980 万）中几乎有一半（46.3%）是 30 岁以下的女性。

据研究，GDM 并不会增加 DR 发生风险。T2DM 患者在早期妊娠的 DR 患病率估计为 14%。而 T1DM 患者的妊娠期 DR 患病率各报道不一，为 34% ~ 72%。

目前关于妊娠期 DR 的研究甚少，有些研究的范围仅限于 T1DM 患者或 T2DM 患者，且大多数调查结果循证证据等级低，原因既与妊娠期研究固有的困难（逻辑上和道德上）相关，也在一定程度反映了妊娠期间需要治疗的妇女可能相对较少。但是值得关注的是，妊娠是 DR 发展的一个独立的危险因素，在 DM 患者中，妊娠期间进展的速度大约是非妊娠人群的两倍。

尽管相关的研究数据有限，DR 患者怀孕期间确实可发生危及视力的 DME，妊娠期间 DME 的患病率在 T1DM 中为 5%～27%，而在 T2DM 中为 4%。目前还没有使用 OCT 来量化妊娠 DME 的研究数据。DME 在产后可能会自发性消退，对妊娠期 DME 可暂行观察处理，而后再考虑下一步治疗。

第四节　儿童及青少年流行病学

许多国家的儿童和青少年的 DM 患病率在不断增加，特别是在 15 岁以下的儿童和青少年中，评估的总体年度增长率在 3%左右，有较大的地理差异。每年有超过 96000 名 15 岁以下的儿童和青少年被诊断出患有 T1DM，而在年龄范围扩大到 20 岁时，估计会超过 132600 名。根据 IDF 2021 年的数据，全球 20 岁以下的儿童和青少年有超过百万的 T1DM 患者。

作为 T1DM 及 T2DM 患者常见并发症，DR 在儿童和青少年中发病率却比较低，毕竟从 DM 的发生到出现临床显著的视网膜改变需要较长时间。伯明翰 DR 筛查项目的一项回顾性分析发现，在纳入研究的 143 名 12 岁或以下的患者中，在进行首次糖尿病眼部并发症筛查时，仅发现 12 人(8.4%)存在 DR 改变，且均为轻度 DR，同时不伴有糖尿病黄斑病变，初次评估未发现存在视力威胁 DR 的患者。国外一项研究纳入 1990—2019 年间的 2404 名 T1DM 患者(女性占 52.7%，12～20 岁，糖尿病病程>5 年)进行回顾性分析，通过对所有患者进行眼底照相，从而对 DR 及 DME 的 30 年变化趋势进行研究，研究以每 10 年为期进行分层分析。最后发现 30 年来，1990—1999 年、2000—2009 年和 2010—2019 年的 DR 患病率分别为 40%、21%和 20%，DME 分别为 1.4%、0.5%和 0.9%，这种患病率的下降趋势与血糖控制目标值下降、皮下胰岛素注射应用及全身相关危险因素的有效控制相关。

一项在英国开展的大型研究纳入年龄 12～13 岁的 2125 名儿童(包括英格兰、苏格兰、威尔士和北爱尔兰的患者)的数据进行分析，发现在 2 岁以前诊断为 DM 的患儿中，20.1%发现有视网膜病变，而在 10 岁就诊断为 DM 的患者中，比例是 6.3%。然而，只有 3 名儿童(0.14%)在第一次筛查时被确定为存在需要转诊至医疗机构做进一步处理的视网膜病变。这项研究最终收集到 1703 名儿童的随访数据，其中 25 名被发现存在需要转诊的视网膜病变（1.47%），其中只有 3 名（0.18%）发现罹患 PDR。因此，在英国，可以接受 DR 筛查的人群范围是年龄≥12 岁所有被诊断患有 DM（T1DM 或 T2DM）的患者，建议对 12 岁以上的 DM 患者进行眼底照相筛查。

目前少有资料说明儿童 DR 的治疗，现有的临床试验几乎均为针对 18 岁以上 DR 患者的研究。目前认为其在局灶或全视网膜激光光凝治疗的指征与成人患者一致。对于玻璃体腔内注射抗血管内皮生长因子（VEGF）药物治疗儿童和青少年 DME 的安全性和有效性尚不确定。但是有一项关于雷珠单抗在 12~17 岁的青少年脉络膜新生血管患者的治疗数据已经表明该群体对雷珠单抗的耐受性良好。鉴于玻璃体内注射类固醇激素的致白内障作用，迄今为止，在受 DR 影响的儿童人群中没有相关的玻璃体腔内类固醇激素使用的大型研究数据。

参考文献

[1] FLAXEL C J, ADELMAN R A, BAILEY S T, et al. Diabetic Retinopathy Preferred Practice Pattern ©[J]. Ophthalmology, 2020, 127(1)：P66-P145.

[2] YAU J W, ROGERS S L, KAWASAKI R, et al. Global prevalence and major risk factors of diabetic retinopathy[J]. Diabetes Care, 2012, 35(3)：556-564.

[3] AMOAKU W M, GHANCHI F, BAILEY C, et al. Diabetic retinopathy and diabetic macular oedema pathways and management：UK Consensus Working Group[J]. Eye (Lond), 2020, 34(Suppl 1)：1-51.

[4] JONES C D, GREENWOOD R H, MISRA A, et al. Incidence and progression of diabetic retinopathy during 17 years of a population-based screening program in England[J]. Diabetes Care, 2012, 35(3)：592-596.

[5] CHEUNG N, MITCHELL P, WONG T Y. Diabetic retinopathy[J]. Lancet, 2010, 376 (9735)：124-136.

[6] HUANG O S, TAY W T, ONG P G, et al. Prevalence and determinants of undiagnosed diabetic retinopathy and vision-threatening retinopathy in a multiethnic Asian cohort：the Singapore Epidemiology of Eye Diseases (SEED) study[J]. Br J Ophthalmol, 2015, 99(12)：1614-1621.

［7］MAGLIANO D J, BOYKO E J, I. D. F. DIABETES ATLAS 10TH EDITION SCIENTIFIC COMMITTEE. IDF Diabetes Atlas［M］. 10th. Brussels：International Diabetes Federation，2021.

［8］徐瑜，毕宇芳，王卫庆，等.中国成人糖尿病流行与控制现状——2010 年中国慢病监测暨糖尿病专题调查报告解读［J］.中华内分泌代谢杂志，2014，30(3)：184-186.

［9］刘嫣，宋一帆，陶立元，等.糖尿病视网膜病变患病率的流行病学调查：在中国 6 省 13473 名糖尿病患者中的横断面研究［J］.英国医学杂志(中文版)，2017，20(11)：643-649.

［10］王丁丁，林职霞，陈子林，等.惠州市糖尿病患者黄斑水肿流行病学调查［J］.国际医药卫生导报. 2010；(12)：1529-1531.

［11］崔颖. 广东省东莞市糖尿病视网膜病变流行病学研究［D］. 广州：南方医科大学，2013.

［12］WANG F H, LIANG Y B, ZHANG F, et al. Prevalence of diabetic retinopathy in rural China：the Handan Eye Study［J］. Ophthalmology, 2009, 116(3)：461-467.

［13］RASMUSSEN K L, LAUGESEN C S, RINGHOLM L, et al. Progression of diabetic retinopathy during pregnancy in women with type 2 diabetes［J］.Diabetologia, 2010, 53(6)：1076-1083.

［14］RAHMAN W, RAHMAN F Z, YASSIN S, et al. Progression of retinopathy during pregnancy in type 1 diabetes mellitus［J］. Clin Exp Ophthalmol, 2007, 35(3)：231-236.

［15］TEMPLE R C, ALDRIDGE V A, SAMPSON M J, et al. Impact of pregnancy on the progression of diabetic retinopathy in Type 1 diabetes［J］. Diabet Med, 2001, 18(7)：573-577.

［16］VESTGAARD M, RINGHOLM L, LAUGESEN C S, et al. Pregnancy - induced sight - threatening diabetic retinopathy in women with Type 1 diabetes［J］. Diabet Med, 2010, 27(4)：431-435.

［17］HAMID A, WHARTON H M, MILLS A, et al. Diagnosis of retinopathy in children younger than 12 years of age：implications for the diabetic eye screening guidelines in the UK［J］. Eye (Lond), 2016, 30(7)：949-951.

［18］SCANLON P H, STRATTON I M, BACHMANN M O, et al. Risk of diabetic retinopathy at first screen in children at 12 and 13 years of age［J］. Diabet Med, 2016, 33(12)：1655-8.

［19］Digby W A, Gerald L, Yoon H C, Thirty-Year Time Trends in Diabetic Retinopathy and Macular Edema in Youth With Type 1 Diabetes［J］. Diabetes Care. 2022, 1, 45(10)：2247-2254.

第四章

糖尿病黄斑水肿的发病机制

第一节 维持视网膜液体稳态的机制

在正常情况下，视网膜处于相对脱水状态。血-视网膜屏障(blood-retinal barrier, BRB)在限制液体进入视网膜的同时可有效泵出多余液体，维持细胞内外分子梯度。调控视网膜内外液体进出的机制包括以下几种。

一、视网膜屏障调控液体和分子进入的机制

玻璃体、视网膜血管或脉络膜内的液体和各种大小的分子可经由多种途径到达神经视网膜。这一过程由血-视网膜内/外屏障及屏障两侧的渗透压所调控。

(一)血-视网膜内屏障

血-视网膜内屏障由视网膜毛细血管内皮细胞及其间的连接构成，是控制液体进入视网膜的主要屏障。视网膜内皮细胞拥有数量众多的紧密连接，缺少窗孔，胞饮能力低，这些特性使得其成为水和水溶性分子的良好物理屏障。视网膜血管内皮细胞的跨细胞阻力还没有明确的研究数据，但推测跟脑血管内皮细胞的类似，为 $1000\sim1500$ Ohm·cm^2，远超于视网膜外屏障的阻力。

视网膜毛细血管内皮细胞间的连接是由紧密连接(tight junctions, TJ)、黏着连接(adherens junctions, AJ)和缝隙连接(gap junctions)组成的复合体连接。

紧密连接作为溶质渗透的主要屏障；黏着连接具有黏附作用，以保持组织完整性，抵抗机械应力；缝隙连接又称为通信连接，可传递电冲动和进行离子交换。紧密连接包括跨膜蛋白和胞浆蛋白。跨膜蛋白构成紧密连接的骨架结构，主要包括闭合蛋白（occludins 家族），claudins 蛋白（claudin-19、claudin-3 等）及黏连蛋白 JAM 家族（JAM-A、JAM-C）。胞浆蛋白包括闭锁小带蛋白（zonula occludens，ZO）和 Cingulin 蛋白等；ZO 蛋白（包括 ZO-1、ZO-2、ZO-3）为紧密连接的细胞内支架蛋白，将细胞骨架连接到跨膜蛋白。黏着连接主要由上皮钙黏素（E-cadherin）和神经钙黏素（N-cadherin）组成。神经胶质细胞（包括星形胶质细胞和 Müller 细胞）、周细胞和平滑肌细胞可共同调节内皮细胞间的紧密连接，进而调控血-视网膜内屏障。不同类型的内皮连接在功能上和结构上互相影响。例如，黏着连接上的 VE-钙黏素（VE-cadherin）可诱导 claudin-5 蛋白表达，刺激紧密连接的形成。

（二）血-视网膜外屏障

血-视网膜外屏障是由视网膜色素上皮（retinal pigment epithelial，RPE）细胞及细胞间连接复合体组成的屏障，将神经视网膜和脉络膜血流系统分隔。血-视网膜外屏障的跨上皮阻力（约 80 Ohm·cm^2）虽然远小于视网膜屏障上的内皮间阻力，但仍能有效阻止来源于脉络膜的水和蛋白进入到视网膜下腔，并顺渗透压梯度使水流向脉络膜方向。与其他高度极化的上皮一样，RPE 的连接复合体由紧密连接和间隙连接组成。Crumbs-2 蛋白（CRB2）也在 RPE 细胞膜的顶部参与紧密连接的构成。

此外，外界膜也参与了血-视网膜外屏障的功能组成。外界膜由 Müller 细胞和视网膜光感受细胞内节间的异形紧密样连接和黏着连接构成。紧密样连接不同于紧密连接，由 occludin、JAM-B、JAM-C 和 ZO-1 构成，缺乏关键的紧密连接蛋白 claudins。外界膜的黏着连接主要由钙黏素（cadherin）/连环素（catenin）构成，cadherin/catenin 与 CRB 和 ZO-1 等衔接蛋白互相作用。外界膜调控液体进入黄斑的机制仍不明确。有研究认为外界膜可阻止蛋白弥散。外界膜连接的孔径为 30~36 Å，远小于白蛋白和球蛋白，因此外界膜可阻止内层视网膜和视网膜下腔之间的游离蛋白进出。

二、调控液体和分子流出视网膜的机制

视网膜内有主动的调控机制持续将水、离子和其他分子泵出至玻璃体、视网膜血管或经由视网膜下腔泵出至脉络膜。视网膜和脉络膜的 pH，离子和蛋白的浓度梯度及代谢产物的及时清除，对维持视网膜稳态和功能至关重要。与视网膜相比，脉络膜中的蛋白浓度更高，而视网膜对水的通透性小于 RPE 细胞。因此水从视网膜到脉络膜间的渗透部分依赖于细胞屏障。调节视网膜到脉络膜之间的蛋白梯度的机制仍不清楚。有研究显示，大部分白蛋白不是通过脉络膜毛细血管内皮细胞窗孔，而是通过胞吞作用进行运输。

不同的视网膜结构对转运有不同的影响。神经视网膜对水进出的阻力很小，但能阻止大分子物质(>150 kD)通过。大分子物质也无法通过内界膜、丛状层和外界膜。随着年龄增长，Bruch's 膜的内胶质层增厚，这将导致液体通过受限。

(一) 视网膜 Müller 胶质细胞

Müller 细胞是视网膜内界膜到光感受器内节的特异性胶质细胞。Müller 细胞膜上有多种离子和水通道。Müller 细胞膜电位由进出的 K^+ 离子流调控。Müller 细胞上特异性的内向整流钾离子通道可缓冲由视网膜光感受器和神经元释放的细胞外 K^+ 离子。Müller 细胞上的水通道蛋白(aquaporin，AQP)是一类根据渗透压大小促进水跨细胞膜转运的膜蛋白。Müller 细胞是否在正常视网膜中起到转运蛋白的作用还不清楚。但在一个研究中显示，贝伐单抗(bevacizumab)为 150 kD 的大蛋白，水力学尺寸大约为 15 Å，按照 Stokes-Einstein 方程，贝伐单抗不能通过外界膜，但经玻璃体腔注射后却可在视网膜下腔和 Müller 细胞中检测到。由于 Müller 细胞具有吞噬能力，且能将肽类颗粒从玻璃体腔运送到视网膜下，因此不排除 Müller 细胞具有蛋白运输功能。在 BRB 受损情况下，Müller 细胞可原位吞噬如 IgG 等血液来源的蛋白。

(二) RPE 细胞

RPE 细胞顶面和基底面上各种通道、转运体和相关蛋白对调节 RPE 细胞大小、pH 和跨上皮转运能力至关重要。RPE 细胞间连接复合体的任何改变将

会导致极化离子和水通道功能受损，进而引起液体在视网膜下集聚。而抑制 RPE 细胞顶面的 $Na^+/K^+-ATPase$ 也会改变紧密连接的结构并增加 RPE 细胞的通透性。跨 RPE 细胞的外向分子运动大部分依赖于离子运输（约 70%），小部分（约 30%）是脉络膜的渗透压高于视网膜的结果。RPE 细胞可有效将水从视网膜下清除 $[1.4\sim11~\mu L/(cm^2 \cdot h)]$，这一过程由跨上皮的 Cl^- 梯度驱动。RPE 细胞顶面的 $Na^+/K^+-ATPase$ 可有效增加细胞内 K^+ 浓度，产生 Na^+ 浓度梯度并增加基底面的 Cl^- 电位。Cl^- 通道在促进 Cl^- 外流的同时也通过渗透压驱动水经由水通道蛋白运输。因此，水可以通过 RPE 由视网膜下流向脉络膜。RPE 在维持外层视网膜和脉络膜的液体稳态上起到重要作用。作为一种高度极化的上皮组织，任何对细胞骨架产生的刺激不仅会改变细胞连接同样会改变膜转运体的正常分布并导致视网膜下液体集聚。

第二节 糖尿病黄斑水肿的病理机制

一、BRB 破坏

BRB 包括视网膜外屏障（视网膜和脉络膜之间，由 RPE 细胞间的紧密连接构成）和内屏障（由视网膜毛细血管内皮细胞及其间的闭锁小带构成）。正常状态下内、外屏障可以通过主动转运和被动转运过程阻止血浆成分自由进入视网膜，有助于维持视网膜正常生理状态。高糖状态下视网膜毛细血管周细胞、细胞间紧密连接及基底膜均受到程度不等的损伤，BRB 遭到破坏，导致血管通透性增高，视网膜毛细血管退化，继而血浆等液体成分渗入神经上皮层，引起视网膜水肿或脱离。导致糖尿病黄斑水肿（DME）BRB 破坏的主要因素如下。

（一）毛细血管基底膜增厚

基底膜有包括骨架作用、滤过屏障、调节细胞增殖和分化、结合多种生长因子在内的 4 种主要的功能。糖尿病视网膜病变（DR）的第一个视网膜血管变化是基底膜增厚，这是一种内皮损伤，导致紧密连接的破坏和周细胞丢失。周细胞丢失的后果是周细胞产生的转化生长因子-β（transforming growth factor-β，

TGF-β)缺乏而导致血管张力失调和内皮细胞的生长增殖。这些变化是微动脉瘤和点状视网膜内出血发生的基础。有一些研究提示山梨醇通路可参与基底膜的改变，使用醛糖还原酶抑制剂可以防止基底膜增厚。部分学者发现基底膜增厚的另一个结构特点是硫酸肝素蛋白多糖的比例减少，而硫酸肝素蛋白多糖的作用是减少生长因子与基底膜的结合。当硫酸肝素蛋白多糖的数量减少时，基底膜与生长因子的结合增加，抗新生血管形成的能力减弱。

(二) Müller 细胞功能异常

正常情况下，Müller 细胞产生神经生长因子(nerve growth factor, NGF)进而增加血管内皮生长因子(VEGF)的表达水平，促进生理条件下的血管生成，以保护神经元细胞免受缺氧缺糖环境的影响。但在病理情况下，这一调节失衡，就会导致黄斑水肿的形成。有研究指出，黄斑水肿是 Müller 细胞功能异常后形成的长期、过度的细胞内水肿，以及细胞凋亡和细胞破裂后导致的细胞间水肿，而黄斑水肿对视网膜神经纤维及毛细血管的压迫可导致感光细胞变性和神经细胞凋亡，加重视网膜缺氧缺血状态，黄斑水肿也进一步加重。

(三) 周细胞—内皮细胞连接受损

正常情况下，周细胞可通过直接接触及旁分泌调节维持血管稳定性并增加内皮细胞屏障功能。周细胞可分泌血管生成素蛋白 1 (Angiopoietin, ANGPT1)和 TGF-β 并激活相应下游信号分子调节周细胞—内皮细胞间连接和内皮细胞功能。血管生长过程中的内皮细胞增殖出芽对血管正常发育和功能至关重要，而周细胞可通过旁分泌经由周细胞-VEGF1 信号通路调控 VEGF 依赖性的内皮细胞出芽。代谢异常、氧化应激及炎性状态都会损伤周细胞和内皮细胞间的连接，继而导致 BRB 破坏及血管渗漏增加。

二、血流动力学作用

根据 Starling 理论，在正常状态下，血管与组织间的流体静水压差使水分由血管渗入组织，而血液和组织间的渗透压差回收并保留水分，两者保持平衡，组织和血管间无水分流动。而对于 DR 患者，毛细血管内静水压的增加和血管自身调节功能的异常，使得视网膜细胞外液积聚于黄斑区形成水肿。

三、玻璃体视网膜界面异常

视网膜前的机械性牵拉可损伤视网膜毛细血管及血-视网膜屏障，引起黄斑水肿。而机械牵拉是因为血-视网膜屏障破坏后大量血浆来源的化学吸引物质聚集在玻璃体内，刺激玻璃体内的细胞向玻璃体后皮质迁移，进而细胞收缩引起牵拉。相关研究表明不完全性玻璃体后脱离发生黄斑水肿的概率明显高于完全性玻璃体后脱离。

第三节　糖尿病黄斑水肿的分子机制

一、氧化应激在 DME 发病中的作用

氧化应激通过直接或间接方式诱导炎性介质释放及炎性反应参与 DR 的发生发展过程。在正常的生理过程中难以避免产生自由基，主要通过活性氮（reactive nitrogen species，RNS）和活性氧（ROS）（包括超氧阴离子 $O_2 \cdot^-$、羟基自由基 $\cdot OH$ 和过氧化氢 H_2O_2）两种途径产生。事实上，正常的生理活动需要低水平甚至中等水平的自由基来维持，因为它们在氧化还原信号中充当信使，细胞利用酶性和非酶性的抗氧化防御系统控制其水平。氧化还原稳态平衡的破坏会导致 ROS 堆积，进而损害蛋白质、脂质、碳水化合物和核酸等生物大分子。循环中增加的 ROS 直接损害血管内皮细胞表面，特别是其富含透明质酸的保护性糖萼，它解聚并变薄，最终使细胞膜暴露，并与激活的白细胞直接接触。许多研究都强调了 DR 中视网膜内高水平的 ROS 及其对细胞信号传导造成的改变，ROS 会造成视网膜细胞损伤，并促进 DR 的发展。

（一）DR 中 ROS 的生成

糖尿病的长期高糖状态会导致一系列的代谢通路变化，诸如多元醇和己糖胺通路、蛋白激酶 C（protein kinase C，PKC）原位合成甘油二酯、自由基和晚期糖基化终末产物（advanced glycation end product，AGE）的生成等都是 DR

发生发展中的关键因素。此外，神经退行性变，神经炎症及肾素-血管紧张素系统(renin-angiotensin system，RAS)的激活也在 DR 的发展中发挥重要作用。上述代谢通路的变化也同样促成了 DR 中 ROS 的生成。

1. 多元醇途径

正常生理情况下，葡萄糖通过糖酵解途径进行代谢，在高血糖激活多元醇通路时，葡萄糖被醛糖还原酶还原为山梨醇，进而被转化为果糖。多元醇通路在糖尿病中的激活可通过两种机制产生氧化应激。一方面，醛糖还原酶产生山梨醇会增加 NADPH 的消耗，从而降低谷胱甘肽(GSH) 的产生。作为天然抗氧化剂，在视网膜中，谷胱甘肽在降低视网膜日常氧化应激方面起着关键的保护性作用。另一方面，由山梨醇通过多元醇通路合成而来的果糖，会被磷酸化为果糖-3-磷酸，进而被分解为 3-脱氧葡萄糖酮，这是一种用于生成 AGE 的糖基化剂。此外，山梨醇作为一种强亲水性醇，几乎不能通过细胞膜扩散，山梨醇的堆积会造成细胞高渗，导致视网膜毛细血管的渗透性损伤及细胞死亡。

2. 晚期糖基化终产物

在高糖环境下，葡萄糖与大分子(蛋白质、脂类和核酸中的氨基酸)发生非酶性结合，并形成晚期糖基化终产物(advanced glycation end product，AGE)。AGE 与不同细胞类型的受体结合，如巨噬细胞、血管内皮细胞和血管平滑肌细胞，进而影响视网膜功能。AGE 一方面在基底膜和细胞内积聚，引起血管内皮细胞失代偿，破坏血-视网膜屏障；另一方面通过增加组织内甘油三酯的含量，激活 PKC，促进多种细胞因子如 VEGF、血小板衍生因子的表达。

糖尿病患者肾清除率偏低，且泛素化或自噬的降解不足，造成 AGE 在糖尿病患者的循环系统内积累。AGE 长期暴露会导致不可逆的组织损伤，包括：

(1)AGE 对的血管外基质结构蛋白的修饰，进而导致血管弹性降低。

(2)激活细胞内不同的 AGE/RAGE 信号通路，比如丝裂原激活的蛋白激酶(mitogen-activated protein kinase，MAPK)级联瀑式反应诱导的核因子 κB(nuclear factor-kB，NF-κB)移位并伴随细胞功能紊乱。

(3)细胞内蛋白质和脂质的糖基化，以改变其功能以及活性氧生成。AGE 堆积会造成视网膜血管阻塞并导致缺血，进而激活细胞内信号通路如 MAPK/

NF-κB。这些过程会引起缺氧、胞浆 ROS 的生成，抗氧化防御系统水平的下调，线粒体蛋白质和核酸的糖基化，和因电子传输链的缺陷而通过诱导自由基的"自我传播"恶性循环触发的炎症信号级联。

在高血糖条件下，由 AGE 介导的线粒体中 $O_2 \cdot^-$ 的产生增加会在脉管系统的细胞中产生早期印记，这将导致即使在血糖控制良好的情况下，也会发生微血管异常的进展。这种被称为"代谢记忆"的永久性功能障碍是 DR 中观察到的一种严重情况，是内皮细胞不能维持血管内稳态的原因。

3. PKC 活化

PKC 是一个具有多种亚型的 cAMP 依赖性蛋白激酶家族。不同的 PKC 亚型可以由高血糖导致的二酰甘油(diacylglycerol，DAG)诱导直接激活，或由氧化应激引起的 AGE/RAGE 和多元醇通路间接激活，也可能存在氧化激活。

PKC 通过激活 NADPH 氧化酶(reduced nicotinamide adenine dinucleotide phosphate oxidase，Nox)造成视网膜毛细血管损伤。产生的 O_2 与 NO 相互作用并形成过氧亚硝酸盐，进而氧化组蛋白 4B(histone H4，H4B)，导致内皮细胞 NOS 解偶联和过氧亚硝酸盐的产生，从而导致内皮功能障碍。氧化应激和亚硝基应激的增加可以通过氧化还原机制介导的信号传导对 PKC 进行调节，并在多细胞功能中造成 DR，如存亡、生长和增殖、迁移和凋亡。此外，PKC-δ 通过上调含有 Scr 同源-2 结构域的磷酸酶-1(SHz-containing protein tyrosine phos-phatase-1，SHP-1)的转录水平，导致血小板衍生生长因子受体 β(platelet derived growth factor receptor beta，PDGFR-β)的去磷酸化，参与了加速毛细血管细胞凋亡的过程，这个过程对视网膜周细胞的存活至关重要。PDGFR-β 失活会导致周细胞的丢失，引起微动脉瘤的形成和白细胞的聚集，这些均为 DR 的早期组织病理学特征。

在动物模型中也有证据表明，注入大量的 PKC-β 异构体可导致视网膜血管的渗漏和新生血管的形成。而一项多中心双盲的随机对照临床试验的结果表明，PKC-β 的选择性抑制剂能有效缓解视网膜血管的渗漏，延续患者因 DME 而出现严重视力下降的时间，但它并不能阻止 PDR 的自然病程。

4. 己糖胺通路

慢性高血糖可以导致果糖-6-磷酸转氨酶催化下的果糖-6-磷酸转化为葡萄糖胺-6-磷酸(GlucN-6-P)的含量增加。GlucN-6-P 在 O-N-乙酰-GluN 转移酶(OGT)的作用下迅速转化为尿苷-5-二磷酸-N-乙酰葡萄糖胺(UDP-GlucNAc),即糖蛋白、糖脂、蛋白聚糖和糖胺聚糖的前体。

与多元醇通路类似,葡萄糖和 GlucN-6-P 可以抑制葡萄糖-6-磷酸脱氢酶的活性并且降低 NADPH 依赖的 GSH 生成,进而导致 H_2O_2 积累。使用 N-乙酰半胱氨酸的抗氧化治疗可以防止己糖胺通路激活而造成的损伤。己糖胺通路的激活与糖尿病中视网膜毛细血管细胞的凋亡和周细胞的增殖受限有关。

5. 导致 DR ROS 过度生成的其他因素

除上述代谢障碍导致的 DR 中 ROS 的过度生成外,表观遗传学修饰,包括 NF-κB 高度激活,红细胞衍生核因子 2 样蛋白 2(NFE2 like BZIP transcription factor 2,NFE2L2)活性减弱在内的核因子活性异常状态,以及高糖介导的线粒体损伤也是促使 ROS 过度生成的因素。

(1)高糖对表观遗传基因的调控。

高血糖可调控内皮细胞氧化应激的表观遗传控制,利用小干扰核糖核酸和药物抑制脱氧核糖核酸甲基化和羟甲基化后,高血糖可增加 5-羟甲基胞嘧啶水平和 NF-κB 诱导 RAS 相关的 C3 肉毒毒素底物 1(RAC1100)的激活。Rac1 是 NADPH 氧化酶 2 的重要组成部分,促进 ROS 的产生。NADPH 氧化酶 2 在高血糖诱导的内皮细胞功能障碍的早期被激活,并参与线粒体 ROS 的产生。这些发现显示高血糖诱导的表观遗传基因调控与活性氧的产生和线粒体功能障碍相关。

糖尿病视网膜中的细胞凋亡依赖于发育及 DNA 损伤反应调节基因 1(regulated in development and DNA damage response 1,*Redd1*)。*Redd1* 促进去磷酸化和抑制 AKT 激酶活性,允许转录因子 FOXO1 促进细胞死亡。在视网膜神经细胞培养中耗尽 *Redd1* 可以防止高血糖诱导的小鼠细胞凋亡和 *Redd1* 的缺失。在减少糖尿病诱导的视网膜细胞凋亡和减轻视力丧失方面,最显著的是暗视视网膜电图上 b 波强度的丧失和对比敏感度的丧失。一些因素可能直接影响血管和神经组织,如内皮素,它通过不同的受体亚型影响血管和神经组织。局部应用内皮素拮抗剂预防糖尿病小鼠神经变性。

(2) 核因子-E2 相关因子 2(nuclear factor erythroid 2-related factor 2,NRF2)。

NRF2 是一种转录因子,是一系列基因的主要调节者,具有细胞保护作用,并提供细胞抗氧化基因产物。Keap 通过与 NRF2 结合，促进 NRF2 通过泛素-蛋白酶体途径降解，从而抑制其活性，应激诱导的 Keap1 与 NRF2 的结合被破坏，NRF2 激活，促进抗氧化基因产物的表达和细胞保护。在缺氧诱导的视网膜病变模型中，编码 NRF2 的基因的缺失加剧了视网膜缺血的程度，并增加了视网膜前新生血管。

　　缺氧诱导的视网膜病变模型利用新生视网膜的可塑性，造成中心视网膜缺血，从而驱动病理性血管生成。通过使用广泛的神经元条件性基因敲除、胶质特异性基因敲除和内皮基因敲除，研究人员证明了这种对血管发育的影响，特别是增加的无血管面积，是由神经细胞驱动的。NRF2 的缺失增加了信号素 6A（semaphorin 3A，SEMA6A）的表达，信号素 6A 通过 Notch 信号作用于内皮细胞。此外，*Nrf2* 基因敲除动物的血管病变可以通过慢病毒传递针对 SEMA6A 的短发夹状 RNA 而逆转。糖尿病小鼠血管通透性增加，视力下降，编码 NRF2 的基因缺失，证明了 NRF2 信号通路在糖尿病中的作用，并利用缺血再灌注模型证明了 NRF2 在视网膜神经节细胞保护中的作用。缺血再灌注已被证明可以模拟糖尿病中观察到的 VEGF 依赖的血管通透性、炎症和视网膜细胞丢失的各个方面，在更短的时间内（2 天内）产生比糖尿病更显著的影响，后者可能需要几周到几个月的时间才能表现出病理学上的改变。在缺血再灌注模型中，NRF2激活药物可以保护视力，这表明这种方法可能为包括 DR 在内的缺血性视网膜疾病的神经元提供治疗益处。

（二）氧化应激导致 DR 的病理机制

1.氧化应激造成线粒体损伤

　　在高糖条件下，视网膜中的 ROS 过度生成，氧化应激状态继续加重，直接导致了线粒体功能受损。线粒体 DNA 上的 D 环（D-loop）包含了线粒体 DNA（mtDNA）复制所必需的转录和调节域。患糖尿病时，D 环比 mtDNA 上的其他部位受损和突变更严重，拷贝数减少。此外，DR 的高糖状态会诱导 mtDNA 发生甲基化，影响其转录并引起线粒体受损，最终导致视网膜毛细血管细胞凋亡。mtDNA 编码的蛋白对电子传递链（electron transfer chain，ETC）功能正常和线粒体稳态起到决定性作用。与核 DNA 不同，由于缺乏具保护性作用的组蛋白，mtDNA 更易受到氧化应激损伤。损伤的 mtDNA 导致基因转录和蛋白合成受阻，并进一步损伤电子传递链，导致 ROS 过度生成。基质金属蛋白酶(matrix metalloproteinase，MMP)的激活也导致 DR 中的线粒体损伤。糖尿病状态会激活 NADPH 氧化酶(Nox)复合体，后者会增加氧化应激并上调 MMP 的表达水平。高糖和氧化应激促使 MMPs 转位至线粒体。线粒体内的 MMP 使线粒体受损并通过破坏连接蛋白 connexin 43 导致线粒体通透性进一步增加。受损的视网膜线粒体脂质膜进一步导致线粒体肿胀并促进细胞色素 C(cytochrome c，Cyt c)从线粒体渗漏到细胞质中，促进凋亡小体形成并激活 caspase 级联反应。此外，超氧化物可与一氧化氮(NO)作用生成具有强氧化性的过氧亚硝酸盐，后者可氧化谷胱甘肽(GSH)、半胱氨酸、和四氢喋啶，引起膜磷脂氧化和 DNA 碎片化。过氧亚硝酸盐还可导致线粒体不可逆损伤，最终造成细胞凋亡。正常情况下，线粒体融合—分裂是平衡的，当细胞受到压力时，线粒体损伤可以通过分裂分离或融合交换来修复。DR 患者的视网膜线粒体分裂增加，线粒体融合减少，使其在高糖诱导的氧化应激条件下无法获得修复，进一步加重了视网膜线粒体损伤。

2.氧化应激导致视网膜细胞凋亡和炎症反应

DR 早期即可发生视网膜细胞凋亡，在明显的病理生理学改变之前就已可见视网膜毛细血管细胞发生凋亡。暴露于高糖环境中的视网膜内皮和周细胞发生剧烈的氧化应激反应，造成 Caspase-3 活性增加，NF-κB 等转录因子表达水平升高并最终造成毛细血管细胞死亡。高糖诱导 ROS 在线粒体内积聚，增加线粒体通透性，并反过来刺激细胞色素 C 及其他促凋亡因子从线粒体释放，通过激活 caspase 级联反应诱发凋亡。NF-κB 是介导高糖诱导的炎症和细胞凋亡的重要因子，视网膜内的 NF-κB 在视网膜病变发生早期即已激活，介导了高糖暴露下的视网膜毛细血管细胞和周细胞的凋亡过程。NF-κB 和 ROS 共同推动了视网膜细胞的炎性反应和细胞凋亡。

3.氧化应激引起视网膜脂质过氧化

高糖诱导的氧化应激在 DR 脂质过氧化发生中发挥重要作用。脂质过氧化与糖尿病的严重程度和持续时间呈正相关。视网膜含高水平的多不饱和脂肪酸，由于多不饱和脂肪酸对氧化应激高度敏感，因此视网膜容易受氧化应激损伤。脂质过氧化可促进 ROS 的生成，促使 ROS 从线粒体渗漏，加速视网膜色素上皮(RPE)细胞衰老，加重 DR 发展。在高糖环境下，线粒体内积聚的 ROS

直接造成线粒体损伤，ROS 介导的线粒体损伤可导致胶质细胞中脂滴聚积，脂质过氧化形成，进一步导致视网膜神经退行性变。

4. 氧化应激导致视网膜微血管结构和功能改变

氧化应激介导的代谢异常可造成视网膜微血管功能和结构的改变，包括毛细血管基底膜增厚，血-视网膜屏障破坏，以及毛细血管阻塞。慢性高糖环境造成的毛细血管基底膜（CBM）异常增厚是 DR 的病理特征之一。高糖介导的氧化应激和晚期糖基化在这一过程中起关键作用。高糖可通过 ROS 诱导的转录因子和细胞因子增加视网膜内皮细胞中细胞外基质（ECM）蛋白，纤连蛋白（FN）和胶原蛋白的表达。ROS 诱导胶原蛋白的晚期糖基化终末产物（AGE）的形成，导致胶原蛋白之间交联，造成多种跨膜生长因子结构改变无法在膜两侧运输，最终引起周细胞和内皮细胞损伤。ROS 诱导的 VEGF 水平升高在血-视网膜屏障破坏中起到重要作用。VEGF 升高会造成连接蛋白 Claudin-1 减少，促成血-视网膜屏障破坏。此外，氧化应激诱导的 NF-κB 激活可调节转录过程中的大量基因表达，其中紧密连接蛋白 ZO-1 的表达变化可破坏血-视网膜屏障的正常结构。高糖环境还可触发 PKC-δ 及其下游信号通路激活，导致周细胞凋亡，造成视网膜微血管结构改变，进而破坏血-视网膜屏障。DR 中血管生成异常会造成毛细血管损伤和阻塞，高糖介导的氧化应激进一步加重了 DR 的炎症反应和新生血管形成。此外，氧化应激造成的视网膜神经元和周细胞凋亡也促成了毛细血管损伤和阻塞，并进一步造成微动脉瘤形成和白细胞淤滞，及毛细血管基底膜增厚。

5. 氧化应激导致视网膜神经退行性改变

血管内皮细胞、胶质细胞和视网膜神经元组成了视网膜神经血管单元。持续的高糖环境造成 ROS 过度生成及代谢系统失衡，导致炎性介质产生和视网膜血管及神经元细胞损伤的恶性循环，并造成视网膜神经血管单元破坏。DR 的视网膜神经节细胞（retinal ganglion cell, RGC）和视网膜胶质细胞中可检出大量晚期糖基化终末产物（AGE），同时 RGC 和视网膜胶质细胞中晚期糖基化终末产物受体增加，导致这两种细胞对晚期糖基化终末产物介导的下游通路如 MAPK、NF-κB 信号通路激活及 ROS 生成尤其敏感。DR 患者视网膜中血管紧张素 II 增加，可诱导 Nox 激活并最终造成 ROS 生成。Nox 介导的 ROS 过度生成可介导 RGC 死亡，促使视网膜神经退行性变。此外，氧化应激会影响 RGC 和视网膜胶质细胞上 NGF 前体转变为成熟 NGF 的过程，同样会造成视网膜神经退行性变。氧化应激还会影响视网膜的免疫反应。视网膜神经退行性变伴有包括星形胶质细胞、Müller 细胞和小胶质细胞在内的胶质细胞反应性胶质化。

反应性胶质化和神经元凋亡同样也是 DR 的重要病理特征之一。高糖诱导的胶质细胞活化被认为可促使 DR 的早期发生。病变早期，固有免疫系统、补体系统激活和小胶质细胞活化在视网膜神经血管单元的损伤中发挥了重要作用。糖尿病会造成小胶质细胞活化并迁移至视网膜下释放细胞因子，造成神经元细胞死亡。除固有免疫反应外，胶质细胞还参与获得性免疫应答。视网膜及视神经中的胶质细胞表达 MHC 分子，是一种抗原呈递细胞。高糖诱导的氧化应激可从多方面影响视网膜内的免疫反应。氧化的脂质和蛋白可作为副炎症信号作用于包括小胶质细胞在内的免疫细胞，启动固有免疫反应清除吞噬作用造成的氧化产物。氧化应激可下调补体系统调控中的调控分子。此外，氧化应激加速 AGE 形成，造成免疫反应失调。AGE 可诱导促炎性细胞因子生成，加重炎性反应。

二、炎症在 DME 发病中的作用

炎症是对损伤和应激条件下的非特异性反应。大量证据显示炎症是促成 DR 发展的重要因素，DR 具有慢性炎症的特征。慢性炎症的特征是血管通透性增加、水肿、炎症细胞浸润、细胞因子和趋化因子的表达、组织破坏、新生血管形成及组织修复。其病理过程首先为白细胞淤滞，进而发生白细胞在视网膜毛细血管腔内面的聚集，是血-视网膜屏障功能早期丧失的重要原因之一。这一过程最终在临床体征上表现为硬性渗出形成，硬性渗出主要由脂质和蛋白质组成，代表了血浆组分存在渗漏。白细胞对病原体攻击或组织损伤的反应遵循一条明确的途径，包括 PAMP-PRR 相互作用，激活不同的信号通路，如 TLR-1 型干扰素和 C 型凝集素炎症小体信号，以及 cGAS-cGAMP-STING 通路，导致细胞因子释放，并通过中央介质如 IL-1β 和 TNF-α 正反馈放大。Kaji 等的研究证明，AGE 通路可以导致白细胞淤滞以及血-视网膜屏障破坏。而白细胞淤滞也导致了 ICAM-1 的上调，ICAM-1 则吸引单核细胞及中性粒细胞在血管内皮聚集。同时，ICAM-1 也被发现可加重视网膜血管内的白细胞淤滞，增加血管通透性以及损伤血-视网膜屏障。白细胞与血管内皮细胞结合后，可生成活性氧成分以及炎症因子，这些成分可以加重血管通透性程度。DME 患者玻璃体腔内的 VEGF、ICAM-1、单核细胞趋化因子蛋白(monocyte chemoattractant protein, MCP)-1 要显著高于对照组，提示炎症因子在血-视网膜屏障的破坏及血管渗漏中起到一定作用。也有研究表明，PDR 患者的房水和玻璃体中，包括前列腺素(prostaglandin, PG)、白细胞介素-6(interleukin-6, IL-6)、肿瘤坏死因子(tumor necrosis factor, TNF)在内的炎症细胞因子明显增高, 且房水中的IL-6与VEGF表达存在相关性, 推测其可能通过诱导VEGF表达而间接诱导血管渗漏发生, 因此在DME的进展中, 炎症因子和VEGF因子是相互影响、相互作用的两个重要因素。

ROS是细胞因子释放的诱发因素。ROS产生过程中的过氧化物/超氧化物增加可通过多种途径促进炎症发生: 损伤内皮细胞; 增加小血管通透性并释放细胞因子; 协同将中性粒细胞募集到发生炎症位置。NF-kB可通过ROS激活并进一步增加细胞因子、NO和前列腺素等促炎性介质的水平。白细胞介素-1β (interleukin-1β, IL-1β)是一种关键的炎症细胞因子, 因为它会激活NF-κB, 进而刺激包括白细胞介素8、MCP-1和TNF-α在内的炎症因子的产生。IL-1β还可以通过p38 MAPK/NF-κB通路诱导Müller细胞产生IL-6。除了诱导血管渗漏, IL-1β还有助于血管收缩和神经变性, 使其成为治疗DME和预防DR的早期阶段的重要靶点。PDR患者的玻璃体液及糖尿病动物模型的视网膜中都能检出包括IL-1β、IL-6, 和IL-8在内的细胞因子水平增加。IL-1激活可诱导释放更多ROS并进一步诱导NF-κB激活, 这一过程持续形成正反馈循环。IL-1还可诱导环氧化酶(cyclooxygenase-2, COX-2)表达, 后者可催化前列腺素E2(PGE2)形成。COX-2和PGE2可通过调控VEGF介导的血管通透性和血管生成来促进DR的发展。

IL-6是一种具有多重作用的细胞因子, 它与调节免疫反应、增加血管通透性及刺激血管生成等生物学过程相关。此外IL-6可调节MMP的表达。DME病人玻璃体液中的MMP-9水平增高, 后者可清除netrin-1将其分解成VI-V碎片, 并通过UNC5B受体增加血管通透性。另有体外实验表明IL-6会增加内皮细胞的通透性, 从而诱导肌动蛋白纤维重排并改变内皮细胞形状。但IL-6在DME病理机制中的确切作用尚未明确。

TNF-β是一种由巨噬细胞和T细胞合成的细胞因子, 它在视网膜缺血损伤后引起的神经元死亡中起到炎症介质作用。TNF-β通过下调紧密连接蛋白的表达来增加视网膜血管内皮细胞通透性, 这一进程可导致血-视网膜屏障的破坏。TNF-β诱导的RGC死亡及视神经退化可进一步导致白细胞的附着及活性氧成分的生成。有研究进一步证实抑制TNF-β可减少糖尿病视网膜中的白细胞淤滞、血-视网膜屏障破坏和NF-κB活化。

炎性细胞因子与VEGF之间存在显著的相关性, 血-视网膜内屏障受紧密连接蛋白claudin 5的定位调控, 该定位是通过激活Rho相关的螺旋卷曲蛋白激酶(Rho associated coiled-coil containing protein kinase, ROCK)来实现的。瑞帕舒地尔是一种选择性 ROCK 抑制剂，可减轻视网膜炎症和调控 claudin 5 的重新分布。当与抗 VEGF 药物联合使用时，这种 ROCK 抑制剂在抑制细胞因子上调、单核细胞和巨噬细胞浸润、巨噬细胞和小胶质细胞活化，以及 claudin 5 的重新分布方面具有协同作用，这一效果在临床前和单抗 VEGF 治疗耐药的患者中都得到了证实。这些数据表明，炎症可能是 DME 患者对抗 VEGF 治疗反应性的一个关键机制。

通过许多实验或临床数据证实，炎症在 DME 的病理过程中有着重要的作用。这也提示炎症与 DME 相关，而炎症因子的水平可能提示了 DME 的发生与发展。

三、参与 DR 发病机制的其他分子机制

(一)生长因子

生长因子是一类通过与特异的、高亲和力的细胞膜受体结合，调节细胞生长与其他细胞功能等多种效应的多肽类物质。正常眼视网膜和玻璃体中存在多种生长因子。增殖性因子与抑制性因子的平衡失调可能导致或加重 DME。有研究发现在 DR 患者玻璃体液中，各类生长因子的含量明显增加，如 VEGF、血管生成素(angiopoietins，Ang)、TGF-β、成纤维细胞生长因子(fibroblast growth factor，FGF)、色素上皮衍生因子(pigment epithelium-derived factor，PEDF)等等。这些生长因子，可以诱导新生血管形成，增加血管通透性，并破坏 BRB。目前大部分学者认为 VEGF 在 DME 患者的发生发展过程中发挥主要作用。

1. VEGF

VEGF 是一种促血管内皮细胞有丝分裂素，可以特异性促进血管内皮细胞有丝分裂、分化，并可独自诱导新生血管形成，增加血管的通透性。VEGF 家族由五个家族成员组成：VEGF-A、VEGF-B、VEGF-C、VEGF-D 和胎盘生长因子(placental growth factor，PGF)，这些成员与 VEGF 受体 VEGFR-1、VEGFR-2 和 VEGFR-3 以及 VEGFR 共同受体神经纤毛蛋白 1(neuropilin 1，NRP1)和 NRP2 具有不同的亲和力。VEGF-A 已被广泛研究，并因其在视网膜/脉络膜血管生成和血管通透性中的关键作用而广为人知。生理状态下低水平表达的 VEGF 因子与抑制因子相互制约，能有效维持眼部血管系统的正常运转。而在糖尿病患者中，长期的缺血、缺氧使视网膜色素上皮和胶质细胞表达的 VEGF

明显增加，另外激活的白细胞也可能诱导 Müller 细胞产生 VEGF。相关研究证实，相较于非糖尿病患者，DME 患者玻璃体内 VEGF 水平明显增加。有研究发现用 HIF1α siRNA 和 IRE1 抑制剂 STF-083010 治疗能抑制高糖和 $CoCl_2$ 诱导的 VEGF 表达，提示 HIF1α 与 IRE1-XBP1 通路参与 VEGF 的调节。高水平的 VEGF 能通过经典蛋白激酶 C 途径促进细胞紧密连接中角蛋白磷酸化，破坏毛细血管内皮的转运功能，增强毛细血管通透性，破坏血-视网膜屏障，导致视网膜出血、渗出及黄斑水肿。VEGF 还可以诱导血管内皮细胞高表达细胞间黏附分子-1（intercellular cell adhesion molecule-1，ICAM-1），引发白细胞停滞，加重视网膜缺血缺氧，形成恶性循环。

2. Ang

血管生成素（Ang-1 和 Ang-2）在调节血管通透性、血管生成和炎症方面发挥重要作用。Ang-2 可作为具有免疫球蛋白样和 EGF 样结构域 2 或 Tie2 受体的酪氨酸激酶的激动剂或拮抗剂，例如，高 Ang-2/Ang-1 比值与 VEGF 联合使用会降低血管稳定性，导致血管渗漏和新生血管增加，而 Ang-2 在没有 VEGF 的情况下会导致内皮细胞死亡和血管退化。同样，Ang-1 在新生血管中起着双重作用。一些研究报告了 Ang-1 在眼部的抗血管生成和血管稳定功能，而另一些研究报告了 Ang-1 在视网膜以及真皮和大脑新生血管中的刺激作用。目前大部分学者认为在病理情况下，Ang2/Ang-1 比值会增加，从而导致血管不稳定。

3. PEDF

PEDF 是丝氨酸蛋白酶抑制剂基因家族中的成员，是一种分子量为 50 kDa 的分泌型糖蛋白，首次被发现于人视网膜色素上皮细胞。PEDF 是一种神经营养因子，具有抗氧化、抗炎症、抗血管生成的作用，也参与细胞外基质的组成。PEDF 主要从视网膜色素上皮细胞的顶面细胞膜分泌，与神经视网膜外层接触，通常无血管，这与 PEDF 抑制新生血管形成的发现一致。有人研究发现高糖环境可促进 PEDF 表达导致 RPE 细胞迁移，从而破坏血-视网膜外屏障的完整性，但其对 RPE 细胞的增殖和凋亡率没有显著影响。此外，Midena 等的研究发现与对照组相比，DME 患者基线时的 PEDF 浓度降低。这种 PEDF 差异性表达的机制目前仍不清楚。

4. 其他

FGF 是最早被认为可能与视网膜新生血管形成有关的肽类生长因子，其有酸性 FGF（acid FGF，aFGF）和碱性 FGF（basic FGF，bFGF）两种亚型，能促进多种细胞增殖,尤其是血管内皮细胞。但在 PDR 患者中,bFGF 只在患者的玻璃体液中被发现,而通过免疫细胞化学研究并未在新生血管膜中发现 bFGF,PCR 也未在新生血管膜中发现 bFGF 的 mRNA,但免疫细胞化学研究发现 bFGF 和 VEGF 经常共存于视网膜和脉络膜的微血管内皮细胞中,协同刺激新生血管的形成。

TGF-β 是一种信号蛋白,参与许多过程,包括免疫系统调节、细胞增殖、细胞分化和凋亡。在激活后,TGF-β 与 2 型 TGF-β 受体结合,这种相互作用导致 TGF-β 受体的募集和磷酸化。此外,细胞内蛋白 Smad2 和 Smad3 被招募,在与 Smad4 形成复合物后,TGF-β 转位到细胞核,激活下游基因转录。有报道称 TGF-β 在 PDR 患者的玻璃体中过表达,并通过激活基质金属蛋白酶 9 的表达增加视网膜内皮细胞通透性。其还参与抑制内皮细胞的增殖和迁移、血管成熟、基底膜的产生和诱导周细胞分化等。然而,有研究报道全身抑制 TGF-β 会导致视网膜微循环的异常,如浅表血管丛的灌注受损和血管渗漏,表明 TGF-β 对血管壁有保护作用。同时,有研究表明周细胞和星形胶质细胞也可以释放 TGF-β,有助于保护血视网膜屏障的完整性和功能。因此 TGF-β 在 BRB 破坏中的作用很复杂,目前还不完全清楚,可能是这种生长因子的多功能作用所致。

(二)整合素

整合素是一个普遍表达的跨膜受体家族,是由 α 和 β 亚基组成的专性异二聚体受体,可调节细胞—细胞和细胞—细胞外基质的相互作用。整合素受体家族根据其结构相似性和配体识别模式分为四类:①精氨酸-甘氨酸-天冬氨酸(Arg-Gly-Asp,RGD)结合整合素;②胶原结合整合素;③白细胞特异性整合素;④层黏连蛋白结合整合素受体。整合素可以与生长因子及其受体相互作用,这意味着整合素可能参与 DME 的发病机制。VEGF/VEGFR 途径与 RGD 结合的整合素 $\alpha_v\beta_3$ 和 $\alpha_v\beta_5$ 整合,并调节两个受体系统的信号反应。AXT107 是一种Ⅳ型胶原衍生肽,可与 $\alpha_v\beta_3$ 和 $\alpha_5\beta_1$ 结合,通过破坏 VEGFR-2 和 VEGFR-3-整合素共同聚集来减少 VEGFR-2 的磷酸化,并通过促进 VEGFR-2 的内化、泛素化和降解来降低 VEGFR-2 的蛋白水平。同样,血管内皮生长因子诱导的人视网膜内皮细胞促血管生成作用可被整合素 $\alpha_v\beta_3$ 拮抗剂四碘甲状腺乙酸(TETRC)抑制。RGD 结合整合素在 VEGF/VEGFR 信号通路中的重要性被研究进一步证实,研究表明,在 RGD 结合整合素中和后,VEGF 驱动的兔和啮齿动物眼睛中由 VEGF 驱动的视网膜和脉络膜血管渗漏明显减少。

(三)血管生成素样蛋白 4

血管生成素样蛋白 4(angiopoietin-like 4，ANGPTL4)是一种受 *HIF-1* 调节的基因产物，在糖尿病小鼠和 DME 患者的眼部表达增加。ANGPTL4 位于基因转录下游，可诱导内皮通透性。有研究观察到 ANGPTL4 和 VEGF 协同作用，破坏视网膜血管屏障。有趣的是，虽然 ANGPTL4 在一定程度上增强了 VEGFR-2 的酪氨酸磷酸化，但 ANGPTL4 对血管通透性的促进作用与该受体无关，而是通过 ANGPTL4 直接与内皮细胞(ECs)上的神经纤毛蛋白 1(NRP1)和 NRP2 结合，导致 RhoA/ROCK 信号通路的快速激活和 EC-EC 连接的破坏。NRP1 可溶性片段(sNRP1)治疗可阻止 ANGPTL4 与 NRP1 结合，并阻断 ANGPTL4 诱导的 RhoA 激活、体外 EC 通透性和体内糖尿病动物的视网膜血管渗漏。应该指出的是，关于 ANGPTL4 在通透性中的作用，有许多相互矛盾的报道。例如，研究表明，ANGPTL4 可以降低小鼠中风模型的通透性，并通过抑制 Src 的磷酸化和激活，特异性地减弱 VEGF 诱导的内皮细胞的血管通透性。此外，在细胞培养和心肌梗死动物模型中，ANGPTL4 可以抑制编码促炎蛋白的基因的表达，促进编码抗炎蛋白的基因的表达。显然，ANGPTL4 具有较为复杂的作用，在 DME 的发病机制中的具体作用仍不清楚，还需要对其进行更多的研究。

参考文献

[1] DARUICH A, MATET A, MOULIN A, et al. Mechanisms of macular edema：Beyond the surface[J]. Prog Retin Eye Res, 2018, 63：20-68.

[2] SORRENTINO F S, ALLKABES M, SALSINI G, et al. The importance of glial cells in the homeostasis of the retinal microenvironment and their pivotal role in the course of diabetic retinopathy[J]. Life Sci, 2016, 162：54-59.

[3] TADDEI A, GIAMPIETRO C, CONTI A, et al. Endothelial adherens junctions control tight junctions by VE-cadherin-mediated upregulation of claudin-5[J]. Nat Cell Biol, 2008, 10 (8)：923-934.

[4] OMRI S, OMRI B, SAVOLDELLI M, et al. The outer limiting membrane (OLM) revisited：clinical implications[J]. Clin Ophthalmol, 2010, 4：183-195.

[5] NAKANISHI M, GREBE R, BHUTTO I A, et al. Albumen Transport to Bruch's Membrane and

RPE by Choriocapillaris Caveolae[J]. Invest Ophthalmol Vis Sci, 2016, 57(4): 2213-2224.

[6] DIB E, MAIA M, LONGO-MAUGERI I M, et al. Subretinal bevacizumab detection after intravitreous injection in rabbits[J]. Invest Ophthalmol Vis Sci, 2008, 49(3): 1097-1100.

[7] SHAHAR J, AVERY R L, HEILWEIL G, et al. Electrophysiologic and retinal penetration studies following intravitreal injection of bevacizumab (Avastin)[J]. Retina, 2006, 26(3): 262-269.

[8] IANDIEV I, PANNICKE T, HOLLBORN M, et al. Localization of glial aquaporin-4 and Kir4. 1 in the light-injured murine retina[J]. Neurosci Lett, 2008, 434(3): 317-321.

[9] IANDIEV I, WURM A, HOLLBORN M, et al. Muller cell response to blue light injury of the rat retina[J]. Invest Ophthalmol Vis Sci, 2008, 49(8): 3559-3567.

[10] GIBSON M C, PERRIMON N. Apicobasal polarization: epithelial form and function[J]. Curr Opin Cell Biol, 2003, 15(6): 747-752.

[11] RAJASEKARAN S A, HU J, GOPAL J, et al. Na, K-ATPase inhibition alters tight junction structure and permeability in human retinal pigment epithelial cells[J]. Am J Physiol Cell Physiol, 2003, 284(6): C1497-C1507.

[12] REICHHART N, STRAUSS O. Ion channels and transporters of the retinal pigment epithelium[J]. Exp Eye Res, 2014, 126: 27-37.

[13] ANTONETTI D A, KLEIN R, GARDNER T W. Diabetic retinopathy[J]. N Engl J Med, 2012, 366(13): 1227-1239.

[14] SONG S, YU X, ZHANG P, et al. Increased levels of cytokines in the aqueous humor correlate with the severity of diabetic retinopathy[J]. J Diabetes Complications, 2020, 34 (9): 107641.

[15] KLEIN R, KLEIN B E K. Chapter 45-The Epidemiology of Diabetic Retinopathy[M]// RYAN S J, SADDA S R, HINTON D R, et al. Retina (Fifth Edition). London: W. B. Saunders. 2013: 907-924.

[16] EILKEN H M, DIEGUEZ-HURTADO R, SCHMIDT I, et al. Pericytes regulate VEGF-induced endothelial sprouting through VEGFR1[J]. Nat Commun, 2017, 8(1): 1574.

[17] HUANG H. Pericyte-Endothelial Interactions in the Retinal Microvasculature[J]. Int J Mol Sci, 2020, 21(19): E7413.

[18] KRISTINSSON J K, GOTTFREDSDOTTIR M S, STEFANSSON E. Retinal vessel dilatation and elongation precedes diabetic macular oedema[J]. Br J Ophthalmol, 1997, 81(4): 274-278.

[19] YAMAGUCHI Y, OTANI T, KISHI S. Resolution of diabetic cystoid macular edema

associated with spontaneous vitreofoveal separation[J]. Am J Ophthalmol, 2003, 135(1):
116-118.

[20] KOWLURU R A, CHAN P S. Oxidative stress and diabetic retinopathy[J]. Exp Diabetes
Res, 2007, 2007: 43603.

[21] DOGNE S, FLAMION B. Endothelial Glycocalyx Impairment in Disease: Focus on
Hyaluronan Shedding[J]. Am J Pathol, 2020, 190(4): 768-780.

[22] RODRIGUEZ M L, PEREZ S, MENA-MOLLA S, et al. Oxidative Stress and Microvascular
Alterations in Diabetic Retinopathy: Future Therapies[J]. Oxid Med Cell Longev, 2019,
2019: 4940825.

[23] WILKINSON C P, FERRIS F L, 3RD, KLEIN R E, et al. Proposed international clinical
diabetic retinopathy and diabetic macular edema disease severity scales[J]. Ophthalmology,
2003, 110(9): 1677-1682.

[24] BROWNLEE M. Biochemistry and molecular cell biology of diabetic complications[J].
Nature, 2001, 414(6865): 813-820.

[25] SIMO R, HERNANDEZ C, EUROPEAN CONSORTIUM FOR THE EARLY TREATMENT
OF DIABETIC R. Neurodegeneration in the diabetic eye: new insights and therapeutic
perspectives[J]. Trends Endocrinol Metab, 2014, 25(1): 23-33.

[26] TANG J, KERN T S. Inflammation in diabetic retinopathy[J]. Prog Retin Eye Res, 2011,
30(5): 343-358.

[27] WILKINSON BERKA J L, AGROTIS A, DELIYANTI D. The retinal renin-angiotensin
system: roles of angiotensin II and aldosterone[J]. Peptides, 2012, 36(1): 142-150.

[28] ORTEGA A L, MENA S, ESTRELA J M. Glutathione in cancer cell death[J]. Cancers
(Basel), 2011, 3(1): 1285-1310.

[29] HAMADA Y, ARAKI N, KOH N, et al. Rapid formation of advanced glycation end products
by intermediate metabolites of glycolytic pathway and polyol pathway[J]. Biochem Biophys
Res Commun, 1996, 228(2): 539-543.

[30] MILNE R, BROWNSTEIN S. Advanced glycation end products and diabetic retinopathy[J].
Amino Acids, 2013, 44(6): 1397-1407.

[31] KANDARAKIS S A, PIPERI C, TOPOUZIS F, et al. Emerging role of advanced glycation-
end products (AGEs) in the pathobiology of eye diseases[J]. Prog Retin Eye Res, 2014,
42: 85-102.

[32] BEK T. Mitochondrial dysfunction and diabetic retinopathy[J]. Mitochondrion, 2017, 36:
4-6.

［33］BEREZIN A. Metabolic memory phenomenon in diabetes mellitus：Achieving and perspectives［J］. Diabetes Metab Syndr, 2016, 10(2 Suppl 1)：S176-S183.

［34］GERALDES P, HIRAOKA-YAMAMOTO J, MATSUMOTO M, et al. Activation of PKC-delta and SHP-1 by hyperglycemia causes vascular cell apoptosis and diabetic retinopathy ［J］. Nat Med, 2009, 15(11)：1298-1306.

［35］AIELLO L P, BURSELL S E, CLERMONT A, et al. Vascular endothelial growth factor-induced retinal permeability is mediated by protein kinase C in vivo and suppressed by an orally effective beta-isoform-selective inhibitor［J］. Diabetes, 1997, 46(9)：1473-1480.

［36］GROUP P-D S. Effect of ruboxistaurin in patients with diabetic macular edema：thirty-month results of the randomized PKC-DMES clinical trial［J］. Arch Ophthalmol, 2007, 125 (3)：318-324.

［37］KOWLURU R A, MISHRA M. Oxidative stress, mitochondrial damage and diabetic retinopathy［J］. Biochim Biophys Acta, 2015, 1852(11)：2474-2483.

［38］KOWLURU R A. Retinopathy in a Diet-Induced Type 2 Diabetic Rat Model and Role of Epigenetic Modifications［J］. Diabetes, 2020, 69(4)：689-698.

［39］SUI A, CHEN X, DEMETRIADES A M, et al. Inhibiting NF-kappaB Signaling Activation Reduces Retinal Neovascularization by Promoting a Polarization Shift in Macrophages［J］. Invest Ophthalmol Vis Sci, 2020, 61(6)：4.

［40］MORGAN M J, LIU Z G. Crosstalk of reactive oxygen species and NF-kappaB signaling［J］. Cell Res, 2011, 21(1)：103-115.

［41］MILLER W P, SUNILKUMAR S, GIORDANO J F, et al. The stress response protein REDD1 promotes diabetes-induced oxidative stress in the retina by Keap1-independent Nrf2 degradation［J］. J Biol Chem, 2020, 295(21)：7350-7361.

［42］ZHONG Q, MISHRA M, KOWLURU R A. Transcription factor Nrf2-mediated antioxidant defense system in the development of diabetic retinopathy［J］. Invest Ophthalmol Vis Sci, 2013, 54(6)：3941-3948.

［43］KANG Q, YANG C. Oxidative stress and diabetic retinopathy：Molecular mechanisms, pathogenetic role and therapeutic implications［J］. Redox Biol, 2020, 37：101799.

［44］DEVI T S, YUMNAMCHA T, YAO F, et al. TXNIP mediates high glucose-induced mitophagic flux and lysosome enlargement in human retinal pigment epithelial cells［J］. Biol Open, 2019, 8(4)：bio059489.

［45］DURAISAMY A J, MISHRA M, KOWLURU A, et al. Epigenetics and Regulation of Oxidative Stress in Diabetic Retinopathy［J］. Invest Ophthalmol Vis Sci, 2018, 59(12)：

4831-4840.

［46］MILLER W P, YANG C, MIHAILESCU M L, et al. Deletion of the Akt/mTORC1 Repressor REDD1 Prevents Visual Dysfunction in a Rodent Model of Type 1 Diabetes［J］. Diabetes, 2018, 67(1): 110-119.

［47］BOGDANOV P, SIMO-SERVAT O, SAMPEDRO J, et al. Topical Administration of Bosentan Prevents Retinal Neurodegeneration in Experimental Diabetes［J］. Int J Mol Sci, 2018, 19(11): 3578.

［48］WEI Y, GONG J, XU Z, et al. Nrf2 in ischemic neurons promotes retinal vascular regeneration through regulation of semaphorin 6A［J］. Proc Natl Acad Sci U S A, 2015, 112 (50): E6927-E6936.

［49］XU Z, WEI Y, GONG J, et al. NRF2 plays a protective role in diabetic retinopathy in mice ［J］. Diabetologia, 2014, 57(1): 204-213.

［50］XU Z, CHO H, HARTSOCK M J, et al. Neuroprotective role of Nrf2 for retinal ganglion cells in ischemia-reperfusion［J］. J Neurochem, 2015, 133(2): 233-241.

［51］MUTHUSAMY A, LIN C M, SHANMUGAM S, et al. Ischemia-reperfusion injury induces occludin phosphorylation/ubiquitination and retinal vascular permeability in a VEGFR-2- dependent manner［J］. J Cereb Blood Flow Metab, 2014, 34(3): 522-531.

［52］KANG E, WU J, GUTIERREZ N M, et al. Mitochondrial replacement in human oocytes carrying pathogenic mitochondrial DNA mutations［J］. Nature, 2016, 540(7632): 270-275.

［53］JEMT E, PERSSON O, SHI Y, et al. Regulation of DNA replication at the end of the mitochondrial D-loop involves the helicase TWINKLE and a conserved sequence element［J］. Nucleic Acids Res, 2015, 43(19): 9262-9275.

［54］MISHRA M, KOWLURU R A. Epigenetic Modification of Mitochondrial DNA in the Development of Diabetic Retinopathy［J］. Invest Ophthalmol Vis Sci, 2015, 56(9): 5133 -5142.

［55］CHEN X J, BUTOW R A. The organization and inheritance of the mitochondrial genome［J］. Nat Rev Genet, 2005, 6(11): 815-825.

［56］AGO T, KURODA J, KAMOUCHI M, et al. Pathophysiological roles of NADPH oxidase/ nox family proteins in the vascular system. -Review and perspective［J］. Circ J, 2011, 75 (8): 1791-1800.

［57］ZHAO Y, MCLAUGHLIN D, ROBINSON E, et al. Nox2 NADPH oxidase promotes pathologic cardiac remodeling associated with Doxorubicin chemotherapy［J］. Cancer Res, 2010, 70(22): 9287-9297.

［58］KALANI A, KAMAT P K, TYAGI N. Diabetic Stroke Severity: Epigenetic Remodeling and Neuronal, Glial, and Vascular Dysfunction[J]. Diabetes, 2015, 64(12): 4260-4271.

［59］KANWAR M, CHAN P S, KERN T S, et al. Oxidative damage in the retinal mitochondria of diabetic mice: possible protection by superoxide dismutase[J]. Invest Ophthalmol Vis Sci, 2007, 48(8): 3805-3811.

［60］YI X, GUO W, SHI Q, et al. SIRT3 - Dependent Mitochondrial Dynamics Remodeling Contributes to Oxidative Stress - Induced Melanocyte Degeneration in Vitiligo [J]. Theranostics, 2019, 9(6): 1614-1633.

［61］GUERRA-CASTELLANO A, DIAZ-QUINTANA A, PEREZ-MEJIAS G, et al. Oxidative stress is tightly regulated by cytochrome c phosphorylation and respirasome factors in mitochondria[J]. Proc Natl Acad Sci U S A, 2018, 115(31): 7955-7960.

［62］SZABO C, ISCHIROPOULOS H, RADI R. Peroxynitrite: biochemistry, pathophysiology and development of therapeutics[J]. Nat Rev Drug Discov, 2007, 6(8): 662-680.

［63］RADI R. Oxygen radicals, nitric oxide, and peroxynitrite: Redox pathways in molecular medicine[J]. Proc Natl Acad Sci U S A, 2018, 115(23): 5839-5848.

［64］RADI R, CASSINA A, HODARA R, et al. Peroxynitrite reactions and formation in mitochondria[J]. Free Radic Biol Med, 2002, 33(11): 1451-1464.

［65］CARELLI V, MARESCA A, CAPORALI L, et al. Mitochondria: Biogenesis and mitophagy balance in segregation and clonal expansion of mitochondrial DNA mutations [J]. Int J Biochem Cell Biol, 2015, 63: 21-24.

［66］FERRINGTON D A, FISHER C R, KOWLURU R A. Mitochondrial Defects Drive Degenerative Retinal Diseases[J]. Trends Mol Med, 2020, 26(1): 105-118.

［67］AL-SHABRAWEY M, SMITH S. Prediction of diabetic retinopathy: role of oxidative stress and relevance of apoptotic biomarkers[J]. EPMA J, 2010, 1(1): 56-72.

［68］RASK-MADSEN C, KING G L. Vascular complications of diabetes: mechanisms of injury and protective factors[J]. Cell Metab, 2013, 17(1): 20-33.

［69］CAO R, LI L, YING Z, et al. A small molecule protects mitochondrial integrity by inhibiting mTOR activity[J]. Proc Natl Acad Sci U S A, 2019, 116(46): 23332-23338.

［70］JIANG X, LI L, YING Z, et al. A Small Molecule That Protects the Integrity of the Electron Transfer Chain Blocks the Mitochondrial Apoptotic Pathway[J]. Mol Cell, 2016, 63(2): 229 -339.

［71］ROBLES-RIVERA R R, CASTELLANOS-GONZALEZ J A, OLVERA-MONTANO C, et al. Adjuvant Therapies in Diabetic Retinopathy as an Early Approach to Delay Its

Progression: The Importance of Oxidative Stress and Inflammation [J]. Oxid Med Cell Longev, 2020, 2020: 3096470.

[72] GUPTA M M, CHARI S. Lipid peroxidation and antioxidant status in patients with diabetic retinopathy[J]. Indian J Physiol Pharmacol, 2005, 49(2): 187-192.

[73] ZHOU T, ZHOU K K, LEE K, et al. The role of lipid peroxidation products and oxidative stress in activation of the canonical wingless-type MMTV integration site (WNT) pathway in a rat model of diabetic retinopathy[J]. Diabetologia, 2011, 54(2): 459-468.

[74] CHEN Q, TANG L, XIN G, et al. Oxidative stress mediated by lipid metabolism contributes to high glucose-induced senescence in retinal pigment epithelium[J]. Free Radic Biol Med, 2019, 130: 48-58.

[75] LIU L, ZHANG K, SANDOVAL H, et al. Glial lipid droplets and ROS induced by mitochondrial defects promote neurodegeneration[J]. Cell, 2015, 160(1-2): 177-190.

[76] MADSEN-BOUTERSE S A, KOWLURU R A. Oxidative stress and diabetic retinopathy: pathophysiological mechanisms and treatment perspectives[J]. Rev Endocr Metab Disord, 2008, 9(4): 315-327.

[77] GOH S Y, COOPER M E. Clinical review: The role of advanced glycation end products in progression and complications of diabetes[J]. J Clin Endocrinol Metab, 2008, 93(4): 1143 -1152.

[78] JO D H, YUN J H, CHO C S, et al. Interaction between microglia and retinal pigment epithelial cells determines the integrity of outer blood-retinal barrier in diabetic retinopathy [J]. Glia, 2019, 67(2): 321-331.

[79] CALDERON G D, JUAREZ O H, HERNANDEZ G E, et al. Oxidative stress and diabetic retinopathy: development and treatment[J]. Eye (Lond), 2017, 31(8): 1122-1130.

[80] WU M Y, YIANG G T, LAI T T, et al. The Oxidative Stress and Mitochondrial Dysfunction during the Pathogenesis of Diabetic Retinopathy [J]. Oxid Med Cell Longev, 2018, 2018: 3420187.

[81] AYALASOMAYAJULA S P, AMRITE A C, KOMPELLA U B. Inhibition of cyclooxygenase-2, but not cyclooxygenase-1, reduces prostaglandin E2 secretion from diabetic rat retinas [J]. Eur J Pharmacol, 2004, 498(1-3): 275-278.

[82] DVORIANTCHIKOVA G, GRANT J, SANTOS A R, et al. Neuronal NAD(P)H oxidases contribute to ROS production and mediate RGC death after ischemia[J]. Invest Ophthalmol Vis Sci, 2012, 53(6): 2823-2830.

[83] GARCIA T B, HOLLBORN M, BRINGMANN A. Expression and signaling of NGF in the

healthy and injured retina[J]. Cytokine Growth Factor Rev, 2017, 34: 43-57.

[84] COUTURIER A, BOUSQUET E, ZHAO M, et al. Anti-vascular endothelial growth factor acts on retinal microglia/macrophage activation in a rat model of ocular inflammation[J]. Mol Vis, 2014, 20: 908-920.

[85] XU H, CHEN M, FORRESTER J V. Para-inflammation in the aging retina[J]. Prog Retin Eye Res, 2009, 28(5): 348-368.

[86] TEZEL G. The immune response in glaucoma: a perspective on the roles of oxidative stress [J]. Exp Eye Res, 2011, 93(2): 178-186.

[87] WONG T Y, CHEUNG C M, LARSEN M, et al. Diabetic retinopathy[J]. Nat Rev Dis Primers, 2016, 2: 16012.

[88] GASTEIGER G, D'OSUALDO A, SCHUBERT D A, et al. Cellular Innate Immunity: An Old Game with New Players[J]. J Innate Immun, 2017, 9(2): 111-125.

[89] KAJI Y, USUI T, ISHIDA S, et al. Inhibition of diabetic leukostasis and blood-retinal barrier breakdown with a soluble form of a receptor for advanced glycation end products[J]. Invest Ophthalmol Vis Sci, 2007, 48(2): 858-865.

[90] ZHANG X, ZENG H, BAO S, et al. Diabetic macular edema: new concepts in pathophysiology and treatment[J]. Cell Biosci, 2014, 4: 27.

[91] NOMA H, MIMURA T, YASUDA K, et al. Role of inflammation in diabetic macular edema [J]. Ophthalmologica, 2014, 232(3): 127-135.

[92] CHANG C K, LOCICERO J, 3RD. Overexpressed nuclear factor kappaB correlates with enhanced expression of interleukin-1beta and inducible nitric oxide synthase in aged murine lungs to endotoxic stress[J]. Ann Thorac Surg, 2004, 77(4): 1222-7, discussion 7.

[93] QUAN N, HE L, LAI W. Endothelial activation is an intermediate step for peripheral lipopolysaccharide induced activation of paraventricular nucleus[J]. Brain Res Bull, 2003, 59(6): 447-452.

[94] SCHRECK R, ALBERMANN K, BAEUERLE P A. Nuclear factor kappa B: an oxidative stress-responsive transcription factor of eukaryotic cells (a review)[J]. Free Radic Res Commun, 1992, 17(4): 221-237.

[95] LIU X, YE F, XIONG H, et al. IL-1beta induces IL-6 production in retinal Muller cells predominantly through the activation of p38 MAPK/NF-kappaB signaling pathway[J]. Exp Cell Res, 2015, 331(1): 223-231.

[96] SIMO R, HERNANDEZ C. Novel approaches for treating diabetic retinopathy based on recent pathogenic evidence[J]. Prog Retin Eye Res, 2015, 48: 160-180.

［97］ YUUKI T, KANDA T, KIMURA Y, et al. Inflammatory cytokines in vitreous fluid and serum of patients with diabetic vitreoretinopathy［J］. J Diabetes Complications, 2001, 15(5): 257-259.

［98］ CARMO A, CUNHA-VAZ J G, CARVALHO A P, et al. L-arginine transport in retinas from streptozotocin diabetic rats: correlation with the level of IL-1 beta and NO synthase activity［J］. Vision Res, 1999, 39(23): 3817-3823.

［99］ KOWLURU R A, ODENBACH S. Role of interleukin-1beta in the pathogenesis of diabetic retinopathy［J］. Br J Ophthalmol, 2004, 88(10): 1343-1347.

［100］ VASSILAKOPOULOS T, KARATZA M H, KATSAOUNOU P, et al. Antioxidants attenuate the plasma cytokine response to exercise in humans［J］. J Appl Physiol (1985), 2003, 94(3): 1025-1032.

［101］ WILKINSON-BERKA J L. Vasoactive factors and diabetic retinopathy: vascular endothelial growth factor, cycoloxygenase-2 and nitric oxide［J］. Curr Pharm Des, 2004, 10(27): 3331-3348.

［102］ MILOUDI K, BINET F, WILSON A, et al. Truncated netrin-1 contributes to pathological vascular permeability in diabetic retinopathy［J］. J Clin Invest, 2016, 126(8): 3006-3022.

［103］ MURUGESWARI P, SHUKLA D, RAJENDRAN A, et al. Proinflammatory cytokines and angiogenic and anti-angiogenic factors in vitreous of patients with proliferative diabetic retinopathy and eales' disease［J］. Retina, 2008, 28(6): 817-824.

［104］ AVELEIRA C A, LIN C M, ABCOUWER S F, et al. TNF-alpha signals through PKCzeta/NF-kappaB to alter the tight junction complex and increase retinal endothelial cell permeability［J］. Diabetes, 2010, 59(11): 2872-2882.

［105］ MADIGAN M C, SADUN A A, RAO N S, et al. Tumor necrosis factor-alpha (TNF-alpha)-induced optic neuropathy in rabbits［J］. Neurol Res, 1996, 18(2): 176-184.

［106］ AVELEIRA C A, LIN C M, ABCOUWER S F, et al. TNF-alpha signals through PKCzeta/NF-kappaB to alter the tight junction complex and increase retinal endothelial cell permeability［J］. Diabetes, 2010, 59(11): 2872-2882.

［107］ ARIMA M, NAKAO S, YAMAGUCHI M, et al. Claudin-5 Redistribution Induced by Inflammation Leads to Anti-VEGF-Resistant Diabetic Macular Edema［J］. Diabetes, 2020, 69(5): 981-999.

［108］ UTSUMI T, NOMA H, YASUDA K, et al. Effects of ranibizumab on growth factors and mediators of inflammation in the aqueous humor of patients with diabetic macular edema

［J］. Graefes Arch Clin Exp Ophthalmol, 2021, 259(9): 2597-2603.

［109］ HUANG W H, LAI C C, CHUANG L H, et al. Foveal Microvascular Integrity Association With Anti-VEGF Treatment Response for Diabetic Macular Edema［J］. Invest Ophthalmol Vis Sci, 2021, 62(9): 41.

［110］ BERNATZ S, MONDEN D, GESSLER F, et al. Influence of VEGF-A, VEGFR-1-3, and neuropilin 1-2 on progression-free: and overall survival in WHO grade Ⅱ and Ⅲ meningioma patients［J］. J Mol Histol, 2021, 52(2): 233-243.

［111］ LU B Y, WU Z F. Progress of research on pathogenesis of diabetic retinopathy［J］. International Journal of Ophthalmology, 2008, 8(11): 2308-2311.

［112］ NURNBERG C, KOCIOK N, BROCKMANN C, et al. Myeloid cells contribute indirectly to VEGF expression upon hypoxia via activation of Muller cells［J］. Exp Eye Res, 2018, 166: 56-69.

［113］ FUNATSU H, YAMASHITA H, NAKAMURA S, et al. Vitreous levels of pigment epithelium-derived factor and vascular endothelial growth factor are related to diabetic macular edema［J］. Ophthalmology, 2006, 113(2): 294-301.

［114］ JANANI R, ANITHA R E, PERUMAL M K, et al. Astaxanthin mediated regulation of VEGF through HIF1alpha and XBP1 signaling pathway: An insight from ARPE-19 cell and streptozotocin mediated diabetic rat model［J］. Exp Eye Res, 2021, 206: 108555.

［115］ ANTONETTI D A, BARBER A J, HOLLINGER L A, et al. Vascular endothelial growth factor induces rapid phosphorylation of tight junction proteins occludin and zonula occluden 1. A potential mechanism for vascular permeability in diabetic retinopathy and tumors［J］. J Biol Chem, 1999, 274(33): 23463-23467.

［116］ EKLUND L, KANGAS J, SAHARINEN P. Angiopoietin-Tie signalling in the cardiovascular and lymphatic systems［J］. Clin Sci (Lond), 2017, 131(1): 87-103.

［117］ DALY C, PASNIKOWSKI E, BUROVA E, et al. Angiopoietin-2 functions as an autocrine protective factor in stressed endothelial cells［J］. Proc Natl Acad Sci U S A, 2006, 103 (42): 15491-15496.

［118］ HAMMES H P, FENG Y, PFISTER F, et al. Diabetic retinopathy: targeting vasoregression ［J］. Diabetes, 2011, 60(1): 9-16.

［119］ AKWII R G, SAJIB M S, ZAHRA F T, et al. Role of Angiopoietin-2 in Vascular Physiology and Pathophysiology［J］. Cells, 2019, 8(5): 471.

［120］ LEE H S, OH S J, LEE K H, et al. Gln-362 of angiopoietin-2 mediates migration of tumor and endothelial cells through association with alpha5beta1 integrin［J］. J Biol Chem,

2014, 289(45): 31330-31340.

[121] WANG L, ZHANG X, LIU X, et al. Overexpression of α5β1 integrin and angiopoietin-1 co-operatively promote blood-brain barrier integrity and angiogenesis following ischemic stroke[J]. Exp Neurol, 2019, 321: 113042.

[122] ARAUJO R S, BITOQUE D B, SILVA G A. Development of strategies to modulate gene expression of angiogenesis-related molecules in the retina[J]. Gene, 2021, 791: 145724.

[123] FARNOODIAN M, HALBACH C, SLINGER C, et al. High glucose promotes the migration of retinal pigment epithelial cells through increased oxidative stress and PEDF expression [J]. Am J Physiol Cell Physiol, 2016, 311(3): C418-C436.

[124] MIDENA E, BINI S, FRIZZIERO L, et al. Aqueous humour concentrations of PEDF and Erythropoietin are not influenced by subthreshold micropulse laser treatment of diabetic macular edema[J]. Biosci Rep, 2019, 39(6): BSR20190328.

[125] DERYNCK R, ZHANG Y E. Smad-dependent and Smad-independent pathways in TGF-beta family signalling[J]. Nature, 2003, 425(6958): 577-584.

[126] BEHZADIAN M A, WANG X L, WINDSOR L J, et al. TGF-beta increases retinal endothelial cell permeability by increasing MMP-9: possible role of glial cells in endothelial barrier function[J]. Invest Ophthalmol Vis Sci, 2001, 42(3): 853-859.

[127] OBERMEIER B, DANEMAN R, RANSOHOFF R M. Development, maintenance and disruption of the blood-brain barrier[J]. Nat Med, 2013, 19(12): 1584-1596.

[128] LAFOYA B, MUNROE J A, MIYAMOTO A, et al. Beyond the Matrix: The Many Non-ECM Ligands for Integrins[J]. Int J Mol Sci, 2018, 19(2): 449.

[129] MOULISOVA V, GONZALEZ-GARCIA C, CANTINI M, et al. Engineered microenvironments for synergistic VEGF-Integrin signalling during vascularization[J]. Biomaterials, 2017, 126: 61-74.

[130] SILVA R L E, KANAN Y, MIRANDO A C, et al. Tyrosine kinase blocking collagen IV-derived peptide suppresses ocular neovascularization and vascular leakage[J]. Sci Transl Med, 2017, 9(373): eaai8030.

[131] YOSHIDA T, GONG J, XU Z, et al. Inhibition of pathological retinal angiogenesis by the integrin alphavbeta3 antagonist tetraiodothyroacetic acid (tetrac)[J]. Exp Eye Res, 2012, 94(1): 41-48.

[132] HU T T, VANHOVE M, PORCU M, et al. The potent small molecule integrin antagonist THR-687 is a promising next-generation therapy for retinal vascular disorders[J]. Exp Eye Res, 2019, 180: 43-52.

［133］SODHI A, MA T, MENON D, et al. Angiopoietin−like 4 binds neuropilins and cooperates with VEGF to induce diabetic macular edema［J］. J Clin Invest, 2019, 129(11): 4593 −4608.

［134］BOULETI C, MATHIVET T, COQUERAN B, et al. Protective effects of angiopoietin−like 4 on cerebrovascular and functional damages in ischaemic stroke［J］. Eur Heart J, 2013, 34 (47): 3657−3668.

［135］CHO D I, KANG H J, JEON J H, et al. Antiinflammatory activity of ANGPTL4 facilitates macrophage polarization to induce cardiac repair［J］. JCI Insight, 2019, 4(16): e125437.

第五章

糖尿病黄斑水肿的临床表现

糖尿病黄斑水肿(DME)是由于血-视网膜屏障(BRB)的破坏导致黄斑内液体的积聚,可表现为弥漫性毛细血管渗漏,也可以表现为源自扩张的毛细血管或源自微动脉瘤(MA)的局灶性渗漏,视网膜缺血也可以引起细胞内和细胞外水肿。

DME可发生在糖尿病视网膜病变(DR)病程的任一阶段,少数部分患者可无明显自觉视力症状,而对于绝大部分DR患者而言,DME是导致视力受损的常见原因之一,最常见的临床表现为中心视力下降,可伴同时或先后出现的对比敏感度降低、中心暗点、旁中心暗点、视物变暗、视物变小或视物变形等。

除了检眼镜可以直观地观察眼底改变外,影像学检查也是有效诊断和评价DME的指标,包括眼底照相(彩色立体眼底照相、广角眼底照相等)、光学相干断层扫描(OCT)、荧光素眼底血管造影(FFA)、光学相干断层扫描血流成像技术(OCTA)、自发荧光(fundus autofluorescence,FAF)和微视野等。本章从临床需要关注的DME眼底征象及DME在各种相关的影像检查中的表现进行阐述,从多方面认识DME的临床表现特点。

第一节 眼底征象

DME的临床评估涉及对一些与预后和治疗相关的因素的考虑。除了需要仔细评估全身因素、潜在的视网膜病变严重程度,以及同时存在的眼部疾病(白内障、青光眼、眼内手术史等),还需要注意分析以下几种眼底征象。

一、视网膜增厚和硬性渗出的分布特点

2002 年国际临床糖尿病黄斑水肿疾病严重程度分级标准(表2-2),主要基于视网膜增厚或硬性渗出是否累及或威胁黄斑中心凹进行 DME 的严重程度分级,也反映了视网膜增厚或硬性渗出的分布是否累及黄斑中心凹对预后和治疗具有重要意义。

2020 年早期糖尿病视网膜病变早期治疗研究组(ETDRS)将临床显著的黄斑水肿(CSME)定义为检眼镜观察到以下任何一种情况:①距黄斑中心凹 500 μm 范围内有视网膜增厚;②距黄斑中心凹 500 μm 范围内有硬性渗出伴有邻近视网膜增厚(视网膜增厚消退后残存的硬性渗出不包括在内);③一个区域或多个区域视网膜增厚,大小为 1 PD 或更大,其任何部位位于距黄斑中心凹 1 PD 内。CSME 的定义也是基于与视力下降相关的视网膜增厚或硬性渗出是否累及黄斑中心凹的分析。因此,仔细评估视网膜增厚和硬性渗出的分布及其与黄斑中心凹的关系对于 DME 的评估和治疗至关重要。

二、视网膜增厚的程度

过去在检眼镜或立体照片上观察的视网膜增厚程度不能量化,现在 OCT 已成为量化视网膜厚度的优选方法,其敏感性远远超过由经验丰富的眼科医生进行的检眼镜检查。OCT 检查相关的测量参数,在临床及研究工作中对 DME 中视网膜厚度的特征评估具有重要作用。例如,糖尿病视网膜病变临床研究网络(Diabetic Retinopathy Clinical Research Network,DRCR. net)研究者使用 Stratus OCT(蔡司公司第三代 OCT)计算黄斑中心凹视网膜厚度(CST)、内层及外层视网膜平均厚度以及黄斑体积(macular volume,MV)等几个参数作为几个比较常用的扫描及计算指标,结果显示,CST 更适合在临床研究中有效评估 DME,并且与其他测量参数具有良好的相关性。现在 DME 的研究多采用黄斑区 6 mm 直径区域的九分区模式进行 OCT 黄斑区数据测量,用以分析所测得的视网膜厚度相关数据与其他临床指标的相关性(详见第二章第一节)。

三、视网膜微血管异常和血管通透性改变

检眼镜检查有时候能发现可能提示黄斑水肿的血管功能不全或视网膜缺血的异常区域。例如，环状脂环可能提示 MA 簇的渗漏，视网膜内微血管异常（IRMA）可能提示毛细血管闭合区域的边界。更加直接而又确切的微血管改变程度的征象，以及相关的血管通透性增加等信息，需要通过 FFA 观察。在检眼镜检查时经常容易忽略或者无法观察的 MA、微血管异常、毛细血管无灌注及黄斑中心凹无血管区（FAZ）异常等，在 FFA 中可以得到良好的显示。EDTRS 研究人员发现荧光素渗漏与眼底立体彩色照相机及 OCT 显示的视网膜增厚有一定的相关性。但荧光素渗漏可能存在于水肿、正常厚度或变薄的视网膜区域，因此不完全等同于黄斑水肿。

四、玻璃体牵拉和视网膜前增殖

DME 可继发于玻璃体皮质和视网膜前膜对附着处视网膜的牵拉。在某些情况下，视网膜增厚可能仅仅是由传递到视网膜的机械力引起，而不伴随显著的血管通透性改变引起的继发变化。在这类病例中，即使没有 FFA 所示的视网膜血管渗漏，机械牵拉也可能导致黄斑水肿，并且也可能同时对视网膜毛细血管的特性产生影响。机械变形和视网膜微血管渗漏的影响使得 DME 的临床分析变得复杂。临床实际工作中，如果同时存在 DME、玻璃体牵拉/视网膜前膜增殖以及 FFA 显示视网膜血管渗漏时，临床医生需要分析判断玻璃体/视网膜前膜的机械牵拉对视网膜增厚及血管渗漏的作用大小，以指导后续治疗。

五、视网膜色素上皮（RPE）的改变

在多数未经治疗的 DME 患者中，检眼镜、OCT 和 FFA 检查等辅助检查均可显示 RPE 正常，但长期 DME 可伴有色素改变或 RPE 萎缩。DME 伴发 RPE 改变较常见于既往曾接受过黄斑区激光光凝治疗的病例。FFA 上可见的散在激光光斑，在检眼镜上常不可见，因此应用 FFA 可以评估既往治疗是否充分，并有助于规划进一步的治疗。FFA 近年来成为评估 RPE 改变的一种非侵入性的

方法，并可能在很大程度上取代 FFA 在 DME 中 RPE 变化观察的应用。

六、视网膜下纤维化

视网膜下纤维化是 DME 的一种少见表现，与严重的硬性渗出或过度激光治疗导致 RPE 破坏相关。ETDRS 研究人员将其定义为视网膜下位于黄斑中心凹或其附近的灶性或者片状灰白色组织，并在 5000 余只眼中发现 109 只眼存在视网膜下纤维化。在这 109 只眼中，在出现视网膜下纤维化之前，74%有黄斑区严重的硬性渗出，而在无视网膜下纤维化的 DME 眼，仅仅 2.5%眼存在类似程度的硬性渗出。在研究期间黄斑区出现严重硬性渗出的 264 只眼中，31%发生视网膜下纤维化，而在无硬性渗出/轻度硬性渗出的 5498 只 CSME 眼中，这种纤维化发生率仅为 0.05%。在曾接受黄斑区激光光凝治疗的 4823 只眼中，只有 9 只眼在激光光凝治疗瘢痕附近发生视网膜下纤维化，因此视网膜下纤维化在黄斑区激光光凝治疗中的发生也并不多见。

七、视力与视网膜增厚及荧光素渗漏的关系

视网膜增厚累及黄斑中心凹时，常导致视力损伤。然而，不同研究在进行视网膜厚度与视力相关性的比较时，得出的结果却不太一致，且总体上显示出两者的相关性并没有想象中那么紧密。在一项随机临床试验研究中（210 名参与者，251 只眼），应用 ETDR 视力测试进行视力评估，时域 OCT 测量中央视网膜厚度，发现视力与 CST 的相关系数仅为 0.52（一般相关系数绝对值在 0.8 以上时，认为有强的相关性；绝对值 0.3~0.8，可以认为有弱的相关性；绝对值在 0.3 以下，认为没有相关性）。

FFA 荧光素渗漏情况与同期视力相关性较低。在一项纳入 422 只眼的随机临床试验中，将黄斑区内的荧光素渗漏面积进行分级，并与其他几项测量值（视力、OCT 测量值等）进行相关性分析，发现荧光素渗漏面积与视力的相关系数仅为 0.33，与 OCT 测量的 CST 相关系数为 0.38，与 OCT 测量的总黄斑体积相关系数为 0.58。

八、DME 视网膜厚度日变化

有研究发现，DME 患者的视网膜厚度在一天内有逐渐下降的趋势，但其显示出的临床意义有限。一项迄今为止最大的相关研究，纳入 96 名受试者的 156 只眼，黄斑中心厚度均大于 225 μm，用 Stratus OCT（蔡司第三代 OCT）在早上 8 点到下午 4 点之间的 6 个时间点进行评估发现，自观察起点至观察终点，平均视网膜厚度降低 6%，平均降低幅度为 13 μm。

第二节　辅助检查

一、检眼镜下的表现和眼底照相的表现

检眼镜可以直观地观察眼底改变，简单实用。黄斑水肿在检眼镜下表现为液体聚集在中央视网膜区，视网膜增厚，中心凹反光不清晰，这一表现可以单独出现而不同时存在其他眼底微血管病变征象。眼底表现还常伴有硬性渗出，硬性渗出主要由脂质组成，表现为簇状的、常分布在微动脉瘤周围的边界清晰的黄白色病灶。其他 DR 的眼底表现也可同时存在，如囊形凸出血管壁的点状微动脉瘤，呈红点状且边界清晰，微动脉瘤常出现于无灌注区附近；视网膜出血可遍及整个眼底；IRMA 表现为微血管节段性迂曲和扩张；静脉串珠样改变是静脉局部管径显著增加导致的；此外还有"软性渗出"，又称棉绒斑，由局部视网膜缺血造成神经纤维层轴浆流阻断，说明视网膜内层存在梗死灶，表现为视网膜内层灰白色圆形或卵圆形边界不清的羽毛状病灶（图 5-1 ~ 图 5-4）。

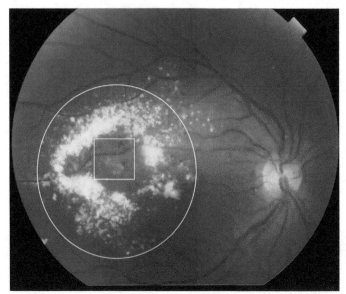

DME 患者眼前照相可见中心凹反光不清晰，伴有环状排列的黄白色硬性渗出（白色圆形区域），其内为成簇的 MA 并伴视网膜明显增厚（白色方形区域）。

图 5-1　DME 患者眼底彩照(1)

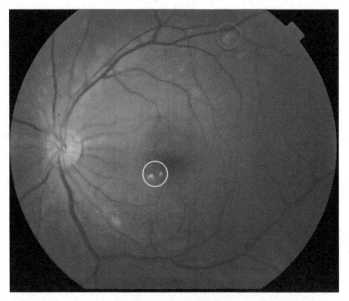

DME 患者眼底照相可见中心凹反光不清晰，伴有微动脉瘤、硬性渗出（黄圈）及棉绒斑（红圈）。

图 5-2　DME 患者眼底照相(2)

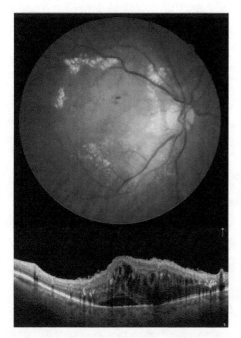 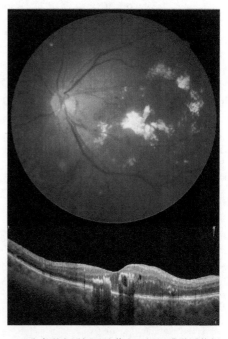

DME 患者眼底照相可见中心凹反光不清晰，黄斑区视网膜明显增厚，以黄斑区颞上方及上方更为明显，其周围绕多量硬性渗出，伴有微动脉瘤、斑点状出血；对应 OCT（自下向上方向）显示弥漫海绵样黄斑水肿及视网膜下积液，视网膜层间点状高反射灶。

DME 患者眼底照相可见黄斑区视网膜增厚伴轻度皱褶，中心凹反光不清晰，散在分布斑点状出血，可见大量硬性渗出，黄斑区颞上方及鼻下方硬性渗出呈现环形排列，围绕表现为微血管节段性迂曲和 IRMA。对应 OCT 显示黄斑前膜形成，黄斑区水肿及视网膜层间大量高反射灶。

图 5-3　DME 患者眼底
彩照及对应的 OCT 表现（1）

图 5-4　DME 患者眼底
彩照及对应的 OCT 表现（2）

二、OCT 的表现

OCT 是近三十年来迅速发展并在临床上广泛应用的一种无创性、高分辨率的光学成像技术。自 OCT 首次引进以来，已成为目前广泛用于诊断、评估和监测 DME 的有力诊断工具，并在包括 DME 在内的大多数视网膜疾病中为临床诊断和疾病管理带来革命性的改变。通过对黄斑区同一区域连续成像的高质量扫描，可以记录随时间推移视网膜增厚分布的细微变化，以及与黄斑中心凹的关系。OCT 提供的标准化表现已被证明在临床实践和研究中具有价值。值得注意的是，检眼镜检查和眼底照相对于记录它们的范围和与黄斑中心凹的距离仍然很重要。

目前眼科临床使用的 OCT 多为频域 OCT（frequency domain optical cohenrence tomography，FD-OCT），FD-OCT 分为两种：第一种为激光扫描 OCT（swept-source OCT，SS-OCT），即利用波长可变的激光光源发射不同波长的光波；第二种为谱域 OCT（spectral-domain OCT，SD-OCT），利用高分辨率的分光光度计来分离不同波长的光波。虽然 OCT 缺乏肉眼观察血管渗漏情况的功能，但其最大的优势在于它是一种快速、无创的检查手段，可以观察到视网膜各层次的形态，可迅速产生非侵入性视网膜图像，还可多次、重复检查。OCT 可以用来测量 CST，而 CST 则被用来量化眼底疾病的活动性、进展及治疗效果。更重要的是，OCT 可以显示视网膜下积液、视网膜内囊样积液、视网膜层的连续性和厚度，以及玻璃体黄斑界面的状态。所以 OCT 可以持续显示 DME 治疗前后的黄斑区视网膜形态变化，对于抗血管内皮生长因子（VEGF）治疗和激素治疗患者的管理，OCT 检查已成为现在极常用的手段之一。值得注意的是，由于不同的 OCT 制造商使用不同的算法，来自不同 OCT 机器的商用软件对同一患者可能会给出不同的视网膜厚度读数。

自 OCT 出现以来，对 DME 的描述发生了变化。一般而言，DME 患者 OCT 表现为黄斑部视网膜增厚隆起，随着 OCT 技术及理念的不断进展，在 DME 患者视网膜中的多种新的由 OCT 特征衍生的定性及定量指标已经被证实可能与治疗应答等临床问题相关，并逐渐被眼科临床及研究工作者重视。

（一）视网膜下积液（subretinal fluid，SRF）

SRF 表现为神经上皮层与 RPE 之间的无反射区域。SRF 的累积被认为是血-视网膜外屏障破坏的迹象，继发于 RPE 紧密连接处的损伤，或 RPE 泵受损后液体排出不足。慢性 DME 中 SRF 可能是抗 VEGF 治疗应答不良的预测指标（图 5-5）。

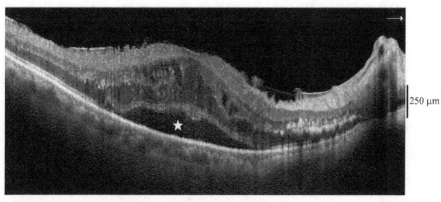

250 μm

黄斑区水肿增厚，中心凹下 SRF 形成（白色星号）。

图 5-5　DME 患者 OCT 显示（1）

（二）视网膜内囊样积液（intraretinal fluid，IRF）

IRF 表现为神经上皮内圆形或椭圆形的低反射区。

（三）视网膜内囊肿

水平宽度≥250 μm 的中心凹囊样空间为"大囊肿"（图 5-6），大的囊性空间的存在与更大的中心凹厚度、更严重的外层视网膜损伤、黄斑缺血和弥漫性黄斑水肿相关，较大的囊肿似乎也与较长的病程和慢性 DME 有关，这些患者可能会受益于玻璃体内类固醇注射治疗。

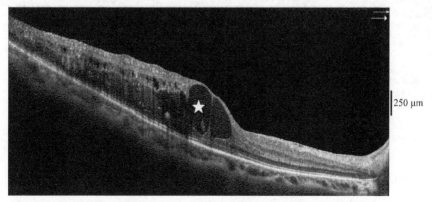

250 μm

黄斑区中心及颞侧水肿增厚，黄斑中心凹处可见视网膜内大囊肿（白色星号）。

图 5-6　DME 患者 OCT 显示（2）

(四)高反射性囊状壁(hyper-reflective cystoid walls)

一些 DME 患者的囊样水肿被高反射壁包围,具有高反射壁的中心凹囊样水肿对抗 VEGF 治疗反应性相对较差。与"普通"视网膜内囊肿的眼睛相比,具有这些特征的眼睛视力预后相对较差,椭圆体带(EZ)中断更严重。虽然高反射性囊状壁可能预示着对长期抗 VEGF 治疗的应答不良,但到目前为止还没有可靠的数据表明这些患者可能会从玻璃体内类固醇注射治疗中受益。

(五)玻璃体黄斑界面异常

视网膜玻璃体牵拉及视网膜前膜的高反射信号见图 5-7。DME 可继发于玻璃体皮质和视网膜前膜对附着处视网膜的牵拉,此时 DME 是机械变形和(或)视网膜微血管渗漏的综合作用的结果。同时存在 DME、可见的与视网膜相连的玻璃体后界膜/视网膜前膜以及 FFA 显示视网膜血管渗漏的时,需要分析判断玻璃体后界膜/视网膜前膜的机械牵拉对视网膜增厚及血管渗漏的作用大小。

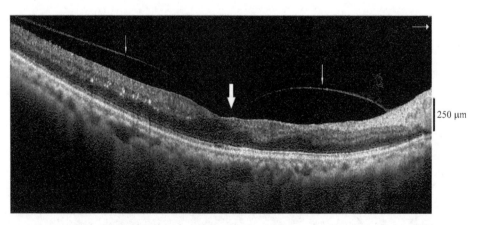

250 μm

玻璃体不全后脱离,可见玻璃体后界膜(白色细箭头指示),黄斑中心凹处可见玻璃体视网膜牵拉、局部中心凹变平坦,伴少量视网膜前膜形成(白色粗箭头指示)。视网膜层次不清晰,层间散在分布高反射信号。

图 5-7 DME 患者 OCT 显示(3)

（六）视网膜内层组织紊乱（disorganization of retinal inner layers，DRIL）

DRIL 代表视网膜内层细胞的破坏（图5-8、图5-9），随着时间的推移可能会恢复。通过治疗后，DRIL 的短期恢复是功能性视力增加的重要预测指标。如果在抗 VEGF 治疗下 DRIL 持续存在，则应考虑尽早改用玻璃体内类固醇激素治疗。

（七）视网膜外层组织紊乱（disorganization of retinal outer layers，DROL）

除了 DRIL，外层视网膜、外界膜（external limiting membrane，ELM）、EZ、嵌合体带（interdigitation zone，IZ）和 RPE 的完整性是视力恢复极为重要的预后参数。使用抗 VEGF 或地塞米松玻璃体内植入剂治疗期间，EZ 和 ELM 的完整性与长期视力直接相关。在视网膜外层损伤的情况下，即使是形态学治疗反应良好且液体完全消退的 DME 患者，视力功能改善也会不理想。有学者认为治疗3个月后持续存在 DROL 通常是预后不良的迹象，当在抗 VEGF 治疗下观察到持续性DROL 时，患者可能会受益于改用玻璃体内类固醇激素治疗。

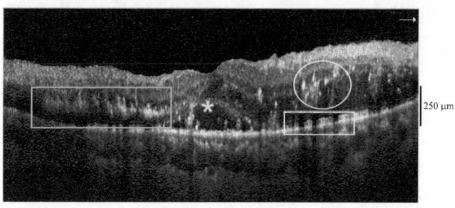

250 μm

DME 患者 OCT 显示黄斑区视网膜增厚、视网膜下积液（黄色星标）、硬性渗出及微动脉瘤表现出的高反射信号（白色圆圈区域）及结构完整性破坏（蓝色矩形标识 DRIL 及 DROL）。白色方框区域显示因其上硬性渗出信号干扰，导致其下层次结构显示不清。

图5-8　DME 患者 OCT 显示 DRIL 及 DROL(1)

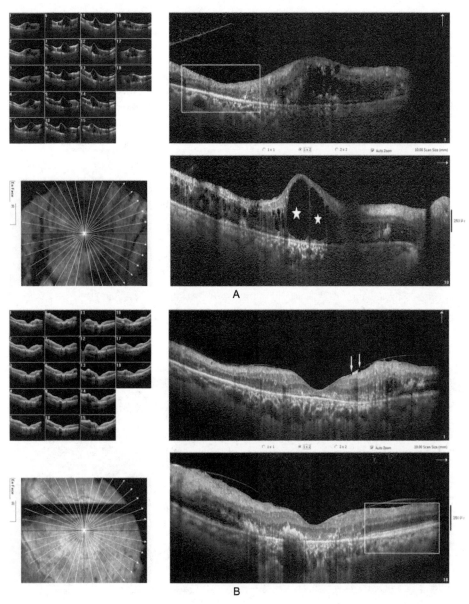

A. 右眼 OCT 显示广泛视网膜水肿，EZ 弥漫性缺失及广泛 DRIL 及 DROL，黄斑区下方区域局灶性视网膜变薄，组织结构紊乱（白色方框区域），可见视网膜内囊肿（白色星号）；右眼最佳矫正视力（best corrected visual acuity，BCVA）为 FC/30 cm。B. 左眼 OCT 显示玻璃体不全后脱离，可见玻璃体视网膜牵拉（白色箭头指示），黄斑区颞侧部分区域视网膜层次结构尚可（白色方框部位），其他区域存在广泛的 DROL，黄斑区中央大量硬性渗出形成的高反射信号；左眼 BCVA 为 0.1。

图 5-9　DME 患者 OCT 显示 DRIL 及 DROL（2）

(八)视网膜高反射灶(hyper-reflective foci, HRF)

2017 年, Vujosevic 等通过对比正常人群、无眼底病变的糖尿病人群以及 DME 人群视网膜高反射点的特征(如位置、大小、反射强度、是否有尾影等), 并结合前人研究结果, 将视网膜高反射点分为 3 类(表 5-1)。

HRF 是指类型 1 所指的视网膜高反射点, 其被认为与炎症相关, 可能是炎症激活的小胶质细胞, 反射强度类似于神经纤维层, 临床意义具有争议。一般认为 HRF 数量代表了 DR 严重程度及 DME 渗漏程度的生物标志物, 提示治疗必要性; 大量 HRF 是 DME 的不良预后因素, 是非常重要的 DME 预测性生物标志物, 这些病例可能治疗效果维持时间更短且疗效更为不确定。既往研究报道, 较多数量的 HRF 会导致对抗 VEGF 治疗应答不良, 玻璃体内类固醇的应用对许多 HRF 病例有益, 但这些病例的 DME 可能更频繁和更早复发。

表 5-1　OCT 视网膜高反射点类型分析

类型	位置	大小	OCT 信号特点	眼底彩照表现	可能的性质
类型 1	视网膜内层和外层*	≤30 μm	中等反射(与 RNFL 相似), 无尾影	无	活化迁移的小胶质细胞聚集
类型 2	视网膜外层	>30 μm	高反射(与 RPE-Bruch 复合体相似), 存在尾影	常有	硬性渗出
类型 3	视网膜内层	>30 μm	中等反射(与 RNFL 相似), 存在尾影	常有	微动脉瘤

RNFL:视网膜神经纤维层。RPE:视网膜色素上皮层。*:视网膜内层介于内界膜与外丛状层之间;视网膜外层包括 Henle 神经纤维层与外核层视网膜。

(九)中央脉络膜厚度(central choroidal thickness, CCT)

CCT 通常在 DR 早期增加, 但在 DR 进展时降低。DME 存在时 CCT 增加, 与管腔和基质结构的增加有关, 并且似乎与 DME 的严重程度有关。既往有研究发现地塞米松玻璃体内植入剂(DEX-I)植入后的 CCT 下降比抗 VEGF 治疗后更多，但 CCT 反应受各种因素的影响，并且可能的相关性并不一定意味着存在因果关系。

（十）CST

CST 在治疗初期的有效减小可用于预测 DME 的治疗反应，治疗后 CST 下降 <20% 被认为是应答不良且与有限的功能改善有关。

（十一）黄斑体积（macular volume，MV）

通过 OCT 计算得出的黄斑区 6 mm×6 mm 范围内的 MV，已经成为 DME 严重度、病情进展，以及治疗效果评估的有效指标之一。

三、FFA 的表现

FFA 是诊断 DME 的标准之一，是评估 DR 病理学的最基础部分，也是公认的评价疾病严重程度和描绘视网膜血管异常情况进而用于指导进一步激光治疗的重要工具。FFA 对于 DME 而言，不仅能明确指示准确的聚焦激光处理区域位置信息，也能帮助临床医生对黄斑微血管障碍治疗之前的形态学损伤程度有充分的了解，以便做出更全面的病情评估，更有针对性地监测病损处治疗的前后变化。直至现今，FFA 仍然是考虑治疗前评估 DME 的金标准，也是唯一可以检测血管渗漏的成像方式，其同时可以显示毛细血管无灌注区和 FAZ 增大，可与 OCT 及 OCTA 检查结合使用。在开始治疗之前，是否应该在所有 DME 病例中使用 FFA 还没有达成共识，但在考虑黄斑激光治疗之前，FFA 检查至关重要，可帮助确定治疗位置。

DME 的 FFA 图像主要表现为微动脉瘤、毛细血管丢失/无灌注、毛细血管扩张、小动脉异常、微动脉瘤/毛细血管荧光渗漏至点状/片状强荧光、黄斑区花瓣样强荧光及 FAZ 区扩大或结构紊乱等。FFA 检查 DME 患者黄斑的外观具有高度特异性，当 DME 渗漏集中于黄斑微循环区域时，多数患者表现为视网膜微血管病变和黄斑视网膜中心凹缺血区局灶性或弥漫性分布强荧光；当 DME 渗漏集中在微血管病变区域，病变部位多有脂质聚集，呈环状分布（图 5-10、图 5-11）。

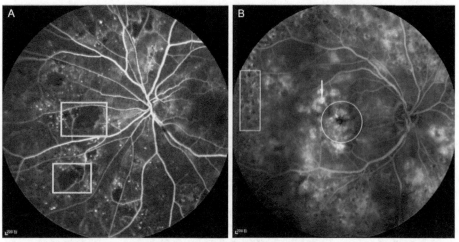

A. FFA 1 分 26 秒结果显示大量微动脉瘤及片状毛细血管丢失(黄色方框区域为代表)。B. DME 患者FFA 8 分 24 秒结果显示大量微动脉瘤渗漏呈现强荧光(白色箭头指示),中周部激光斑显示弱荧光斑点(白色方框区域为代表),以及黄斑部典型花瓣样荧光积存提示黄斑囊样水肿(黄色圆圈处)。

图 5-10　DME 患者 FFA 所见

超广角荧光素眼底血管造影(ultra-wide fundus fluorescein angiography, UWFFA)有助于评估视网膜周边区域新生血管的面积和周边视网膜的灌注状态。越来越多的证据表明周边视网膜无灌注与 DME 密切相关。周边无灌注区是某些生长因子或炎性因子的来源,可导致黄斑区毛细血管渗漏。识别并检测周边视网膜的无灌注情况将来可在治疗过程中用于疗效检测的生物标志。

因 FFA 观察 DME 治疗效果的做法仅有少量共识,且 FFA 检查需要静脉注射荧光素,部分患者会出现不良反应;另外,在 FFA 图像中,浅层和深层视网膜毛细血管会有重叠,此时 FFA 便不能清晰显示视网膜深层及脉络膜层的血管结构,FFA 检查耗时相对较长,重复性及临床应用也不及 OCT,故许多临床医生倾向于使用 OCT 作为诊断治疗 DME 的评估手段,FFA 在管理 DME 的临床应用不占主导地位。

总之,在初始治疗前建议行 FFA 检查以对 DME 进行准确判读和分期。对治疗无反应和(或)需要长期随访的患者也可重复此检查。有研究表明,FFA 与 OCT 的图像有重叠互补的关系,所以同时获取两项检查的图像有助于了解 DME 形态特征,了解视网膜毛细血管丢失和不同层次血管丛的灌注情况。

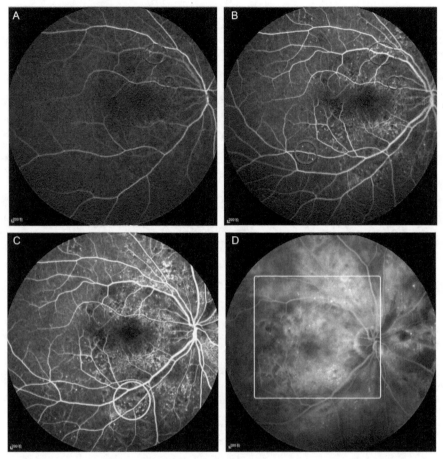

FFA动静脉期即可见微动脉瘤强荧光显现(A图红色圆圈),随着时间的延长,呈点状强荧光的微动脉瘤显现得更加清楚而广泛(B图红圈处强荧光为代表),造影中期可见小片毛细血管丢失(C图黄圈),造影晚期可见弥漫性荧光渗漏(D图白色方框区域)。

图 5-11 DME 患者不同时期 FFA 表现

四、OCTA 的表现

OCTA 技术可区分视网膜信号中的血流信号,从而可视化视网膜微循环血管网,显示不同的视网膜/黄斑毛细血管层,让临床医生可以通过无创检查观察到黄斑拱环的形态。

多数 DME 患者 OCTA 图像表现为视网膜浅层黄斑区拱环变形、不同程度破坏甚至消失、视网膜毛细血管增粗、扩张。DME 患者的 OCTA 结果与正常人的结果相比，深毛细血管丛血管密度会降低，拱环区域会扩大，还可见各层的微动脉瘤（图5-12～图5-14）。

OCTA的重要优势在于可聚焦于视网膜的不同层次深度，可显示DR早期视网膜深层毛细血管丛的改变。与FFA相比，OCTA有独特优势，如不仅可以确定毛细血管灌注的区域，同时还能显示深毛细血管丛的毛细血管缺失/异常。它对于评估DR患者和没有中心凹水肿的视力减退患者非常有用，因为它可能显示毛细血管无灌注导致的视力下降，从而避免在这种场景中使用FFA。

目前，OCTA仍有因技术限制而带来的不足，OCTA图像代表的是血流灌注程度而不是血管结构特征，且在硬件方面（如在改进缓慢血流检测算法和消除尾影等方面）OCTA仍需要接受严格的科学评估。在显著的囊性改变存在时，可能会使图像的解读变得困难。另外，即使有血液灌注，MA一般不在OCTA中显示，未来软件改进后可能在这方面有所帮助。因此，即使有OCTA的出现，保留FFA用于评估DME病例仍然是必要的，且目前临床所用的大多数OCTA设备不允许远视网膜周边成像，这是FFA的一个独特优势，广域OCTA将减少这一限制。

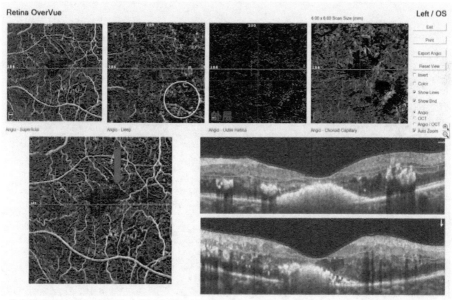

黄斑拱环区域扩大（红色箭头指示），深层毛细血管密度降低（黄圈），并可见微动脉瘤（红圈），同时伴脉络膜血管层破坏。

图5-12　DME患者OCTA结果显示（1）

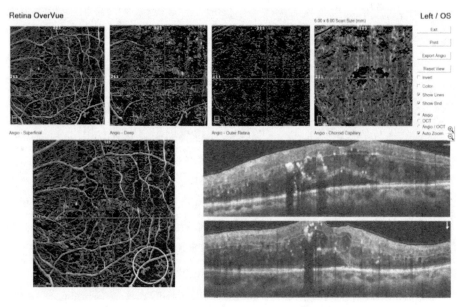

黄斑拱环区域尚可，可见无血管区(黄圈)，并可见微动脉瘤(红圈)。

图5-13　DME患者OCTA结果显示(2)

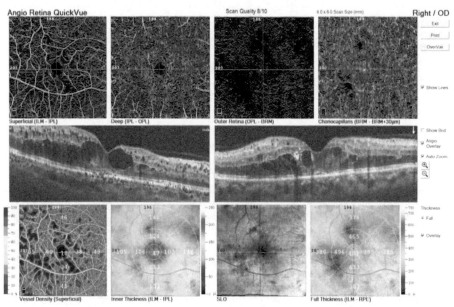

黄斑拱环尚完整，深层毛细血管密度降低，黄斑区血管密度降低(第三排第一张)及黄斑区视网膜厚度增加(第三排第四张)。

图5-14　DME患者OCTA结果显示(3)

五、FAF 的表现

FAF 通过评估 RPE 细胞的健康状态，借此推断相邻感光细胞的健康状态，因此其可以用于判断 DME 患者的长期视觉潜力。在正常情况下，FAF 在视乳头几乎不存在，并呈离心性式信号增强，在黄斑中心凹处有一个峰值。累及黄斑中心凹的 DME 有两种异常 FAF 模式：在黄斑中心凹处由颗粒状或斑片状的高/低自体荧光组成的"马赛克"模式，以及由囊样空间造成的"囊状"模式，两种模式都与中央视网膜厚度及视力预后相关。研究报道，在用"几乎不可见的激光光凝"（Ⅰ级光斑）治疗后，FAF 信号随着时间的推移而增强。而在阈值下激光光凝（微脉冲激光）的患者，这种变化并不明显。

六、微视野的表现

微视野检查技术是一项新兴的非侵入性检查方法，用于分析黄斑中心凹及旁中心凹视网膜光敏感度、固视位置及其稳定性等视觉功能。该项技术利用刺激光标投射在后极部和黄斑区视网膜，实时观察投射点的情况，将视网膜的光敏感度、固视点的情况与评价的视网膜区域相关联，可以测量黄斑区 10°～20° 中心视野，可探测暗点，提供"盲"区的进展情况信息。

与标准自动视野计相比，微视野计提供了一些独特的功能，它把解剖学和功能结果直接联系起来，使直视眼底情况下定量、定位评估特定区域视网膜敏感度成为可能，它不仅能眼底成像，内置的眼位跟踪系统可即时监测固视，自动补偿眼动，还能同时提供患者的固视稳定性及优先视网膜注视位置（preferred retinal locus，PRL）的定量结果。这项新技术旨在对眼底细微病变进行早期诊断和提高诊断的准确性。

针对 DME 患者，微视野检查可用来：①量化黄斑敏感度；②发现黄斑敏感度与黄斑区视网膜厚度、视力以及 FFA 结果的联系；③定量 DME 视网膜固视特征，提供精确且客观的 PRL 及固视稳定性的监测信息。

DME 可导致患者视力下降，但多数情况下仅依靠视力评估 DME 对中心视力损害，不能真正反映 DME 患者黄斑区的视功能情况。有研究指出，目前临床多通过 BCVA 等参数，结合微视野检查中平均视网膜敏感度（average threshold，AT，正常≥25 dB）、不同固视范围（63%及95%）二维轮廓椭圆面积（bivariate contour ellipse area，BCEA)、黄斑 10°区域平均黄斑完整性指数(macular integrity，MI)、固视稳定性(fixation stability，FS)等指标综合评估患者视功能。有人认为 AT 较 BCVA 能提供更准确的黄斑中心凹视功能改变的程度，在量化 DME 患者视功能方面可能比 BCVA 更好。

在 DME 患者的微视野检查中可出现黄斑区 AT 降低，BCEA 及 MI 升高。FS 不一定出现变化，但黄斑中心凹下的硬性渗出可能影响到固视点(图 5-15~图 5-17)。

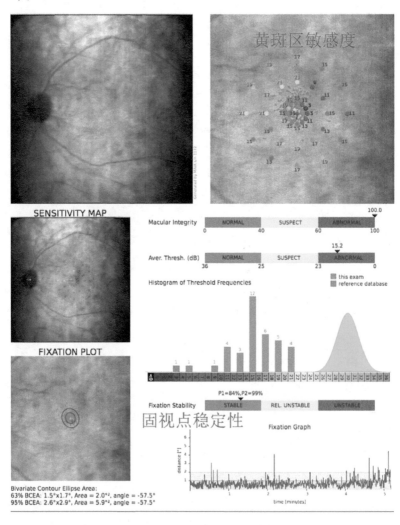

表现为黄斑区敏感度降低(测试点颜色由正常的绿色变为黄、红色)，固视点尚无影响。

图 5-15　DME 患者微视野结果(1)

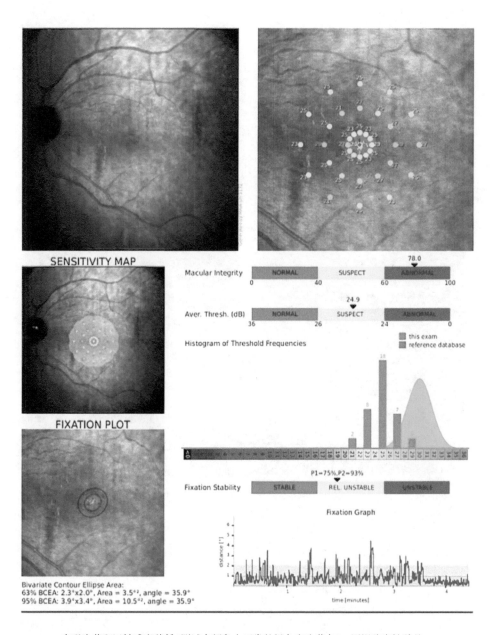

表现为黄斑区敏感度稍低(测试点颜色由正常的绿色变为黄色)，固视稳定性稍差。

图 5-16　DME 患者微视野结果(2)

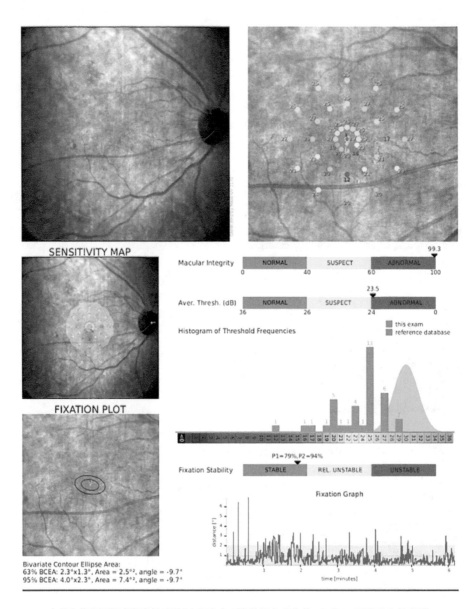

表现为黄斑区敏感度降低(测试点颜色由正常的绿色变为黄、红色),固视稳定性尚可。

图 5-17　DME 患者微视野结果(3)

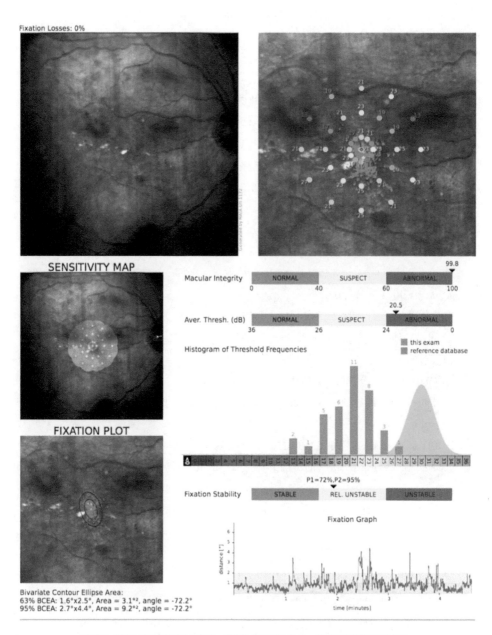

表现为黄斑区敏感度明显降低，黄斑区有硬性渗出，导致固视稳定性变差。

图 5-18　DME 患者微视野结果(4)

参考文献

［1］BROWNING D J, GLASSMAN A R, AIELLO L P, et al. Optical coherence tomography measurements and analysis methods in optical coherence tomography studies of diabetic macular edema［J］. Ophthalmology, 2008, 115(8): 1366-1371, 71e1.

［2］Early Treatment Diabetic Retinopathy Study Research Group. Fluorescein angiographic risk factors for progression of diabetic retinopathy. ETDRS report number 13［J］. Ophthalmology, 1991, 98(5 Suppl): 834-840.

［3］DANIS R P, SCOTT I U, QIN H, et al. Association of fluorescein angiographic features with visual acuity and with optical coherence tomographic and stereoscopic color fundus photographic features of diabetic macular edema in a randomized clinical trial［J］. Retina, 2010, 30(10): 1627-1637.

［4］NEUBAUER A S, CHRYSSAFIS C, PRIGLINGER S G, et al. Topography of diabetic macular oedema compared with fluorescein angiography［J］. Acta Ophthalmol Scand, 2007, 85(1): 32-39.

［5］FRAMME C, ROIDER J. Immediate and long-term changes of fundus autofluorescence in continuous wave laser lesions of the retina［J］. Ophthalmic Surg Lasers Imaging, 2004, 35(2): 131-138.

［6］MUQIT M M, GRAY J C, MARCELLINO G R, et al. Fundus autofluorescence and Fourier-domain optical coherence tomography imaging of 10 and 20 millisecond Pascal retinal photocoagulation treatment［J］. Br J Ophthalmol, 2009, 93(4): 518-525.

［7］FONG D S, SEGAL P P, MYERS F, et al. Subretinal fibrosis in diabetic macular edema. ETDRS report 23. Early Treatment Diabetic Retinopathy Study Research Group［J］. Arch Ophthalmol, 1997, 115(7): 873-877.

［8］NEUBAUER A S, CHRYSSAFIS C, PRIGLINGER S G, et al. Topography of diabetic macular oedema compared with fluorescein angiography［J］. Acta Ophthalmol Scand, 2007, 85(1): 32-39.

［9］DIABETIC RETINOPATHY CLINICAL RESEARCH N, BROWNING D J, GLASSMAN A R, et al. Relationship between optical coherence tomography-measured central retinal thickness and visual acuity in diabetic macular edema［J］. Ophthalmology, 2007, 114(3): 525-536.

［10］DIABETIC RETINOPATHY CLINICAL RESEARCH N, DANIS R P, GLASSMAN A R, et al. Diurnal variation in retinal thickening measurement by optical coherence tomography in center-involved diabetic macular edema[J]. Arch Ophthalmol, 2006, 124(12): 1701-1707.

[11] FRAMME C, SCHWEIZER P, IMESCH M, et al. Behavior of SD - OCT - detected hyperreflective foci in the retina of anti-VEGF-treated patients with diabetic macular edema [J]. Invest Ophthalmol Vis Sci, 2012, 53(9): 5814-5818.

[12] SUN J K, LIN M M, LAMMER J, et al. Disorganization of the retinal inner layers as a predictor of visual acuity in eyes with center-involved diabetic macular edema[J]. JAMA Ophthalmol, 2014, 132(11): 1309-1316.

[13] CASTRO-NAVARRO V, MONFERRER-ADSUARA C, NAVARRO-PALOP C, et al. Effect of Dexamethasone Intravitreal Implant on Visual Acuity and Foveal Photoreceptor Integrity in Macular Edema Secondary to Retinal Vascular Disease [J]. Ophthalmologica, 2021, 244(1): 83-92.

[14] CHAN E W, ELDEEB M, SUN V, et al. Disorganization of Retinal Inner Layers and Ellipsoid Zone Disruption Predict Visual Outcomes in Central Retinal Vein Occlusion[J]. Ophthalmol Retina, 2019, 3(1): 83-92.

[15] KESSLER L J, AUFFARTH G U, BAGAUTDINOV D, et al. Ellipsoid Zone Integrity and Visual Acuity Changes during Diabetic Macular Edema Therapy: A Longitudinal Study[J]. J Diabetes Res, 2021, 2021: 8117650.

[16] MUFTUOGLU I K, MENDOZA N, GABER R, et al. Integrity of Outer Retinal Layers after Resolution of Central Involved Diabetic Macular Edema[J]. Retina, 2017, 37(11): 2015 -2024.

[17] VUJOSEVIC S, BINI S, TORRESIN T, et al. HYPERREFLECTIVE RETINAL SPOTS IN NORMAL AND DIABETIC EYES: B-Scan and En Face Spectral Domain Optical Coherence Tomography Evaluation[J]. Retina, 2017, 37(6): 1092-1103.

[18] MARKAN A, AGARWAL A, ARORA A, et al. Novel imaging biomarkers in diabetic retinopathy and diabetic macular edema [J]. Ther Adv Ophthalmol, 2020, 12: 2515841420950513.

[19] AMOAKU W M, GHANCHI F, BAILEY C, et al. Diabetic retinopathy and diabetic macular oedema pathways and management: UK Consensus Working Group[J]. Eye (Lond), 2020, 34(Suppl 1): 1-51.

[20] WESSEL M M, NAIR N, AAKER G D, et al. Peripheral retinal ischaemia, as evaluated by ultra-widefield fluorescein angiography, is associated with diabetic macular oedema[J]. Br J Ophthalmol, 2012, 96(5): 694-698.

［21］ LEE J, MOON B G, CHO A R, et al. Optical Coherence Tomography Angiography of DME and Its Association with Anti－VEGF Treatment Response［J］. Ophthalmology, 2016, 123 (11)：2368-2375.

［22］ MIDENA E, VUJOSEVIC S. Microperimetry in diabetic retinopathy［J］. Saudi J Ophthalmol, 2011, 25(2)：131-135.

［23］ MICHALSKA A, DORECKA M, JACKIEWICZ K, et al. Evaluation of mean retinal sensitivity using MP－1 microperimeter in patients with diabetic macular edema before and after laser photocoagulation treatment［J］. Pol Arch Med Wewn, 2013, 123(3)：98-104.

第六章

糖尿病黄斑水肿的药物治疗

糖尿病黄斑水肿(DME)的治疗包括全身治疗(控制血压、血糖、血脂等)、黄斑区光凝治疗、玻璃体腔注射抗血管内皮生长因子(VEGF)药物/激素治疗及手术治疗等。本章主要讨论玻璃体腔注射抗 VEGF 药物/激素治疗。

基于早期治疗糖尿病视网膜病变研究组(ETDRS)相关研究结果的支持,黄斑区视网膜激光光凝治疗在过去一直是 DME 的主要治疗方法。直到 2011 年,RESTORE 研究显示抗 VEGF 药物治疗 DME 患者在视力收益上明显高于激光光凝治疗,2012 年雷珠单抗被批准用于治疗 DME,开启了 DME 治疗新纪元。许多研究也证明 DME 患者进行抗 VEGF 治疗具有良好的效果及安全性,因此玻璃体腔注射抗 VEGF 药物被推荐为累及黄斑中心凹的 DME(center-involved diabetic macular edema, CI-DME)的临床一线治疗方案。近年来的研究表明多种炎性因子参与 DME 的发生发展,玻璃体腔注射激素治疗也成为治疗 DME 的有效手段。

如何实现抗 VEGF 药物、玻璃体腔注射激素及激光的良好结合,是临床工作者关注的话题。比如,2020 年英国共识工作组发布的糖尿病视网膜病变(DR)和 DME 路径与管理共识指出,对于未累及黄斑中心凹的 DME(NCI-DME),治疗措施(观察、激光光凝及药物)的选择取决于微血管渗漏的位置(图 6-1);对于累及黄斑中心凹的 DME(CI-DME),治疗措施的选择取决于最佳矫正视力(best corrected visual acuity, BCVA)(SMC 指南,BCVA 小于 75 个字母为达到治疗标准)以及黄斑中心凹厚度(CST)(NICE 指南,以 CST 大于 400 μm 为达到治疗标准)。对于不符合标准的 CI-DME 患者,可采取观察、激光光凝或者激素治疗的方法(对其他治疗无效且慢性 DME 的人工晶体眼患者);对于符合标准的 CI-DME 患者,抗 VEGF 治疗为一线治疗方案。共识同时针对 CI-DME 的抗 VEGF 治疗制定了路径管理(图 6-2)。

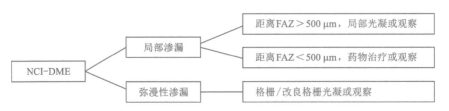

FAZ：foveal avascular zone，黄斑中心凹无血管区。

图 6-1 欧洲专家共识关于 NCI-DME 的治疗建议

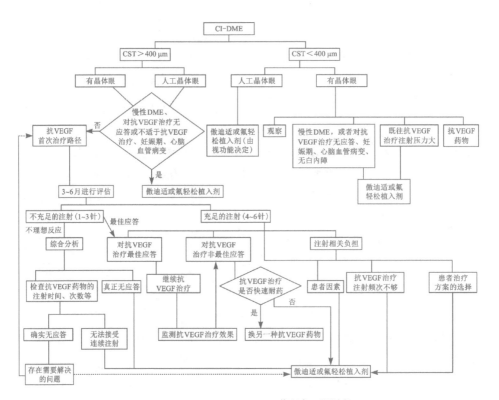

CST：central subfield thickness，黄斑中心凹厚度。

图 6-2 欧洲专家共识关于 CI-DME 的路径管理

第一节 抗血管内皮生长因子治疗

抗 VEGF 药物在眼科最早应用于湿性年龄相关黄斑变性，随后迅速拓展到了 DME 的治疗中。近年来的研究强调了 VEGF 在 DR 及 DME 病理生理过程中的重要作用，另外，许多研究也证明 DME 患者进行抗 VEGF 治疗具有良好的效果及安全性，因此玻璃体腔注射抗 VEGF 药物被推荐为 CI-DME 的临床一线治疗方案。DME 患者眼内 VEGF 水平升高，这是抗 VEGF 药物在临床应用并取得良好效果的病因学基础。VEGF 是血管生长因子中的一种，其亚型包括 VEGF-A、VEGF-B、VEGF-C、VEGF-D 和胎盘生长因子（placental growth factor，PlGF），其中 VEGF-A 和 PlGF 在血管生成中起主要作用，是目前眼底新生血管性疾病的重要治疗靶点。而抗 VEGF 药物，顾名思义，就是针对 VEGF 作用的不同环节，来阻断其发挥作用，从而保护血-视网膜屏障并降低 VEGF 的水平。目前临床研究较多的抗 VEGF 药物主要为单克隆抗体和融合蛋白。其他理论上抑制 *VEGF* 基因表达与阻断 VEGF 与受体结合后的下游细胞信号传导的药物仍在研究中。

针对 DME 的抗 VEGF 药物治疗方案主要包括：起始负荷治疗后定期给药、必要时（pro re nata，PRN）和治疗并延长治疗间隔（treat and extend，T&E）。起始负荷治疗后的定期给药方案包括每 4 周注射 1 次（q4w）和每 8 周注射 1 次（q8w）。PRN 方案指的是在疾病再次出现活动性时给予抗 VEGF 药物治疗；而疾病无活动性时，则采取每月随访观察方案。T&E 方案指每次随访时均给予抗 VEGF 药物治疗，根据疾病活动性决定抗 VEGF 药物治疗的间隔；如果疾病无活动性，则延长注射间隔（2 周或 4 周）；如果疾病出现活动性，则缩短注射间隔。我国 DR 临床诊疗指南（2022 年）指出：对于中心视力下降的 CI-DME 患者，抗 VEGF 药物的早期、强化负荷治疗（起始注射 4~5 针）对控制、稳定病情非常重要，但维持期是采用起始负荷治疗后定期给药、PRN 方案还是 T&E 方案，尚未统一，暂不形成推荐意见。

一、抗 VEGF 药物简介

四种抗 VEGF 药物的基本信息，见表6-1。

表 6-1 四种抗 VEGF 药物的基本信息

	贝伐单抗	雷珠单抗	阿柏西普	康柏西普
结构	93%人源化单抗	人源化单抗 Fab 片段	全人源化重组融合蛋白，包含 VEGFR-1 第 2 个结构域，VEGFR-2 第 3、4 个结构域	全人源化重组融合蛋白，包含 VEGFR-1 第 2 个结构域，VEGFR-2 第 2 个结构域
分子量/KDa	149	48	115	142
亲和力 $/K_d\,pmol \cdot L^{-1}$	58	46	0.1~0.3	0.49
靶点	VEGF-A	VEGF-A	VEGF-A、VEGF-B、P1GF	VEGF-A、VEGF-B、P1GF

（一）单抗类药物

1. 贝伐单抗(Bevacizumab)

贝伐单抗是一种人源化重组的全长单克隆抗体，能结合并阻断 VEGF-A 的所有异构体。最初，它主要用于结肠癌的静脉化疗，虽然还未被美国食品药品监督管理局(Food and Drug Administration，FDA)批准用于眼科疾病，但由于临床实践确切有效，常以超说明书用法(off-label use)应用于年龄相关性黄斑病变、DME 等眼底疾病。

一项对比贝伐单抗单药注射与传统激光光凝治疗的相关研究的荟萃分析显示：在治疗后 6 周，单药注射组在提高视力与降低黄斑厚度方面均有明显优势，而在治疗后 12 周与 24 周时，两组在视力与黄斑厚度变化方面并无明显差异。

在另一项单药注射贝伐单抗与贝伐单抗+曲安奈德联合治疗对比的荟萃分析结果显示：在治疗后 3 个月，联合治疗在提高视力与减轻水肿方面更明显，而在治疗后 6 个月，二者并无明显差异。这提示我们，贝伐单抗单药与联合曲安奈德在短期内均可以改善患者视力、减轻水肿，但其药物作用时间有限，长期维持疗效需要多次重复注射。

贝伐单抗临床常用注射剂量为 1.25 mg 与 2.5 mg。相关研究显示，治疗后 6 个月，1.25 mg 与 2.5 mg 的注射剂量在对患者提高视力及减轻水肿程度方面，疗效并无明显差异。由于此药并不是按照眼科用药标准生产，其与雷珠单抗、阿柏西普等其他抗 VEGF 药物在药物代谢的半衰期和渗透效果上存在一些差异，多次应用对于全身各系统是否存在影响还有待远期观察与研究。

2. 雷珠单抗(Ranibizuma)

雷珠单抗是一种人源化的重组单克隆抗体 Fab 片段，这个片段同样能和所有 VEGF-A 亚型结合。相较于贝伐单抗，它的分子量较小，仅有 48 KDa，亲和力更好，不含可结晶片段 Fc，理论上引发机体炎性细胞发生免疫应答的可能性较小。此药分别于 2006 年与 2011 年受 FDA 与中国国家食品药品监督管理总局(China Food and Drug Administration, CFDA)批准，最早用于治疗成人的新生血管性(湿性)年龄相关性黄斑变性(neovascular age-related macular degeneration, nAMD)的临床治疗，目前在中国还被批准用于 DME、视网膜静脉阻塞(retinal vein occlusion, RVO)继发的黄斑水肿、脉络膜新生血管等。对于这些适应证，推荐使用剂量为 0.5 mg。

此药应用于临床后，围绕此药的剂量、疗效、是否联合用药等问题，学者开展了大量的多中心、大样本随机对照临床试验。早期在 CI-DME 患者以假注射为对照的 RESOLVE 研究中：观察至 12 个月时，对比基线视力，雷珠单抗组视力提高(10.3±9.1)个字母，而假注射组下降(1.4±14.2)个字母；雷珠单抗组的黄斑中心凹区视网膜厚度下降了(194.2±135.1) μm，而假注射组下降了(48.4±153.4) μm。提示雷珠单抗对于改善黄斑水肿、提高视力均有较好的疗效。在同样以假注射为对照组的 RISE 和 RIDE 研究中，对照组在行安慰剂注射的 24 个月后，开始接受每个月 0.5 mg 的雷珠单抗注射。总随访 36 个月的结果显示，每月注射雷珠单抗可以减少激光治疗的次数，减缓 PDR 的进展。它还可以减小视网膜硬性渗出面积，但亚组分析结果显示硬性渗出并非影响患者视力预后的主要因素。为了研究雷珠单抗联合激光治疗的疗效，RESTORE 和 REVEAL 研究均对比了雷珠单抗组、雷珠单抗联合激光治疗组和激光治疗组的疗效，两项研究结果类似，均发现单独应用雷珠单抗和雷珠单抗联合激光治疗在患者视力与水肿改善方面优于单独应用激光治疗。这提示我们雷珠单抗联合激光治疗可获得较好的疗效。关于雷珠单抗联合激光治疗的时机，DRCR. net 研究组比较了雷珠单抗即刻(3~10 天内)或推迟(≥24 周)联合局部/格栅样激光治疗的疗效，5 年的随访结果显示，雷珠单抗即刻联合激光治疗的疗效并未优于推迟联合治疗。5 年时视力获益两组相当(7. 2 个字母 vs 9. 8 个字母)。为了研究剂量是否与疗效成正比，READ-3 研究比较了高剂量(每个月 2. 0 mg)与低剂量(每个月 0. 5 mg)雷珠单抗治疗 DME 的疗效差异。随访 24 个月后结果显示，高剂量组与低剂量组 BCVA 分别提高 6. 78 个字母和 11. 06 个字母，水肿分别减轻了 192. 54 μm 和 170. 64 μm，该研究中 2 mg 治疗组对比 0. 5 mg 治疗组并未表现出额外获益，这提示雷珠单抗的剂量与疗效成正比。故目前临床推荐使用剂量为 0. 5 mg/0. 05 mL。

(二)融合蛋白类药物

1. 阿柏西普(Aflibercept)

阿柏西普是一种新型抗 VEGF 重组融合蛋白，由 VEGFR-1 和 VEGFR-2 的细胞外结构区与 IgG1 的 Fc 片段部分融合而成，可与 VEGF-A、VEGF-B 和 PIGF 结合，从而更彻底地阻断 VEGF 受体下游信号通路。分别于 2011 年与 2014 年被 FDA 批准用于 nAMD 与 DME 的临床治疗。

在两项多中心、随机对照的Ⅲ期临床试验 VISTA-DME(美国)和 VIVID-DME (其他地区)的研究中：研究人员将受试者随机分入阿柏西普 2q4 组(2. 0 mg，每 4 周给药)、阿柏西普 2q8 组(2. 0 mg，连续 5 个月给药后改为每 8 周给药)、激光治疗组。随访 52 周，VISTA-DME(美国)结果显示阿柏西普 2q4 组与 2q8 组视力分别提高了 12. 5 个字母和 10. 7 个字母，而激光治疗组仅提高 0. 2 个字母。VIVID-DME(其他地区)的结果则分别提高 10. 5 个字母、10. 7 个字母和 1. 2 个字母。在第 52 周，两个研究中的 CST 较基线减少量，前两组均显著高于激光组。在第 100 周，两项研究的结果趋势与第 52 周类似。

阿柏西普在改善糖尿病视网膜病严重程度量表(diabetic retinopathy severity scale，DRSS)评分方面优于传统激光治疗组。上述两项研究到第 52 周，2q8 组达到 DRSS 评分改善不低于两级的患者比例分别为 27. 7%和 29. 1%，而激光组相应的患者比例则分别为 7. 5%和 14. 3%。在第 100 周，2q8 组相应改善的患者百分数分别为 32. 6%和 37. 1%，而激光组则分别为 8. 2%和 15. 6%。这提示阿柏西普在 DME 治疗的临床应用上具有显著优势。

2. 康柏西普(Conbercept)

康柏西普是我国自主研发的一种新型抗 VEGF 重组融合蛋白,与阿柏西普结构类似,可阻断多个 VEGF 家族成员(VEGF-A、VEGF-B 和 P1GF),比单抗类药物和内源性 VEGF 受体对 VEGF-A 的亲和力更强,理论上具有更长的作用时间。2013 年 CFDA 批准其用于 nAMD 的治疗。

目前此药在 DME、静脉阻塞后黄斑水肿、病理性近视脉络膜新生血管的疗效与方案是研究热点,部分研究结果均显示出较好的疗效与维持效果。关于药物剂量的选择,目前已完成的康柏西普治疗 nAMD 的 AURORA 研究结果显示,0.5 mg 与 2.0 mg 的疗效差异并无统计学意义,故其推荐剂量为 0.5 mg。此药应用于 DME 患者的 FRONTIER 研究和 SAILING 研究结果显示,在两组给药方案核心治疗期结束后(每月 1 次,共 3 次),再次随机分为两组,1 组为持续的每月注射 1 次,另一组按需注射,每组患者的平均最佳矫正视力均有明显改善,在延长治疗阶段,视力的改善得到较好的维持,而其远期疗效还有待更长期的观察与研究。

二、抗 VEGF 治疗的并发症

抗 VEGF 治疗的并发症可分为眼部并发症和全身并发症,并发症的整体发生率不高,但伴随注射次数的增加而增长。

1. 眼部并发症

视力下降、注射部位出血、眼压升高、注射部位疼痛、眼部异物感、眼部充血、前房闪辉、白内障、虹膜睫状体炎、飞蚊症、玻璃体混浊、玻璃体脱离、眼内炎、葡萄膜炎、视网膜脱离、视网膜出血等。抗 VEGF 治疗是通过玻璃体腔注射药物来进行,因此可以考虑在注射前后 3 天局部点用抗生素眼液预防感染,并在术前使用 5% 聚维酮碘冲洗结膜囊,操作过程中应严格进行无菌操作,注射完毕后 30 分钟内密切观察患者术眼情况。

2. 全身并发症

全身并发症少见,同所有治疗性蛋白药物一样,接受抗 VEGF 治疗的患者有潜在出现免疫反应的可能,还可能出现皮疹、荨麻疹、动脉血栓栓塞事件等;全身并发症主要与药物进入循环系统相关,所以对于在过去 6 个月有脑卒中、短暂脑缺血发作或心肌梗死的患者，应谨慎使用。如果双眼同时接受治疗，可能会使全身暴露量升高，从而导致全身不良事件的风险提高。

随着不同抗 VEGF 药物临床使用经验的增加，药物治疗反应存在较大的个体差异，抗 VEGF 药物治疗的无应答现象也引发了人们的思考与重视。其具体原因尚不完全清楚，可能与患者的病程、基线视力水平、全身情况、水肿类型、基因多态性等密切相关。

因此在临床工作中，应综合分析患者的实际情况，根据不同的个体情况，针对性地予以正确处理，避免抗 VEGF 药物的过度使用，减轻患者的经济负担。

DME 患者使用抗 VEGF 药物眼内注射可以获得较好的治疗效果，包括视力恢复以及解剖结构的恢复，并且尽早治疗效果更好。但是也存在一部分患者黄斑水肿反复发作，需要多次治疗。

三、抗 VEGF 治疗实例

抗 VEGF 治疗实例，见表 6-2~表 6-4 及图 6-3。

表 6-2　抗 VEGF 治疗实例

年龄	47 岁	首诊时间	2017-06-16
性别	男	民族	汉族
主诉	双眼视力下降 1 个月		
既往病史	糖尿病		
视力	右眼 0.5	左眼 0.6	
眼前节检查	双眼前节未见明显异常		
眼底检查	双眼底可见大量微动脉瘤、出血、渗出		
诊断	双眼糖尿病视网膜病变，合并黄斑水肿		
治疗方案	双眼注射抗 VEGF 药物+PRN		
实际注射次数	右眼 3 次，左眼 2 次		
治疗观察时间段	2017-06-16—2017-12-26		

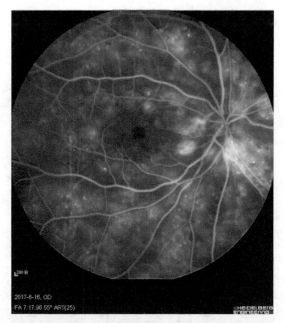

右眼

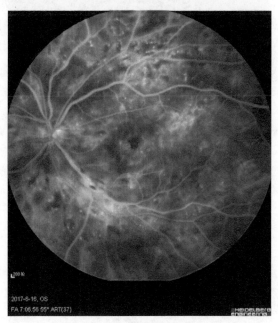

左眼

双眼视网膜散在微动脉瘤伴渗漏，可见斑片样无灌注及部分微血管异常扩张。

图 6-3 治疗前双眼 FFA

表 6-3　左眼 OCT 随访

随访时间	左眼 OCT 结果	视力
基线 2017-07-26 抗 VEGF 治疗		0.4
第 1 次复查 2017-08-21		1.0
第 2 次复查 2017-09-11 抗 VEGF 治疗		0.8

续表6-3

随访时间	左眼 OCT 结果	视力
第3次复查 2017-10-10		1.0
第4次复查 2017-10-24 抗 VEGF 治疗		1.0
第5次复查 2017-11-21		1.0

表 6-4　右眼 OCT 随访

随访时间	右眼 OCT 结果	视力
基线 2017-08-21 抗 VEGF 治疗		0.5
第 1 次复查 2017-09-11		0.9
第 2 次复查 2017-10-10 抗 VEGF 治疗		0.9

续表6-4

随访时间	右眼 OCT 结果	视力
第 3 次复查 2017-10-24		1.0
第 4 次复查 2017-11-21 抗 VEGF 治疗		0.8
第 5 次复查 2017-12-26		1.0

第二节　激素治疗

目前研究显示，DME 的发展与炎症相关。糖皮质激素可能通过与位于细胞质内的受体结合，抑制转录因子表达，进而减少炎性因子（MCP-1、IL-6、IL-8、ICAM-1 等）的合成与释放，下调 VEGF 的表达。它还通过与细胞膜发生反应，稳定细胞膜和增强视网膜血管内皮细胞间的紧密连接，影响炎性反应信号传导通路，多途径促进血-视网膜屏障功能的恢复，具有较好的抗炎、抗新生血管的作用。

目前在眼科激素类药物主要有口服、球周注射、结膜下注射及玻璃体腔注射药物等主要方式，玻璃体腔注射药物时，低剂量药物即可迅速达到目标玻璃体内最佳药物浓度，减少全身不良反应。临床应用的激素类药物主要包括曲安奈德（triamcinolone acetonide，TA）、氟轻松（fluocinolone acetonide，FA）、地塞米松（dexamethasone，DEX）等，氟轻松和地塞米松的抗炎效能相对优于曲安奈德。为了使激素更持久地作用于眼内，近年来有些公司研发了一些新型缓释植入物，如 I-vation（SurModics，曲安奈德缓释植入物，未上市，停留在临床 Ⅱ 期）、Retisert（Bausch & Lomb，氟轻松缓释植入物，已上市）、Iluvien（Alimera，氟西奈德缓释植入物，已上市）、Surodex（Oculex，地塞米松缓释微粒，已上市）、Ozurdex（Allergan，地塞米松缓释植入物，已上市）等，但国内尚未批准其用于治疗 DME。

一、主要的激素治疗药物

（一）曲安奈德（TA）

目前治疗 DME 的主要激素之一。一般采用球周或眼内注射，临床上多用于对激光光凝治疗及抗 VEGF 治疗效果不佳的黄斑囊样水肿及弥漫性水肿。TA 在玻璃体内的半衰期为 1.6 天，但在有玻璃体眼注射 4 mg TA 后 3 个月仍可检测到。2001 年就有学者报道了 TA 可以有效治疗难治性 DME。Thein 等的研究结果显示，玻璃体腔注射 TA 后 3 个月视力提升效果最佳。

Song 等的研究结果表明，玻璃体腔注射贝伐单抗和 TA 均可提高视力，减轻黄斑水肿，但在短期内，贝伐单抗的治疗效果不如 TA，后者的疗效更明显且更快速。Rudnisky 等和 Yilmaz 等的荟萃分析结果显示，对激光光凝治疗应答不良的 DME 患者，玻璃体腔注射 TA，可以在短期内提高视力。这些研究都肯定了 TA 用于治疗 DME 的短期效果，而长期效果并不明显(>1 年)。TA 主要的并发症是眼内压升高，并加速白内障的进展。Smithen 等向 89 例 DME 患者玻璃体腔注射 TA 4 mg，结果显示治疗后 100.6 天，40.4%患者眼压>24 mmHg。Gillies 等研究发现，85.7%高眼压患者使用一种降眼压药物即可控制眼压，剩余 14.3%患者使用两种降眼压药物也可将眼压控制在正常范围，其他研究则发现有少部分患者需要进行青光眼手术。

(二)氟轻松(FA)

Retisert(Bausch & Lomb, NY)是一种不可生物降解的 FA 缓释植入物，大小为 5 mm×2 mm×1.5 mm，含 0.59 mg FA，以约 0.5 μg/d 的速率释放 FA 达 30 个月。Retisert 经睫状体平坦部切口植入玻璃体腔，并用缝线固定在相应的巩膜上。2005 年 4 月成为第一个被 FDA 批准用于治疗慢性非感染性葡萄膜炎的眼内植入装置。

Iluvien(Alimera, MA)是另一种不可生物降解的 FA 缓释植入物，大小为 3.5 mm×0.37 mm，含 0.19 mg FA，通过 25G 针头经睫状体平坦部切口植入玻璃体腔，无须缝合，手术创口小，以 0.2~0.5 μg/d 的速率释放 FA 达 36 个月。一项多中心的Ⅲ期临床试验显示，部分接受 FA 眼内注射的患者在治疗 2 年后仍能提高最佳矫正视力。其治疗效果在慢性 DME 患者中要优于急性 DME 患者。Iluvien 已于 2014 年被 FDA 批准用于治疗 DME，主要用于前期使用过糖皮质激素而无眼压升高的慢性 DME 患者，不良反应主要为眼压升高和白内障。

(三)地塞米松缓释植入物

Ozurdex 是一种新型的生物可降解地塞米松缓释植入物，由地塞米松(活性成分)和生物可降解基质构成，直径 0.46 mm，长度 6 mm，活性成分地塞米松含量为 700 μg，以 22G 针头经睫状体平坦部直接注入玻璃体腔，无须缝合，手术创口小，植入物可完全降解，无须再次手术取出。生物可降解基质由乳酸和羟基乙酸构成的多聚物(一种在可吸收缝合线等医疗器械生产中普遍应用的材料)组成,植入玻璃体后,基质缓慢降解为二氧化碳和水,从而使活性成分地塞米松缓慢释放,维持眼内有效药物浓度长达 6 个月。2009 年 6 月 18 日,FDA 批准了 Ozurdex 用于 RVO 治疗,2010 年及 2014 年分别批准其用于葡萄膜炎及 DME 的治疗,2017 年 10 月 20 日,Ozurdex 被 CFDA 正式批准用于 RVO 治疗。

有关 Ozurdex 应用于 DME 的 Ⅲ 期临床试验研究纳入了 1048 例 DME 患者,结果显示 700 μg 地塞米松植入剂组、300 μg 地塞米松植入剂组及假注射对照组随访 3 年,视力提高 15 个字母以上的比例分别为 22.2%、18.4% 及 12.0%。玻璃体腔内植入 Ozurdex,可有效减轻 DME 的水肿程度,尤其适用于 IOL 眼和拟行白内障手术的成年 DME 患者。Placid 研究表明,弥漫性 DME 患者接受玻璃体内注射 700 μg Ozurdex 联合激光治疗缓解黄斑增厚的时间比单纯激光治疗更长,总体视力也更佳。联合治疗组第 1 个月(31.7% vs 11.0%)和第 4 个月(26.2% vs 16.5%)的视力改善结局优于单纯激光组,6 个月时两组的结果无显著差异。关于 Ozurdex 治疗抗 VEGF 药物应答欠佳的慢性黄斑水肿的疗效,学者们也进行了相关研究。RIDE/RISE 研究表明,3 年抗 VEGF 治疗视力缓慢提升,仅有 44% 的患者提高 15 个字母,而 Ozurdex 组可平均提高 4 行(20 个字母)。而对于连续 3 个月应用 1.25 mg 贝伐单抗无应答的 16 只眼,使用 Ozurdex 替代治疗,在短期内可有效减轻黄斑水肿,提高患者视力,此效果在注射后 3 个月、6 个月开始体现。此外,Ozurdex 还有利于眼底硬性渗出的吸收,在 Mehta 等人的 BEVORDEX Ⅱ 期多中心随机临床试验回顾性分析中,纳入 48 例(68 只眼)CI-DME 且对黄斑激光治疗应答不良的患者。随机分为两组:贝伐单抗注射,每 4 周注射 1 次,或 Ozurdex,每 16 周注射 1 次。进行 24 个月的随访分析,最后结果显示两种药物均能促进 DME 患者眼底硬性渗出的吸收,而 Ozurdex 能更快地消退黄斑中心凹的硬性渗出。

Ozurdex 的主要并发症与不良反应多与药物本身或多次重复注射的操作相关,主要是眼压升高、结膜下出血、白内障、眼内炎、视网膜脱离、植入物移动或分裂等。在 MEAD 研究中,Ozurdex 组眼压升高的 DME 患者均可通过局部使用降眼压药物控制眼压,仅 1 例患者最终进行青光眼手术。中国 RVO Ⅲ 期临床研究发现,700 μg 地塞米松植入剂组(182 例)中有 2 例患者出现晶状体混浊的情况,没有患者进行白内障手术。在第 60 天,IOP≥25 mmHg 的患者比例为 15.5%,在 180 天仅有 0.8% 的患者(1 例)IOP≥25 mmHg。在第 60 天,IOP≥35 mmHg 的患者比例为 4.7%,在 180 天没有患者 IOP≥35 mmHg。在全球 RVO Ⅲ 期临床研究 GENEVA(全球最大规模的 RVO 多中心随机临床试验)6 个月的随访中，700 μg 地塞米松植入剂组 7.3% 的患者出现白内障进展。第 60 天（眼压升高高峰时间点），IOP≥25 mmHg 的患者比例<16%。IOP≥35 mmHg 的患者比例为 3.2%。关于 Ozurdex 再治疗的 SHASTA 研究表明 Ozurdex 引起的眼压改变是暂时性、可恢复、可预测的，且无累积效应。

　　总的来说，当有以下情况时，可考虑选择糖皮质激素作为一线治疗药物：①当患者对抗 VEGF 药物不应答时，可考虑换用糖皮质激素治疗；②当患者有心血管疾病发病史或正处在妊娠状态的患者，一般不适用抗 VEGF 治疗；③对于不愿意每月进行玻璃体腔注射的患者；④对于无晶体眼或人工晶体眼的患者首选激素治疗。在糖皮质激素治疗方案中，地塞米松应作为首选药物，氟轻松可用于对其他治疗不应答的慢性黄斑水肿患者。无晶体眼患者可优先考虑激素治疗，有晶体眼的患者则应告知其白内障的发生率。所有使用糖皮质激素治疗的患者需要经常进行眼压监控。患者上次治疗 6 个月（地塞米松）/1 年（氟轻松）后仍存在黄斑水肿和视力损害时需要重复治疗。

二、激素治疗实例

　　激素治疗实例，见表 6-5、表 6-6 及图 6-4、图 6-5。

表 6-5　激素治疗实例

年龄	65 岁	首诊时间	2019-09-25
性别	女	民族	汉族
主诉	右眼视物模糊 1 个月		
既往病史	糖尿病		
视力	右眼 0.25	左眼 0.3	
眼前节检查	双眼前节未见明显异常		
眼底检查	双眼底可见散在微动脉瘤、出血及硬性渗出		
诊断	双眼糖尿病视网膜病变，合并黄斑水肿		
治疗方案	双眼注射抗 VEGF 药物/激素药物		
实际注射次数	3 次双眼抗 VEGF 药物注射，1 次双眼 Ozurdex 注射		
治疗观察时间段	2019-09-27—2020-11-16		

表 6-6 治疗过程中的 OCT 随访

OD	OS

2019-09-27(基线）双眼抗 VEGF 注射

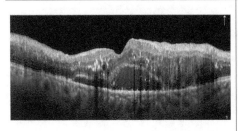 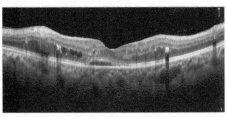

2019-11-04

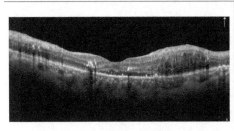 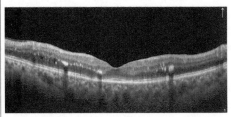

2019-12-20 双眼抗 VEGF 注射

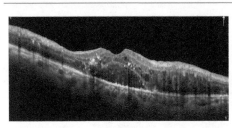 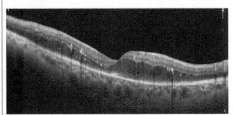

2020-01-08

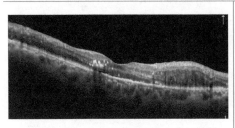 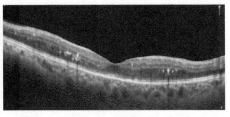

续表6-6

OD	OS
2020-04-21 双眼抗 VEGF 注射	

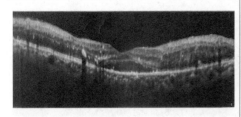 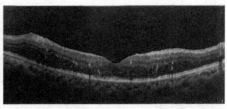

2020-05-27	

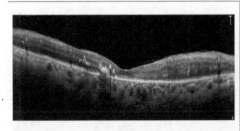 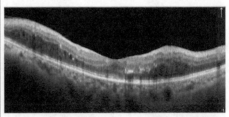

2020-08-11 及 18 日依次左眼及右眼傲迪适注射	

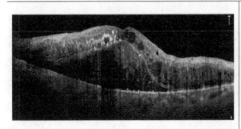 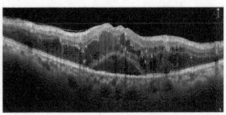

2020-08-26	

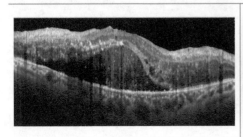 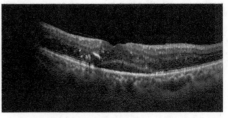

续表6-6

OD	OS
2020-10-12	
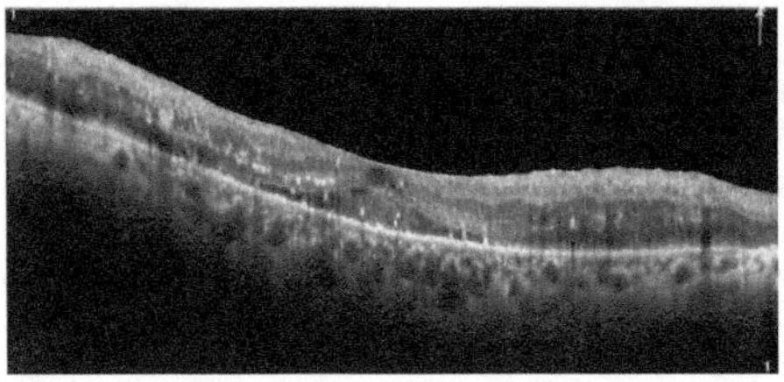	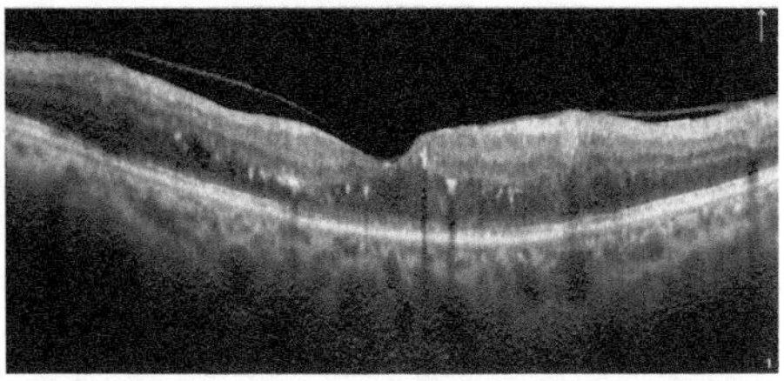
2020-11-16	
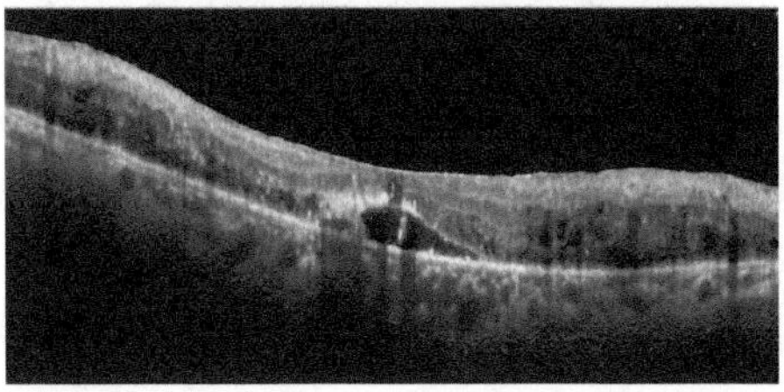	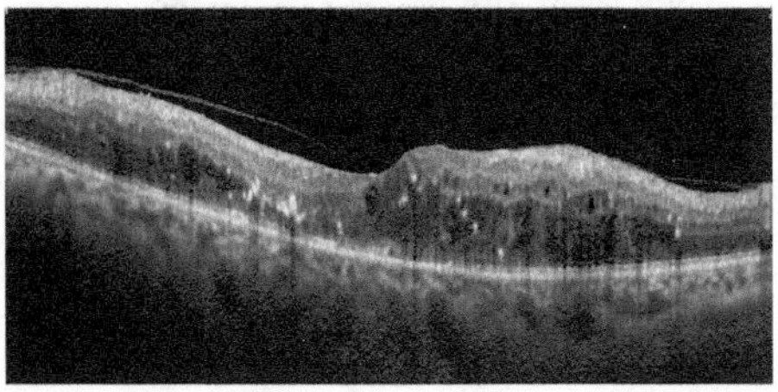

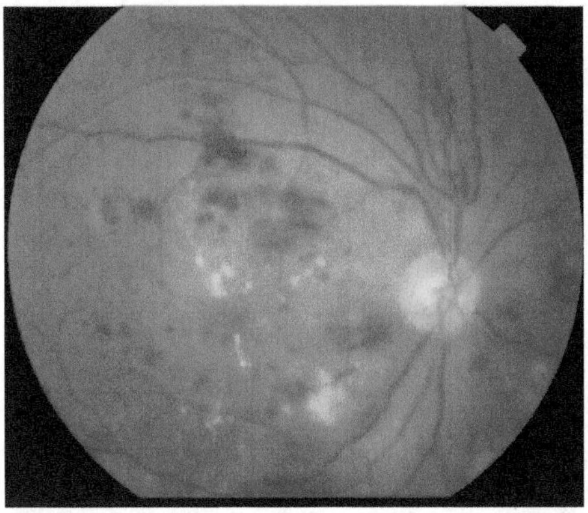

右眼 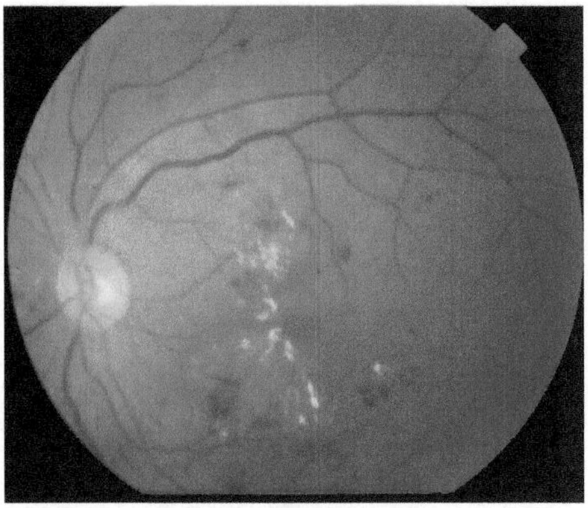   左眼

双眼底可见散在微动脉瘤、出血及硬性渗出。

图6-4　治疗前眼底照相

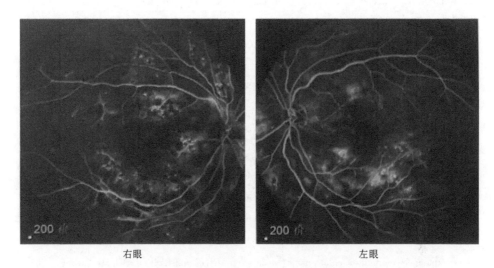

右眼　　　　　　　　　　　　　　左眼

双眼视网膜散在微动脉瘤伴渗漏，可见小片状无灌注及部分微血管异常扩张。

图6-5　治疗前FFA

参考文献

[1] FUNATSU H, YAMASHITA H, NAKAMURA S, et al. Vitreous levels of pigment epithelium -derived factor and vascular endothelial growth factor are related to diabetic macular edema [J]. Ophthalmology, 2006, 113(2): 294-301.

[2] 中华医学会眼科学分会眼底病学组，中国医师协会眼科医生分会眼底病学组. 我国糖尿病视网膜病变临床诊疗指南(2022年)——基于循证医学修订[J].中华眼底病杂志，2023, 39(2): 99-124.

[3] BRESSLER N M, BEAULIEU W T, GLASSMAN A R, et al. Persistent Macular Thickening Following Intravitreous Aflibercept, Bevacizumab, or Ranibizumab for Central - Involved Diabetic Macular Edema With Vision Impairment: A Secondary Analysis of a Randomized Clinical Trial[J]. JAMA Ophthalmol, 2018, 136(3): 257-269.

[4] GOYAL S, LAVALLEY M, SUBRAMANIAN M L. Meta-analysis and review on the effect of bevacizumab in diabetic macular edema[J]. Graefes Arch Clin Exp Ophthalmol, 2011, 249 (1): 15-27.

[5] JIN E, LUO L, BAI Y, et al. Comparative effectiveness of intravitreal bevacizumab with or

without triamcinolone acetonide for treatment of diabetic macular edema[J]. Ann Pharmacother, 2015, 49(4): 387-397.

[6] LI A, BEDI R, SINGH R P. From Art to Science in DME Treatment: A comparison of anatomical outcomes following navigated OCT - based laser and conventional focal laser treatments[J]. Retinal Physician 2015, 12(3): 40, 42-44.

[7] LAM D S, LAI T Y, LEE V Y, et al. Efficacy of 1. 25 MG versus 2. 5 MG intravitreal bevacizumab for diabetic macular edema: six-month results of a randomized controlled trial [J]. Retina, 2009, 29(3): 292-299.

[8] MASSIN P, BANDELLO F, GARWEG J G, et al. Safety and efficacy of ranibizumab in diabetic macular edema (RESOLVE Study): a 12-month, randomized, controlled, double-masked, multicenter phase II study[J]. Diabetes Care, 2010, 33(11): 2399-405.

[9] BRESSLER N M, VARMA R, SUNER I J, et al. Vision-related function after ranibizumab treatment for diabetic macular edema: results from RIDE and RISE[J]. Ophthalmology, 2014, 121(12): 2461-2472.

[10] DIABETIC RETINOPATHY CLINICAL RESEARCH N, ELMAN M J, QIN H, et al. Intravitreal ranibizumab for diabetic macular edema with prompt versus deferred laser treatment: three-year randomized trial results[J]. Ophthalmology, 2012, 119(11): 2312 -2318.

[11] SEPAH Y J, SADIQ M A, BOYER D, et al. Twenty - four - Month Outcomes of the Ranibizumab for Edema of the Macula in Diabetes - Protocol 3 with High Dose (READ-3) Study[J]. Ophthalmology, 2016, 123(12): 2581-2587.

[12] HEIER J S, BROWN D M, CHONG V, et al. Intravitreal aflibercept (VEGF trap-eye) in wet age-related macular degeneration[J]. Ophthalmology, 2012, 119(12): 2537-2548.

[13] BROWN D M, SCHMIDT - ERFURTH U, DO D V, et al. Intravitreal Aflibercept for Diabetic Macular Edema: 100 - Week Results From the VISTA and VIVID Studies [J]. Ophthalmology, 2015, 122(10): 2044-2052.

[14] LI X, XU G, WANG Y, et al. Safety and efficacy of conbercept in neovascular age-related macular degeneration: results from a 12-month randomized phase 2 study: AURORA study [J]. Ophthalmology, 2014, 121(9): 1740-1747.

[15] THEIN R, POLLACK A, BUKELMAN A, et al. Intravitreal triamcinolone acetonide for diffuse diabetic macular edema--one year follow-up[J]. Harefuah, 2005, 144(11): 759- 62, 824.

[16] SONG J H, LEE J J, LEE S J. Comparison of the short - term effects of intravitreal

triamcinolone acetonide and bevacizumab injection for diabetic macular edema[J]. Korean J Ophthalmol, 2011, 25(3): 156-160.

[17] RUDNISKY C J, LAVERGNE V, KATZ D. Visual acuity after intravitreal triamcinolone for diabetic macular edema refractory to laser treatment: a meta-analysis[J]. Can J Ophthalmol, 2009, 44(5): 587-593.

[18] SMITHEN L M, OBER M D, MARANAN L, et al. Intravitreal triamcinolone acetonide and intraocular pressure[J]. Am J Ophthalmol, 2004, 138(5): 740-743.

[19] CAMPOCHIARO P A, BROWN D M, PEARSON A, et al. Long-term benefit of sustained-delivery fluocinolone acetonide vitreous inserts for diabetic macular edema [J]. Ophthalmology, 2011, 118(4): 626-635.

[20] BOYER D S, YOON Y H, BELFORT R, JR., et al. Three-year, randomized, sham-controlled trial of dexamethasone intravitreal implant in patients with diabetic macular edema [J]. Ophthalmology, 2014, 121(10): 1904-1914.

[21] CALLANAN D G, GUPTA S, BOYER D S, et al. Dexamethasone intravitreal implant in combination with laser photocoagulation for the treatment of diffuse diabetic macular edema [J]. Ophthalmology, 2013, 120(9): 1843-1851.

第七章

糖尿病黄斑水肿的激光治疗

受激辐射光放大（light amplification by stimulated emission of radiation, LASER）简称激光，是利用受激辐射原理使光在某些受激发的物质中放大、发射而形成的。激光波长选择范围广、瞄准精确度高、脉冲持续时间可变、单色性及方向性良好、能量密度高，这些特点使得其成为眼底组织光凝治疗的优质光源。

19世纪七八十年代由糖尿病视网膜病变研究组（DRS）和糖尿病视网膜病变早期治疗研究组（ETDRS）开展的两个大型多中心临床试验证实，激光治疗可使糖尿病黄斑水肿（DME）患者3年内发生严重视力丧失的概率降低50%（从24%降至12%），从而将激光治疗引入DME治疗。由于现今许多新的治疗方法被发现并运用于临床，特别是抗血管内皮生长因子（VEGF）相关药物的运用，黄斑局部激光光凝（macular local photocoagulation, MLP）治疗在许多高收入国家已不推荐为DME标准治疗方法，但在许多中、低收入国家，其仍然是一种经济有效的治疗手段。

第一节　激光治疗的原理

激光作用于视网膜组织产生的生物效应主要包括热效应、光化学效应和电离效应三大类，而用于糖尿病视网膜病变（DR）及DME治疗的主要是热效应。

热效应是指靶组织吸收激光能量后局部组织温度升高，性质发生变化，组织蛋白质凝固、变性及发生炎症，继而使视网膜激光治疗区域机化形成瘢痕粘连。在DR激光治疗中，热效应通过破坏邻近的高氧依赖性的光感受器细胞和视网膜色素上皮(RPE)细胞，减少外层视网膜氧代谢需求，缓解内层视网膜缺氧状况。局部组织瘢痕粘连使视网膜变薄，脉络膜血管氧更容易扩散进入内层视网膜，增加的氧气通量可抑制VEGF的产生，促使新生血管消退。激光还可以直接闭塞视网膜无灌注区、新生血管及微动脉瘤。

　　眼内吸收激光的色素主要有三种：黑色素、血红蛋白、叶黄素，不同色素有各自的光谱吸收特征(图7-1)。黑色素主要分布于RPE和脉络膜，其对可见光及近红外光有较高吸收率，是吸收光能量产生光热效应最多的部位。血红蛋白存在于血管系统的红细胞及玻璃体积血的患者，对波长590 nm以下的蓝、绿、黄光有很好的吸收。叶黄素主要分布于黄斑区距中心凹约1/3 PD范围内的视网膜的丛状层，以及老年人晶状体核中，对波长400~488 nm的蓝光和紫光吸收率高。而不同光谱的穿透深度也有差别，波长越长，穿透能力越强(图7-2)。在做视网膜激光光凝时，应结合光吸收特性及穿透能力，选择合适波长的光进行治疗。

颜色	波长/nm	颜色	波长/nm
紫色	380~450	黄色	570~590
蓝色	450~475	橙色	590~620
青色	476~495	红色	620~750
绿色	495~570		

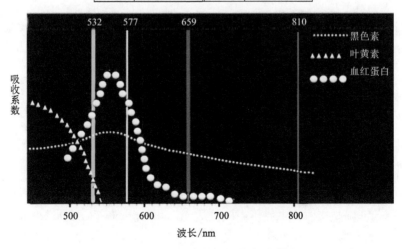

图7-1　激光光谱范围及光吸收特性

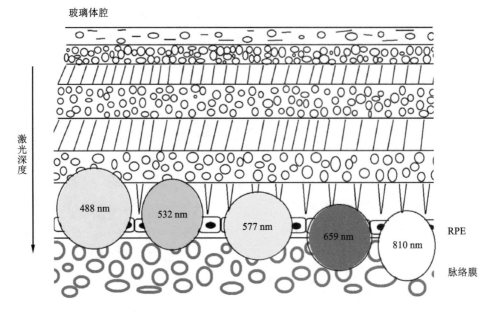

图 7-2 不同波长的光穿透视网膜及脉络膜深度示意图

第二节 激光治疗的分类

激光治疗通常通过波长、光凝部位、形式进行分类，我们根据眼底病变性质与部位选择合适的激光种类。

目前临床上多采用多波长激光治疗仪，一般包括红激光、绿激光、黄激光。

光凝部位主要分为全视网膜光凝术（panretinal photocoagulation，PRP）和 MLP，根据激光范围和能量的改变，PRP 衍生出次全视网膜光凝与超全视网膜光凝等。MLP 分为局部光凝、黄斑区格栅样光凝。黄斑区格栅样光凝也衍生出改良格栅样光凝与轻度黄斑部格栅样光凝等类型，故在临床应用中，对于激光的具体次数、范围与能量并无统一的规定，需要根据患者眼底实际情况而变。

随着时代和科技的进步，光凝治疗形式也愈加多样化，除了传统的激光形式，光凝系统也在不断更新，包括短脉冲多点扫描模式激光（pattern scanning laser，PASCAL）、阈值下半导体微脉冲激光（subthreshold diode micropulse laser，SDM）、选择性视网膜激光治疗（selective retina therapy，SRT）、靶向视网膜光凝（targeted retinal photocoagulation，TRP）及 Navilas 激光导航系统等。

第三节　传统激光治疗糖尿病黄斑水肿的适应证及具体操作方法

　　传统激光治疗 DME 包括改善整个视网膜供血供氧状态的 PRP 和针对黄斑区病变的 MLP。PRP 通过热效应破坏了 RPE 和视网膜光感受器，从而减少组织耗氧，并使内层视网膜氧化作用增强，抑制 VEGF 的产生，同时视网膜血管收缩，血管内压降低，血管通透性降低，增强视网膜外屏障功能，从而预防或减轻 DME 症状。MLP 治疗 DME 的机制及原则是刺激 RPE 细胞、封闭微动脉瘤的渗漏，刺激 RPE 衍生因子的产生，更新 RPE 细胞，改善视网膜内屏障，从而改善 DME。

　　自激光光凝术应用于 DME 的治疗以来，其原则均遵循"金标准"，该标准是 ETDRS 通过多中心临床随机对照的系列研究，依据循证医学的研究方法研究所得，此后新的 DME 治疗方法的研究均以此原则作为对照。其标准如下：①进展缓慢的黄斑水肿，预防视力丧失比恢复已丧失的视力更有效果；②光凝越靠近黄斑中心，视力丧失风险越大；③光凝应当降低光凝密度并且将其限制在视网膜外层，通过减少曝光时间及防止光凝靠近或进入黄斑中心凹，以减少光凝术后短期及远期的视力丧失；④局部光凝适用于局灶性 DME，而格栅样光凝用于区域内的弥漫性渗出性 DME，如增厚的视网膜及毛细血管无灌注区。

一、PRP

　　既往研究发现尽管没有对黄斑区域进行直接的激光治疗，但在有效 PRP 治疗后，严重的 DME 患者明显减少。重度非增生型糖尿病视网膜病变（nonproliferative diabetic retinopathy，NPDR）和增生型糖尿病视网膜病变（proliferative diabetic retinopathy，PDR）患者，建议行 PRP 治疗。PRP 激光波长可选择绿色、黄色或红色，在屈光间质混浊时，可使用穿透性更佳的黄色激光及红色激光，而在少量玻璃体积血的患者，应使用血红蛋白吸收较少的红色激光。PRP 范围是距视乳头上、下及鼻侧缘 1~1.5 PD，距黄斑中心凹上、下与颞侧各 2~3 PD 直至周边的视网膜区域（图 7-3~图 7-5），传统单点激光治疗一般分 3~4 次完成 PRP。传统单点激光与短脉冲多点扫描模式激光（pattern scanning laser，PASCAL)的 PRP 参数设置见表 7-1。

表 7-1　PRP 激光参数设置举例

参数	传统单点激光	PASCAL
曝光时间/ms	100~200	20
输出功率/mw	100~200	300~500
总激光点数/个	1500~1800	3000~4000
光斑直径/ μm	后极部 100~200，中周部及周边部 400~500	
光斑间隔/光斑直径	1~1.5	0.5~0.75
光斑反应	Ⅱ或Ⅲ级	Ⅱ级
次数/次	3~4	1~2

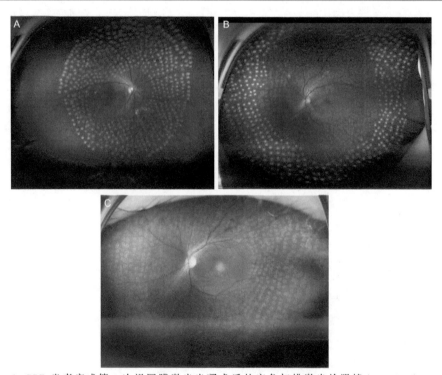

A. PDR 患者完成第一次视网膜激光光凝术后的广角扫描激光检眼镜（scanning laser ophthalmoscope，SLO）图；B. PDR 患者完成第二次视网膜激光光凝术后的 SLO 图（术后立即拍摄，距离第一次激光光凝术的时间为 7 天），可见第一次激光光斑中央形成色素沉着；C. PDR 患者完成第三次视网膜激光光凝术后 1 个月的 SLO 图。

图 7-3　PDR 患者分次 PRP 图(传统单点激光模式)

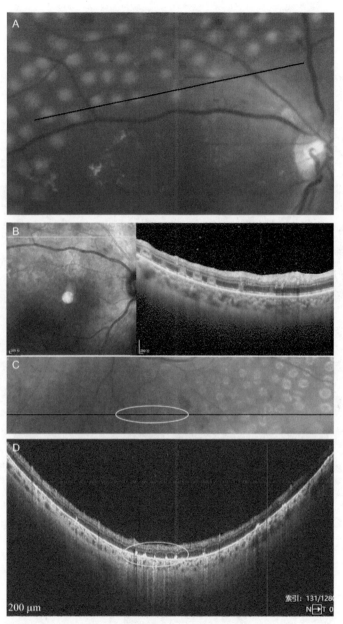

A. 视网膜激光光凝术后约 30 分钟眼底照相，新鲜激光斑呈现灰白色外观；B. A 图中黑色线经过的新鲜激光斑 OCT 切面图显示新近激光处脉络膜和外核层水肿增厚，激光烧伤达外丛状层，反射增强；C. PRP 术后 1 个月激光斑的 SLO 局部图；D. C 图中黑色线经过的激光斑 OCT 切面图显示脉络膜和外核层水肿消失，激光斑处色素增殖，并形成外丛状层和 RPE 粘连。（图湃全域 SS-OCT）。

图 7-4　视网膜激光光凝术后局部视网膜的变化（传统单点激光模式）

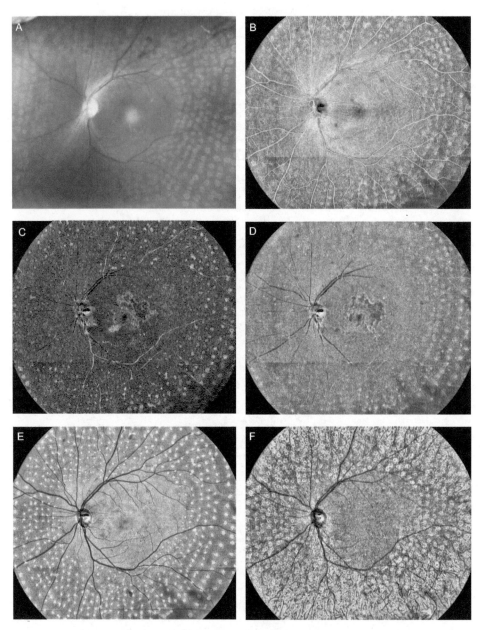

A. SLO 局部图显示广泛陈旧性激光斑，中央色素沉着伴周围脱色素环；B. 表层 enface 图（内界膜至内丛状层）；C. 中层 enface 图（内丛状层至内核层）；D. 深层 enface 图（内丛状层至外丛状层）；E. 无血管层 enface 图（外丛状层至 Bruch 膜）；F. 脉络膜毛细血管层 enface 图。

图 7-5　视网膜激光光凝术后 1 月余眼底彩照及图湃全域 OCTA enface 图（左眼）

二、MLP

DME 行 MLP 可以理解为一种 RPE"扩创术"，原理是使用激光的光热效应，使得失代偿的 RPE 细胞被破坏，刺激其周围的 RPE 细胞增殖形成新的脱色素 RPE 细胞，使新的血-视网膜屏障功能形成。此时热效应反应仅限于 RPE 层，愈合期不应该有瘢痕形成，光斑反应仅为Ⅰ级反应，必须严格掌控。黄斑区光凝分为局部光凝和格栅样光凝。局部光凝治疗应该针对渗漏性微动脉瘤，特别是簇状微动脉瘤(其周围硬性渗出的病灶尤其需要光凝治疗)，局灶性黄斑水肿也需要给予局部光凝治疗，弥漫性 DME 则给予黄斑区格栅样光凝治疗。荧光素眼底血管造影(FFA)检查显示黄斑区有大面积无灌注区形成，提示严重黄斑缺血，或者黄斑区增殖膜牵拉导致的 DME 不适合采用 MLP。

黄斑区叶黄素高度吸收的激光波长(蓝光)是相对禁忌的，因为黄斑区叶黄素对这些波长激光的吸收可能造成神经纤维层的损伤，从而导致视力丧失，因此选择波长大于 500 nm 的激光治疗黄斑水肿是最佳的。黄光相比其他光源，造成的热能散射更小，激光光凝时所需能量更小、脉冲时间更短，同时对黑色素的吸收更高效，激光斑更均匀，所以 MLP 以黄光的波长为宜，如无黄光也可使用绿光替代。

(一)局部光凝

局部光凝主要针对微动脉瘤、视网膜内微血管异常、局部荧光渗漏及局限性黄斑水肿，激光范围为距黄斑中心凹 500~3000 μm 视网膜增厚处。常使用的光斑大小为 50~100 μm，光斑颜色为淡灰色(1 级光斑)，光斑持续时间为 0.05~0.1 s。对于直径大于 40 μm 的微动脉瘤需要更强的激光斑使瘤体发暗或发白，有时还需要多次激光。

(二)黄斑区格栅样光凝

黄斑区格栅样光凝主要针对弥漫性黄斑水肿。改良 ETDRS 格栅样光凝较传统格栅样光凝损伤较小，其光凝的范围为距黄斑中心凹 500~3000 μm 的上、下、颞侧，建议避开视乳头黄斑束，光凝范围呈"C"形，光斑大小为 50 μm，颜色为淡灰色(1 级光斑)，光斑持续时间为 0.05~0.1 s，光斑间距为两个可见光斑宽度。而传统格栅样光凝激光强度更高，光斑大小 50~100 μm，光斑间距为 1 个可见光斑宽度，持续时间为 0.1 s。

第四节　传统激光治疗的并发症

近年来传统激光治疗在 DME 患者的治疗中引发了一些争论，与眼内注射抗 VEGF 治疗相比，激光对视网膜组织具有破坏性，即使在没有明显不良事件的成功治疗后，激光对黄斑功能的影响也在不断引起人们关注。激光会导致视网膜损伤，特别是对于 RPE 的损伤可能导致视网膜细胞的凋亡，而在黄斑区，激光治疗的并发症有可能影响视力。传统激光治疗主要是利用可见光的光热效应，使局部温度在 0.1 s 内升高至 60℃，在视网膜上产生可见的激光斑。因此 RPP 及 MLP 治疗的患者可能出现的并发症包括激光过程导致的疼痛、激光后 DME 形成或加重、脉络膜脱离、眼压升高、短暂禁食、瞳孔异常、旁中心暗点、色觉下降、夜间视力下降、对比敏感度下降、激光瘢痕扩大、脉络膜新生血管形成、视网膜下纤维化、视野缩小等。黄斑区脉络膜新生血管，以及视网膜下纤维化的发生与激光损伤了视网膜色素上皮层有关，但这类并发症的发生率较低。

第五节　新型激光治疗系统在糖尿病黄斑水肿中的应用

由于传统连续波激光治疗中各种并发症的存在，将激光能量局限在 RPE 水平，减少对视网膜和脉络膜的扩散，在产生治疗作用的同时最大限度地保护视功能，一直是激光技术改良所追求的目标。随着科技水平的持续进步，越来越多的新型激光治疗系统开发应用于 DR 和 DME，以求最大化治疗效果且最小化组织损伤程度。

一、PASCAL

PASCAL 又称点阵式激光（multispot laser system，MLS），最广泛使用的是

PAS-CAL©激光器，其使用了一种波长为 532 nm 的钇铝石榴石（Nd：YAG）固态激光器。除了波长的微小差异外，该系统与 ETDRS 中描述的经典氩绿色激光器有两个主要区别：第一，模式扫描系统能够快速预定顺序多次光凝；第二，脉冲持续时间缩短为 10~30 ms。短脉冲激光热量扩散幅度小，对视网膜内层及神经纤维层损伤小。PASCAL 在 10~30 ms 的脉冲时间内可利用阵列式多点激光进行光凝，可提供更快的速度和更好的空间位置，缩短了治疗时间，增加了治疗的安全性、一致性和准确性。临床研究观察结果显示，6×6 或 7×7 阵列的 PASCAL 治疗过程可大为缩短。PASCAL 治疗过程避免了脉络膜的附带损伤，加之脉冲持续时间的缩短，减轻了患者的眼球疼痛。

二、SRT

SRT 能够选择性地对准靶向 RPE 细胞，而不会对神经视网膜、邻近的光感受器或脉络膜造成热损伤。其所发射的微脉冲（1.7 μs）能量主要被 RPE 细胞的细胞内黑素小体吸收，在适当的能量水平下，可以通过微汽化作用选择性地损伤这些细胞。

目前，有两种商用的 SRT 激光系统，R：Gen 激光器（韩国华杰先锋）和 2RT 激光器（澳大利亚艾力克斯）。一项病例数较少、随机的、短期的临床试验比较了 2RT 激光（20 只眼）和传统的 MLP（18 只眼）的治疗效果，发现治疗后 6 个月，两组中央黄斑厚度和视力的变化相似。Pelosini 等用 SRT 激光治疗了 38 只单纯 DME 眼，6 个月时，微视野检查未发现明显并发症，视力从基线的 20/44 提高到 20/27。Park 等使用 R：Gen 激光治疗 23 只 DME 眼，在 6 个月的随访后，SRT 激光治疗后的视力和黄斑视敏度提高，近 30% 的眼睛视力有所提高（至少提高两行视力表），在这个研究中，黄斑中心凹的厚度并没有显著变化。

三、TRP

对重度 NPDR 及早期 PDR 患者，特别是未合并 DME 的患者而言，早期进行 PRP 治疗可能会引发或加重 DME 并导致视力下降，甚至出现夜盲、视野缩小、色觉和对比敏感度下降等并发症。但是如果暂不进行临床干预，部分患者可能因依从性差、随访困难而贻误 PRP 治疗时机，导致病情恶化。因此，这类患者迫切需要一种新的激光治疗方式，在降低激光相关并发症风险的同时，改善预后。视网膜无灌注区（nonperfusion areas，NPAs）相关缺血组织可以产生VEGF驱动DR进展。Wessel等研究发现，通过超广角荧光素眼底血管造影（ultra-wide fundus fluorescein angiography，UWFFA）观察，发现DME与周边部视网膜缺血有直接相关。他们假设这些无灌注区域负责VEGF的分泌，从而导致DME。建议采用UWFFA指导的靶向激光光凝治疗，减少治疗负担和改善视觉效果。因此，针对NPA的TRP治疗可能会增加视网膜灌注，降低外层视网膜氧耗，调节神经胶质细胞对VEGF的应答，延缓疾病进展。

TRP即靶向光凝NPA，这一激光模式可以大幅降低PRP的并发症风险。UWFFA可以清晰显示中周及远周边部视网膜NPA，有利于TRP的精确定位与实施。目前，针对PDR的TRP治疗方案短期安全性较好，但其长期疗效尚不确切。未来，TRP可能成为部分PDR患者的早期治疗选择，通过减缓PRP进程以维持视敏度及中心视野。

四、Navilas 激光导航系统

激光导航系统是一种图像导航激光治疗系统，于2009年被FDA批准，并于2011年应用于临床治疗。它是一个结合活体眼底成像、红外线成像、FFA与光凝治疗，并具有自动眼球追踪定位功能的激光导航系统，可以准确定位视网膜血管位置及多个视网膜位置，以避免意外损伤视网膜。相较于传统的激光设备，它不需要前置镜辅助，而是通过狭缝成像原理将激光治疗的参数实时记录并覆盖在实时视网膜图像上。只要根据FFA产生的图像标定目标视网膜，便可以人工启动预先设计好的激光模式进行治疗。对于裂隙灯下难以观察到的微动脉瘤以及视网膜周边水肿区域，此系统不仅拥有自动追踪与高准确性的优势，还大大增加了那些因疼痛、无法耐受长时间激光的患者的依从性，而且Navilas激光导航系统还有光斑均匀的优点。

传统的激光光凝需要角膜接触镜、局部麻醉及固定患者眼球，根据静态的眼底照相及FFA结果进行，具有潜在的治疗不准确性，而Navilas激光导航系统则根据眼球追踪功能对准系统原先计划好的治疗位置，并在实时眼底图像下完成光凝，这明显提高了疗效。因眼球追踪功能好，对患者固定无严格要求，光凝前DME患者准备时间明显减少，治疗时间缩短，疼痛减轻，且不需要角膜接触镜，增加了 DME 患者的依从性。Kozak 等研究结果显示，Navilas 激光导航系统治疗对 400 个随机的原计划光凝点的准确率为 92%，而对照组手动光凝100 个点的准确率仅为 72%。Navilas 激光导航系统治疗 1 个月内光凝斑在彩色图像系统均可见，未见激光斑引起的并发症，OCT 检查进一步确认了对 DME 患者进行光凝治疗后，损害主要限制在视网膜外层，主要是 RPE 层，确保了内层视网膜的血供、氧供，以减少视网膜组织的水肿。Navilas 激光导航系统治疗 DME 准确性高、耗时减少，但疗效未见降低，光凝术后随访 6 个月，黄斑中心凹视网膜厚度明显下降，视力提高显著。将 Navilas 激光导航系统与抗 VEGF 治疗联用，能有效保持视力并减少注射次数，并明显降低黄斑区视网膜厚度。

第六节　阈值下半导体微脉冲激光治疗糖尿病黄斑水肿

一、SDM 定义

SDM 是一种短促高频的重复脉冲激光，将连续波激光分割为以毫秒（ms）为周期的一系列短负载时间和长关闭时间的重复短脉冲，使组织在脉冲间隔期冷却，从而减少热量累积和组织损伤。从作用原理来看，SDM 是由一些完整可重复的短脉冲组成的，单个脉冲时间可包括激光作用时间"ON"与间歇时间"OFF"两部分。在"ON"作用时间里，RPE 细胞吸收激光光能，将光能转化成热能，在"OFF"间歇时间里，激光不释放能量，RPE 细胞将吸收的热能进行局部扩散，使组织温度降低，这样形成不连续的组织温度升高。由于 SDM 作用时间短，热量传播距离近，当一次 SDM 产生热量的传播距离刚好为一个 RPE 细胞直径时，那么在这个激光作用时间里就能实现既达到只作用于单个 RPE 细胞水平，又不会对邻近组织产生热效应的效果。SDM 自 1997 年开始被应用于 DME 的治疗，目前临床比较常用的波长有 810 nm 近红外半导体激光与 577 nm 阈下微脉冲激光。SDM 作为一种阈值下光凝，它不会损坏视网膜组织，治疗后的光凝斑在检眼镜下不可见，临床上可通过 FFA、AF、红外成像技术来显示光凝部位。

二、SDM 治疗原理

实验证明,热量的播散与脉冲时间相关,脉冲时间越短,热播散距离越近,一个 100 μs 的脉冲时间在眼内组织中热播散的距离约为 10 μm,相当于一个 RPE 细胞,因此一个小于 100 μs 的脉冲对距离 RPE 细胞 10 μm 之外的组织结构不会产生热效应,即无论是纵向还是横向,播散至邻近视网膜组织的间接损伤都被限制到最小,故理论上该激光的作用可以局限在 RPE 水平,通过刺激和修复 RPE 细胞达到治疗效果。SDM 能够选择性作用于 RPE 细胞,在曝光时间内使 RPE 细胞达到最高温度,以诱发充足的热量至 RPE 细胞并刺激 RPE 细胞产生阈上生物效应,如刺激 VEGF、色素上皮衍生因子、基质金属蛋白酶及其抑制因子表达的增加或降低,而余热又不足以对细胞产生致死性损伤,RPE 层及邻近无色素曝光层热能传递限制了视网膜瘢痕的扩大,减小了对神经视网膜组织的损伤(阈下可见损伤),也减少了相关并发症的发生。

Roider 等发现 DME 患者经 SDM 治疗后 2 小时,虽检眼镜下无明显改变,但通过 FFA 就可以观察 RPE 的改变。Framme 等发现在 26 例经阈下光凝治疗的黄斑病变患者中,有 22 例治疗后自发荧光发生了改变,1 小时后光凝区表现为弱荧光,随着时间的增加,逐渐变成了强荧光。并推测此改变与 RPE 细胞的增殖有关。

三、SDM 在 DME 治疗中的应用

为比较 SDM 和传统 MLP 在 DME 治疗效果中的差异,Qiao 等纳入 7 篇临床研究文献进行荟萃分析,全部纳入研究的 DME 患者中 215 只眼接受了 SDM 治疗,210 只眼接受了传统 MLP 治疗,研究比较了不同治疗方法下患眼的最佳矫正视力(BCVA)和黄斑中心凹厚度(CST)以及对比敏感度和视网膜损伤程度。结果发现,治疗后发现在 BCVA、对比敏感度和黄斑水肿减轻程度方面,SDM 与传统 MLP 具有同样好的治疗效果,且 SDM 对视网膜组织的损伤程度更小。Fazel 等也对比研究了 SDM 和传统 MLP 对 DME 的治疗效果,将 68 例 DME 患者随机平均分为 2 组,分别进行 SDM 和传统 MLP 治疗,于治疗前及治疗后 2 个月和 4 个月分别测量 CST、黄斑体积(macular volume,MV)和 BCVA 等指标,

结果发现 SDM 在减小 CST 和 CMV，以及改善视功能方面比传统 MLP 更有效。DME 患者经 SDM 治疗后，视力可明显改善而对比敏感度无明显下降，术后 1~18 个月的随访观察发现，CST 持续平稳下降，除视功能和形态学显著恢复外，视网膜多焦电流图提示对视网膜电生理功能亦有保护作用。SDM 也可以作为抗 VEGF 治疗的一种辅助方法，一项回顾性临床研究分别对比了 SDM 联合雷珠单抗(0.3 mg)及单纯雷珠单抗(0.3 mg)治疗(均为 19 例)的效果，研究结果显示，在达到相同的解剖及功能恢复的情况下，雷珠单抗注射治疗的频率在接受微脉冲激光补充治疗组明显降低。

第七节　抗血管内皮生长因子时代的糖尿病黄斑水肿激光光凝治疗

自 ETDRS 研究以来，MLP 一直是 DME 治疗的金标准。随着抗 VEGF 时代的来临，激光光凝治疗已不再是标准治疗方案，临床上越来越多的人选择尝试激光光凝联合玻璃体内注射抗 VEGF 药物治疗 DME，可在减少治疗次数的同时获得较显著效果，是目前 DME 治疗和研究的趋势。

从理论上讲，抗 VEGF 药物与激光光凝治疗的组合可能比它们中单独的任何一种治疗更为有效。抗 VEGF 药物能迅速减轻黄斑水肿并使视敏度快速改善，而激光治疗的获益可能需要几个月的时间才能实现。在使用抗 VEGF 药物治疗减轻黄斑水肿后的一段时间内进行激光光凝治疗，因为视网膜的水肿程度降低，治疗的效果将会增强。此外，与抗 VEGF 药物相比，激光光凝治疗的作用可能会持续更长的时间，从而在抗 VEGF 药物联合激光光凝治疗中减少了对维持治疗作用所需的注射次数。其余可能的获益还包括抗 VEGF 药物使黄斑水肿程度迅速降低，使患者视力、解剖及功能等各方面得到更直接的改善。

现有的许多研究表明，玻璃体腔注射抗 VEGF 药物联合黄斑局灶/格栅样光凝治疗的效果要优于单纯的光凝治疗。一项为期 12 个月的双盲多中心随机对照研究(发表于 2015 年)，对来自 6 个国家或地区的 396 名亚洲人群进行治疗分析。研究者将研究人群分为三组：雷珠单抗单药治疗组、雷珠单抗联合激光光凝治疗组、单纯激光光凝治疗组。研究结果发现，雷珠单抗单药治疗或联合激光光凝治疗 1~12 个月的平均 BCVA 改善要优于单纯激光光凝治疗(分别为5.9个、5.7个、1.4个字母），第12个月获得15个字母的提高的患者比例也更高（分别为18.8%、17.8%、7.8%），第12个月的CST也显著降低（134.6 μm、171.8 μm、57.2 μm）。雷珠单抗单药治疗与单纯激光光凝治疗之间的BCVA差异为4.7个字母，雷珠单抗联合激光光凝治疗与单纯激光光凝治疗之间的BCVA差异为4.4个字母，但雷珠单抗单药治疗和雷珠单抗联合激光光凝治疗组之间的BCVA并没有统计学差异。在一项包含668只眼的随机对照研究中（发表于2015年），雷珠单抗联合即刻或延迟激光光凝治疗的大多数眼睛在1~5年内都能保持视力的增长，3年后几乎不需要额外治疗，这极大减轻了患者的经济与人力负担。

但抗VEGF药物高昂的价格给患者和医疗保障体系带来了较重的经济负担，且我国因不同地区的经济水平、医疗水平、交通便利程度等存在差异，对某些无法承担高昂医疗费用和无法长期复诊的患者来说，经济且有效的视网膜激光光凝术在DME的治疗方面仍然有其实用价值。虽然抗VEGF药物相比MLP有更好的解剖和功能恢复结果。但为了获得最好的治疗效果，须多次按需规律治疗，频繁随诊，而各种原因无法跟上这种方案的患者更适合使用MLP治疗。

对于DME不严重的患者，可以考虑先单纯行PRP治疗，一部分患者可以获得较好的治疗效果，也有一部分患者会在PRP术后继发DME。对于重度NPDR并发明显DME的患者，常需要联合抗VEGF和PRP的治疗，先予以抗VEGF治疗缓解黄斑水肿后再行PRP，这一部分患者效果更好，而未行抗VEGF治疗便直接进行PRP的患者，或者行PRP后DME加重，再行抗VEGF治疗的患者，治疗效果稍差。

近年来，玻璃体腔注射激素也成为DME治疗的方式之一。抗VEGF药物、玻璃体腔注射激素及MLP的良好联合是临床工作者关注的话题，比如2020年英国共识工作组发布的DR和DME路径与管理共识（以下简称共识）对于对NCI-DME及CI-DME分别做出明确的处理建议（见第六章图6-1及图6-2）。另外，共识还建议使用玻璃体腔注射抗VEGF药物开始DME治疗时，按最佳间隔时间使用相同的抗VEGF药物。可在第5~6个月进行相应的初步评估，如果在OCT上CST降低不到20%，治疗效果应视为不理想或反应不良。在应用视力作为评价治疗效果因素时，必须注意，进行了每4周连续注射3次后，即使视力略有增加（<5个字母），但CST没有改变或持续增加时，可尽早决定改用另一种治疗方案，如：①换用另一种抗VEGF药物；②考虑行MLP；③人工晶

体眼患者可考虑地塞米松植入剂或氟轻松植入剂。激素使用易引起难以控制的眼压升高，这类患者应予以排除，除非经青光眼诊疗专家同意。对有晶体眼患者玻璃体腔注射地塞米松植入剂或氟轻松植入剂后，如果发生白内障，可考虑行超声乳化+人工晶体植入。在对患者眼压改变不是很确定的情况下，可首先选用地塞米松植入剂治疗，因为它持续时间短，后期可考虑换用氟轻松植入剂。共识还指出，无明显白内障的晶体眼，慢性 DME 或抗 VEGF 反应不佳，或患者妊娠及其他抗 VEGF 治疗禁忌证，包括最近发生心血管不良事件的患者，可适当考虑地塞米松植入剂注射，曲安奈德不推荐常规使用。

随着新的激光技术，如 SRT、阈值下微脉冲激光、纳秒激光、光介导的超声治疗及导航激光等新技术的出现和发展，视网膜激光光凝治疗变得更加高效，疼痛和不良事件更少。激光光凝治疗相关领域的研究，如生物标记物的发展可通过辨别 DME 不同类型及分期选择不同光凝途径。新生血管相关基因和激光治疗后视网膜基因异常表达的研究，都可能为未来激光治疗带来更明确的靶向药物。这些都为改善激光治疗效果带来了希望。激光技术的不断创新和激光与组织相互作用方面的认识进展使我们相信激光疗法在未来许多年内将继续在治疗视网膜疾病中发挥关键作用。

参考文献

［1］ SPALTER H F. Photocoagulation of circinate maculopathy in diabetic retinopathy［J］. Am J Ophthalmol, 1971, 71(1 Pt 2): 242-250.

［2］ CHENG H, KOHNER EM, BLACH RK, et al. Photocoagulation in treatment of diabetic maculopathy. Interim report of a multicentre controlled study［J］. Lancet, 1975, 2(7945): 1110-1113.

［3］ Early Treatment Diabetic Retinopathy Study research group. Photocoagulation for diabetic macular edema. Early Treatment Diabetic Retinopathy Study report number 1［J］. Arch Ophthalmol, 1985, 103(12): 1796-1806.

［4］ Early Treatment Diabetic Retinopathy Study research group. Treatment techniques and clinical guidelines for photocoagulation of diabetic macular edema. Early Treatment Diabetic Retinopathy Study Report Number 2［J］. Ophthalmology, 1987, 94(7): 761-774.

［5］ GARDNER T W, ELLER A W, FRIBERG T R. Reduction of severe macular edema in eyes with poor vision after panretinal photocoagulation for proliferative diabetic retinopathy[J]. Graefes Arch Clin Exp Ophthalmol, 1991, 229(4): 323-328.

[6] Early Treatment Diabetic Retinopathy Study research group. Focal photocoagulation treatment of diabetic macular edema. Relationship of treatment effect to fluorescein angiographic and other retinal characteristics at baseline: ETDRS report no. 19[J]. Arch Ophthalmol, 1995, 113(9): 1144-1155.

[7] BLUMENKRANZ M S, YELLACHICH D, ANDERSEN D E, et al. Semiautomated patterned scanning laser for retinal photocoagulation[J]. Retina, 2006, 26(3): 370-376.

[8] CASSON R J, RAYMOND G, NEWLAND H S, et al. Pilot randomized trial of a nanopulse retinal laser versus conventional photocoagulation for the treatment of diabetic macular oedema [J]. Clin Exp Ophthalmol, 2012, 40(6): 604-610.

[9] PELOSINI L, HAMILTON R, MOHAMED M, et al. Retina rejuvenation therapy for diabetic macular edema: a pilot study[J]. Retina, 2013, 33(3): 548-558.

[10] PARK Y G, KIM J R, KANG S, et al. Safety and efficacy of selective retina therapy (SRT) for the treatment of diabetic macular edema in Korean patients[J]. Graefes Arch Clin Exp Ophthalmol, 2016, 254(9): 1703-1713.

[11] WESSEL M M, NAIR N, AAKER G D, et al. Peripheral retinal ischaemia, as evaluated by ultra-widefield fluorescein angiography, is associated with diabetic macular oedema[J]. Br J Ophthalmol, 2012, 96(5): 694-698.

[12] KERNT M, CHEUTEU R, VOUNOTRYPIDIS E, et al. Focal and panretinal photocoagulation with a navigated laser (NAVILAS ©)[J]. Acta Ophthalmol, 2011, 89 (8): e662-e664.

[13] KOZAK I, OSTER S F, CORTES M A, et al. Clinical evaluation and treatment accuracy in diabetic macular edema using navigated laser photocoagulator NAVILAS[J]. Ophthalmology, 2011, 118(6): 1119-1124.

[14] KERNT M, CHEUTEU R E, CSERHATI S, et al. Pain and accuracy of focal laser treatment for diabetic macular edema using a retinal navigated laser (Navilas)[J]. Clin Ophthalmol, 2012, 6: 289-296.

[15] KOZAK I, KIM J S, OSTER S F, et al. Focal navigated laser photocoagulation in retinovascular disease: clinical results in initial case series[J]. Retina, 2012, 32(5): 930 -935.

[16] OGATA N, TOMBRAN-TINK J, JO N, et al. Upregulation of pigment epithelium-derived factor after laser photocoagulation[J]. Am J Ophthalmol, 2001, 132(3): 427-429.

[17] ROIDER J, BRINKMANN R, WIRBELAUER C, et al. Subthreshold (retinal pigment epithelium) photocoagulation in macular diseases: a pilot study[J]. Br J Ophthalmol, 2000, 84(1): 40-47.

［18］FRAMME C, BRINKMANN R, BIRNGRUBER R, et al. Autofluorescence imaging after selective RPE laser treatment in macular diseases and clinical outcome: a pilot study［J］. Br J Ophthalmol, 2002, 86(10): 1099-1106.

［19］QIAO G, GUO H K, DAI Y, et al. Sub-threshold micro-pulse diode laser treatment in diabetic macular edema: A Meta-analysis of randomized controlled trials［J］. Int J Ophthalmol, 2016, 9(7): 1020-1027.

［20］FAZEL F, BAGHERI M, GOLABCHI K, et al. Comparison of subthreshold diode laser micropulse therapy versus conventional photocoagulation laser therapy as primary treatment of diabetic macular edema［J］. J Curr Ophthalmol, 2016, 28(4): 206-211.

［21］ISHIBASHI T, LI X, KOH A, et al. The REVEAL Study: Ranibizumab Monotherapy or Combined with Laser versus Laser Monotherapy in Asian Patients with Diabetic Macular Edema［J］. Ophthalmology, 2015, 122(7): 1402-1415.

［22］ELMAN M J, AYALA A, BRESSLER N M, et al. Intravitreal Ranibizumab for diabetic macular edema with prompt versus deferred laser treatment: 5-year randomized trial results ［J］. Ophthalmology, 2015, 122(2): 375-381.

［23］OBEID A, SU D, PATEL S N, et al. Outcomes of Eyes Lost to Follow-up with Proliferative Diabetic Retinopathy That Received Panretinal Photocoagulation versus Intravitreal Anti-Vascular Endothelial Growth Factor［J］. Ophthalmology, 2019, 126(3): 407-413.

［24］AMOAKU W M, GHANCHI F, BAILEY C, et al. Diabetic retinopathy and diabetic macular oedema pathways and management: UK Consensus Working Group［J］. Eye (Lond), 2020, 34(Suppl 1): 1-51.

第八章

糖尿病黄斑水肿的手术治疗

黄斑区局部或者格栅激光光凝在过去曾被认为是糖尿病黄斑水肿(DME)的标准治疗方法,早期糖尿病视网膜病变治疗研究组(ETDRS)证实激光可以使有临床意义的黄斑水肿(CSME)患者视力中度丧失的风险减半。但黄斑区激光光凝存在一定的并发症。近年来,不断有研究证实抗血管内皮生长因子(VEGF)在DME的发病过程中起到至关重要的作用。如今,抗VEGF药物眼内注射已成为DME的一线治疗手段,且治疗效果显著,被广泛应用于临床。但是,有研究表示,仍然有23%的患者经抗VEGF治疗效果不佳,且抗VEGF治疗常需要进行多次,这给DME患者带来了巨大的负担。随着糖尿病视网膜病变(DR)机制研究的不断深入,炎症因素在DR发生发展中广泛参与,玻璃体腔激素注射也成为治疗DME的手段之一,通过缓解眼内炎症来减轻黄斑水肿,降低视网膜厚度,快速提高视力,但同样需要反复注射,以及承担高眼压、白内障风险,而且不是对所有患者都有效。因此,针对激光、抗VEGF及眼内激素治疗效果欠佳的患者,需要考虑使用不同的治疗手段。

玻璃体切割术(pars plana vitrectomy, PPV)主要用于治疗持续性玻璃体积血和牵拉性视网膜脱离。在20世纪80年代中后期,有学者发现在增生型糖尿病视网膜病变(PDR)患者中行PPV治疗后,原本存在的DME有缓解的现象。自1992年起,就有PPV用于DME治疗的报道。虽然缺乏大型临床随机研究,但目前已经有多项研究显示,DME患者在接受PPV后,视力水平和解剖结构均得到明显改善。

第一节　手术治疗糖尿病黄斑水肿的机制

有学者认为玻璃体的附着是DME的高危因素之一。Sivaprasad等人研究发现 DME 患眼很少见到玻璃体后脱离的情况，而玻璃体的附着还可能降低眼内注射激素的治疗效果。不完全玻璃体后脱离患眼较完全性玻璃体后脱离患眼发生弥漫性 DME 的概率高 3.4 倍。另外，糖尿病患者的内界膜比无糖尿病患者的厚，这可能干扰了糖尿病患者眼内玻璃体和视网膜间的液体流动。

PPV 治疗 DME 的机制主要有三点：①手术可解除后部玻璃体或黄斑前膜对黄斑区视网膜的机械性牵拉。②清除玻璃体腔内一些积聚的、促进视网膜血管渗漏的相关因子，如 VEGF 和其他促炎因子。据估计，玻璃体黏度是水溶液的 300~2000 倍，玻璃体切割后玻璃体腔变为水溶液，包括 VEGF 在内的玻璃体内分子的扩散系数应以类似幅度增加，因此 PPV 治疗后，玻璃体内 DME 相关因子被认为更容易从黄斑部扩散开。③PPV 治疗提高氧在玻璃体腔中的扩散系数，使其可以更自由地转移到缺氧区域，缓解缺血区视网膜的缺氧状态。Simpson 等人在 2013 年也证实了这一结论，其研究纳入了需要行 PPV 治疗的黄斑裂孔和视网膜前膜牵拉的患者，分别收集术前 1 周及术后至少 3 个月的患者眼部氧合度的数据，结果显示 PPV 治疗大大增加了玻璃体的氧合度。这些因素均可缓解渗漏、改善黄斑水肿。但也需要注意，术后玻璃体腔黏度降低可能会干扰眼内药物动力学，降低玻璃体内药物的半衰期，这对 PPV 治疗后的 DME 药物治疗来说是一个挑战。

第二节　手术适应证

手术治疗主要适用于玻璃体后界膜与黄斑区粘连牵拉，或存在视网膜前膜牵拉等玻璃体黄斑界面异常的 DME 患者，以及一些药物和激光治疗无效的难治性 DME 患者。

早期许多研究证实，合并有玻璃体黄斑界面异常的 DME 患者，在 PPV 解除牵拉后 DME 得到缓解。糖尿病视网膜病变临床研究网络的一项研究（2010年）纳入了 DME 合并玻璃体黄斑牵拉的 87 只眼进行 PPV 治疗，术后 6 个月大部分患者黄斑区视网膜厚度减小，28%~49%的患者视力有较明显提高，但也有 13%~31%的患者出现视力下降。另一项研究（2019 年）纳入了 46 例伴有黄斑牵拉和（或）黄斑前膜的 DME 患者，行 PPV 联合内界膜剥除术，随访 12 个月发现患者术后视力逐渐提高，中央黄斑厚度逐渐减小，并且在随访结束时

65.2%的患者黄斑厚度都在 300 μm 以下，60%的患者视力明显提高。

有研究者针对激光和(或)抗 VEGF 治疗效果欠佳的难治性非牵拉 DME 患者进行 PPV 治疗，发现在接受 PPV 单独或联合其他疗法治疗后，视觉功能和解剖结构均得到改善(表 8-1)。其中 Zhang 研究发现患者术后最佳矫正视力(best corrected visual acuity，BCVA)与患者术前 BCVA 高度相关，同时黄斑囊样水肿状态也影响术后 BCVA 改善情况，这一发现提示了 DME 患者应及早进行 PPV，以免黄斑出现不可逆损伤，影响术后视力恢复。这些研究从一定程度上认为 PPV 用于难治性非牵拉 DME 患者的治疗，具有安全性与有效性。与玻璃体腔内注射激素和抗 VEGF 疗法相比，PPV 疗法具有经济性，无须患者长期、反复接受治疗等特点。

表 8-1　难治性非牵拉 DME 患者进行 PPV 治疗效果研究总结

研究	检测时间	BCVA 结果 (mean±SD)	P 值	CMT 结果 (mean±SD)	P 值
Zhang (2005 年)	术前 术后 1 年	0.285±0.249 logMAR 0.428±0.387 logMAR	$P<0.0001$	/ /	/
Yanyali (2006 年)	术前 术后 6 个月 术后 1 年	0.71 logMAR 0.61 logMAR 0.54 logMAR	$P=0.125$	391 μm 248 μm 225 μm	$P=0.009$
Kim (2012 年)	术前 术后 6 个月 术后 1 年 术后 3 年	0.82±0.32 logMAR 0.69±0.40 logMAR 0.63±0.39 logMAR 0.55±0.44 logMAR	$P=0.11$ $P=0.01$ $P<0.001$	499.1±174.9 μm 222.6±110.1 μm 273.4±173.5 μm 219.4±66.6 μm	$P<0.001$
Raizada (2015 年)	术前 术后 120 天	0.871 logMAR 0.682 logMAR	$P=0.028$	410.1 μm 248.8 μm	$P<0.001$
EL-Baha (2019 年)	术前 术后 6 个月	0.068±0.052 logMAR 0.2±0.12 logMAR	$P<0.0001$	498.58±152.16 μm 365.74±120.12 μm	$P<0.001$
Hwang (2021 年)	术前 术后 3 年	0.526±0.417 logMAR 0.294±0.374 logMAR	$P<0.0001$	478±122 μm 314±90 μm	$P<0.0001$

续表8-1

BCVA，最佳矫正视力；CMT，中心黄斑区厚度。

Zhang(2005年)，回顾性队列研究，116只眼(89例患者)，PPV+全视网膜激光光凝术；Yanyali(2006年)，随机对照试验，10只眼(10例患者)，PPV+内界膜剥除术；Kim(2012年)，干预非对照研究，40只眼(35例患者)，PPV+内界膜剥除+玻璃体腔曲安奈德注射+黄斑区激光光凝术；Raizada(2015年)，随机对照试验，22眼(22例患者)，PPV+内界膜剥除术；EL-Baha(2019年)，前瞻性干预、非对照研究，19只眼(19例患者)，PPV+内界膜剥除+抗VEGF玻璃体腔药物注射术；Hwang(2021年)，回顾性队列研究，43只眼(39例患者)，PPV+内界膜剥除+玻璃体腔地塞米松注射术。

关于部分患者在PPV后有黄斑水肿加重的情况，有研究认为与术后炎症加重相关，一项研究发现PPV后玻璃体内MCP-1与IL-6(两种与DME密切相关的炎症因子)含量显著升高。还有部分患者在PPV联合内界膜剥除术后出现黄斑厚度低于正常值的情况，研究者认为这可能是因为术前黄斑水肿程度过重，对视网膜结构造成了不可逆的损伤，从而导致了较差的视力预后。所以，部分患者术后黄斑厚度减小，但视力仍无提高，与长时间的黄斑水肿导致视网膜微结构的一系列变化有关。

第三节　手术治疗中内界膜的处理

内界膜是视网膜细胞的基膜，由糖蛋白和蛋白多糖组成，被认为是玻璃体和视网膜之间的支架和带电屏障。通常认为PPV联合内界膜剥除术可以解除黄斑部的机械性牵拉从而减轻水肿，然而对于是否应联合剥除内界膜，研究者存在着不同的看法。

有研究认为，联合手术彻底消除了内界膜对黄斑部的机械性牵拉，去除了作为Müller细胞基底膜的内界膜，理论上改变了视网膜原生质的架构，可加快黄斑水肿的吸收并改善视力，甚至可以阻止视网膜表面纤维胶质细胞的异常增生和预防继发性视网膜前膜的产生，这些因素都更有利于黄斑区视网膜结构的恢复。Stolba等人的研究纳入病程为6~18个月弥漫性DME的患者56例(无玻璃体后脱离，至少4个月前曾行格栅视网膜光凝术)，其中26例患者行PPV联合内界膜剥除术，31 例患者归为观察对照组（非手术治疗组），最后结果显示，玻璃体切割联合内界膜剥除术可以降低视网膜厚度及提高最佳矫正视力。

部分研究者认为联合手术的疗效没有明显优于单纯 PPV。Kumagai 等人的研究纳入了 58 例 DME 患者的 116 只眼做自身对照研究，一只眼行单纯 PPV，另一只眼行 PPV 联合内界膜剥除术，结果显示两组术眼术后的 BCVA 在 5 年的随访时间内均有提高，但组间无明显差异。还有一项研究纳入了 18 例持续性弥漫性 DME 患者，8 例患者仅行 PPV，10 例患者联合了内界膜剥除术，观察 12 个月，结果显示联合内界膜剥除术虽然可更好地恢复患者黄斑区的解剖结构，但两组间视力提高情况无差异。

还有部分研究者甚至认为内界膜剥离术不利于黄斑结构功能的恢复。他们认为内界膜与 Müller 细胞连接紧密，剥除内界膜可能会使视网膜细胞进一步受损，出现黄斑营养不良，或者损伤 Müller 细胞，不利于术后恢复，且术中染色所用的药物对视网膜也存在一定的毒性。Romano 的研究显示，对于囊样 DME 且无黄斑牵拉的患者，特别是治疗前视网膜内囊腔大于 390 μm 的患者，PPV 联合内界膜剥除术可能导致黄斑萎缩，进而引起视力下降。

近年随着微创玻璃体手术技术的不断发展，以及 38G、41G 甚至 47G 视网膜下注射针头的出现，针对合并有明显黄斑下硬性渗出的 DME 患者出现了新的治疗术式。使用 PPV 伴或不伴内界膜剥离联合视网膜下注射针头行平衡溶液视网膜下注射，最后予以气体填充的方法，处理 DME 患者的黄斑下团块状硬性渗出，在部分患者可恢复黄斑结构并改善视力。有研究者认为此方法可以松懈黄斑区视网膜，将其用于单纯抗 VEGF 治疗无效的无团块状硬性渗出的 DME。甚至有通过内界膜剥离后用眼内镊人为形成黄斑区裂孔，再通过平衡溶液于视网膜下进行冲洗去除硬性渗出，再行惰性气体填充，最终取得不错的视力恢复效果的病例报道。

第四节　手术的辅助用药

联合手术中常使用的药物有吲哚菁绿（indocyanine green，ICG）、曲安奈德（triamcinolone acetonide，TA），以及亮蓝（brilliant blue G，BBG）辅助标记玻璃体或内界膜。但有证据显示 ICG 对视网膜及视网膜色素上皮存在一定毒性，因此无碘吲哚青绿（infracyanine green，ifCG）开始被用于眼科，但是其价格昂贵。需要注意的是这两种染料都需要用5%葡萄糖水配制以防止低渗对视网膜的毒性。TA因其抗炎作用而被用于眼科，因其呈颗粒状被广泛用于PPV中标记玻璃体。有研究发现PPV联合内界膜剥除术中使用TA的患者比使用ICG的患者在术后视力提高更快，但最终视力预后及黄斑厚度的改变无明显差异。也有学者提出，由于抗炎药物（如TA）可能减弱Müller细胞自身的修复作用，所以剥除内界膜时不建议同时使用激素抗炎。这是因为剥除内界膜时可能损伤Müller细胞，而Müller细胞在轻度损伤的情况下会上调表皮生长因子受体（epidermal growth factor receptor，EGFR），而EGFR可调节干细胞增殖来补偿神经细胞丢失的损伤反应。更重要的是，EGFR还可以促进胶质纤维酸性蛋白（glial fibrillary acidic protein，GFAP）的上调表达，进而导致从内界膜到外界膜垂直的胶质增生，以达到修复和重连突触的作用。Müller细胞中GFAP的增加减轻了缺氧损伤，减少了神经元的损失。而抗炎药物可能影响这些反应的发生，从而减弱Müller细胞的自身修复功能。BBG作为拥有欧洲食品安全认证的化学品，可以很好地和蛋白相结合并开始被广泛用于生物染色，为了达到更好的染色效果，可与其他成分联合使用，比如加入聚乙二醇（ILM-Blue）或者叶黄素等。目前已经有商品化的专门用于内界膜染色的产品上市。

染色方法有两种，即湿染和气液交换后的干染。不管哪种方式都应该注意染色剂的浓度，避免浓度过高产生视网膜毒性，而且无论用哪种染色剂，在内界膜剥除后均应充分冲洗玻璃体腔，以避免染色剂残留。

第五节　手术治疗的并发症

DME患者接受PPV治疗，常见的并发症包括医源性视网膜裂孔、玻璃体积血、继发性高眼压、角膜水肿、并发性白内障等。

视网膜裂孔是PPV治疗的常见并发症，特别是在合并视网膜前增殖膜形成的病例。因部分PDR患者纤维增殖膜与视网膜连接紧密，且晚期PDR患者视网膜薄脆易出血，所以术中剥除增殖膜时可能造成网膜撕裂，形成裂孔。一项大型荟萃分析纳入1562例（1946—2014年）接受PPV治疗的患眼发现，视网膜裂孔是较常见的术中并发症，在有剥离视网膜前膜操作的研究亚群里发生率达到3%。为防止医源性视网膜损伤发生，手术对医生的操作技巧要求较高，需要行有序的玻璃体后脱离及在术中对前膜的处理做出有效的判断。若术中已出现裂孔，须充分光凝封闭裂孔，并根据术中情况选择合适的眼内填充物。

玻璃体积血也是常见的并发症，在术中和术后均可发生，文献报道综合发生率为8%~22%。术中出现玻璃体积血多因为牵拉视网膜新生血管、剥离血管增殖膜等手术操作，可通过提高灌注压、电凝等方法进行及时有效止血。术后出现玻璃体积血多因为术中止血不彻底或者前部视网膜玻璃体增生性病变引起继发性出血，术后出血对患者视力预后影响较大，解决方案主要为术中尽可能剥离血管增殖膜并彻底止血，对于已出血的患者可使用保守治疗，待其自然吸收。而保守治疗无效的患者，可通过眼内注药、补充激光光凝、玻璃体腔灌洗或再次行PPV等方法处理。

其他并发症还包括继发性高眼压，文献报道其发生率最高可达35%。造成高眼压的原因主要包括：术后炎症反应、PDR患者出现新生血管性青光眼、患眼个体差异如房角结构异常、术中使用眼内填充物等。长期高眼压可能导致患者视力不可逆性丧失，故而应在术后加强对眼压的监测与观察。当发现患者眼压升高时，应局部使用降眼压药物控制眼压，必要时可能需要取出眼内填充物或者行青光眼手术等。

角膜水肿也是PPV治疗的并发症之一，高血糖患者会出现角膜内皮细胞密度下降和功能损害，更容易发生角膜水钠潴留进而导致角膜水肿。手术过程中的机械性损伤是角膜水肿的重要原因之一，手术时间的延长也可导致角膜水肿。局部使用高渗药物可进行脱水治疗，同时需要控制眼压，还可以使用软性角膜接触镜保护角膜上皮。

并发性白内障为PPV治疗后的远期并发症，其发生原因主要有：糖尿病影响晶状体代谢、术中对晶状体机械性损伤、眼内填充物对晶状体的影响、术后糖皮质激素的应用等。为降低并发性白内障的发生率，术中应注意不要触碰到晶状体，但对于白内障发展后影响视力或者影响眼底检查的患者，可以考虑白内障手术治疗，而人工晶状体的选择尽量选择光学面积较大的，以方便后期的眼底检查。

一项大型回顾性研究纳入了496只非牵拉性DME接受PPV治疗的患眼进行并发症分析(1990—2000年的病例)，发现术中出现医源性周边视网膜裂孔65只眼(13.1%)，术后孔源性视网膜脱离5只眼(1.0%)，需要二次手术的复发性玻璃体积血 10 只眼(2.0%),视网膜前膜 6 只眼(1.2%),中央静脉阻塞 2 只眼(0.4%),黄斑裂孔 1 只眼(0.4%),缺血性视神经病变 3 只眼(0.6%),脉络膜新生血管 1 只眼(0.4%),新生血管性青光眼 19 只眼(3.8%),以及青光眼 22 只眼(4.4%)。

随着微创玻璃体手术技巧及器械的不断进展,PPV 相关并发症发生率大为降低。

总之,PPV 用于 DME 治疗具有较高安全性与有效性,与眼内注药相比,不需要长期反复接受治疗,从长远看有一定的经济性。为了预防 PPV 术中、术后的并发症,须仔细评估患者的眼部情况,术中精细操作,术后密切随访,并仔细交代患者注意事项,出现并发症时及时处理。手术治疗可以缓解一部分患者的黄斑水肿(图 8-1),但也有部分患者黄斑水肿依然持续。

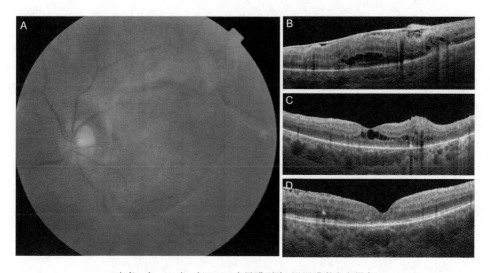

(患者,女,56 岁,行 PPV+内界膜剥除+视网膜激光光凝术)

A.PDR 患者眼底照相显示后极部黄斑区前明显视网膜前膜伴黄斑区水肿;B.同一患者 OCT 图显示浓厚黄斑前膜伴黄斑水肿,伴视网膜层间积液(视力 0.1);C.同一患者行 PPV 联合内界膜剥除术后 1 个半月 OCT 显示黄斑水肿较术前减轻,无明显视网膜前膜(视力 0.6);D.同一患者术后 9 个月 OCT 显示黄斑区水肿已不明显,伴少量视网膜前膜形成(视力因并发性白内障加重降至 0.1)。

图 8-1 DR 伴黄斑前膜及 DME 患者手术前后对比

参考文献

［1］ Focal photocoagulation treatment of diabetic macular edema. Relationship of treatment effect to fluorescein angiographic and other retinal characteristics at baseline: ETDRS report no. 19. Early Treatment Diabetic Retinopathy Study Research Group［J］. Arch Ophthalmol, 1995, 113 (9): 1144-1155.

［2］ BRESSLER S B, QIN H, BECK R W, et al. Factors associated with changes in visual acuity and central subfield thickness at 1 year after treatment for diabetic macular edema with ranibizumab［J］. Arch Ophthalmol, 2012, 130(9): 1153-1161.

［3］ FEDERMAN J L, ANNESLEY W H, JR. , SARIN L K, et al. Vitrectomy and cystoid macular edema［J］. Ophthalmology, 1980, 87(7): 622-628.

［4］ SIVAPRASAD S, OCKRIM Z, MASSAOUTIS P, et al. Posterior hyaloid changes following intravitreal triamcinolone and macular laser for diffuse diabetic macular edema［J］. Retina, 2008, 28(10): 1435-1442.

［5］ MATSUNAGA N, OZEKI H, HIRABAYASHI Y, et al. Histopathologic evaluation of the internal limiting membrane surgically excised from eyes with diabetic maculopathy［J］. Retina, 2005, 25(3): 311-316.

［6］ SIMPSON AR, DOWELL NG, JACKSON TL, et al. Measuring the effect of pars plana vitrectomy on vitreous oxygenation using magnetic resonance imaging［J］. Invest Ophthalmol Vis Sci, 2013, 54(3): 2028-2034.

［7］ HALLER J A, QIN H, APTE R S, et al. Vitrectomy outcomes in eyes with diabetic macular edema and vitreomacular traction［J］. Ophthalmology, 2010, 117(6): 1087-1093. e3.

［8］ PESSOA B, DIAS DA, BAPTISTA P, et al. Vitrectomy Outcomes in Eyes with Tractional Diabetic Macular Edema［J］. Ophthalmic Res, 2019, 61(2): 94-99.

［9］ Zhang W, Yamamoto K, Hori S, Visual outcome and complications of vitrectomy for diabetic macular edema at one-year follow-up［J］. International Journal of Ophthalmology, 2005, 12 (6): 1097-1103.

［10］ YANYALI A, HOROZOGLU F, CELIK E, et al. Pars plana vitrectomy and removal of the internal limiting membrane in diabetic macular edema unresponsive to grid laser photocoagulation［J］. Eur J Ophthalmol, 2006, 16(4): 573-581.

［11］ KIM Y T, KANG S W, KIM S J, et al. Combination of vitrectomy, IVTA, and laser photocoagulation for diabetic macular edema unresponsive to prior treatments: 3-year results ［J］. Graefes Arch Clin Exp Ophthalmol, 2012, 250(5): 679-684.

［12］ RAIZADA S, AL KANDARI J, AL DIAB F, et al. Pars plana vitrectomy versus three intravitreal injections of bevacizumab for nontractional diabetic macular edema. A prospective, randomized comparative study［J］. Indian J Ophthalmol, 2015, 63(6): 504-610.

［13］ EL-BAHA S M, ABDEL HADI A M, ABOUHUSSEIN M A. Submacular Injection of Ranibizumab as a New Surgical Treatment for Refractory Diabetic Macular Edema［J］. J Ophthalmol, 2019, 2019: 6274209.

［14］ HWANG S, KANG S W, KIM K T, et al. Three-year outcomes of vitrectomy combined with intraoperative dexamethasone implantation for non-tractional refractory diabetic macular edema［J］. Sci Rep, 2021, 11(1): 1292.

［15］ YOSHIDA S, KUBO Y, KOBAYASHI Y, et al. Increased vitreous concentrations of MCP-1 and IL-6 after vitrectomy in patients with proliferative diabetic retinopathy: possible association with postoperative macular oedema［J］. Br J Ophthalmol, 2015, 99(7): 960-966.

［16］ STOLBA U, BINDER S, GRUBER D, et al. Vitrectomy for persistent diffuse diabetic macular edema［J］. Am J Ophthalmol, 2005, 140(2): 295-301.

［17］ KUMAGAI K, HANGAI M, OGINO N, et al. Effect of internal limiting membrane peeling on long-term visual outcomes for diabetic macular edema［J］. Retina, 2015, 35(7): 1422 -1428.

［18］ PATEL J I, HYKIN P G, SCHADT M, et al. Pars plana vitrectomy with and without peeling of the inner limiting membrane for diabetic macular edema［J］. Retina, 2006, 26(1): 5-13.

［19］ ROMANO M R, ROMANO V, VALLEJO-GARCIA J L, et al. Macular hypotrophy after internal limiting membrane removal for diabetic macular edema［J］. Retina, 2014, 34(6): 1182-1189.

［20］ KUMAGAI K, OGINO N, FUKAMI M, et al. Removal of foveal hard exudates by subretinal balanced salt solution injection using 38-gauge needle in diabetic patients⌊J⌋. Graefes Arch Clin Exp Ophthalmol, 2020, 258(9): 1893-1899.

［21］ IWANE Y, IMAI H, YAMADA H, et al. Removal of subfoveal massive hard exudates through an intentional macular hole in patients with diabetic maculopathy: A Report of Three Cases［J］. Case Rep Ophthalmol, 2022, 13(2): 649-656.

［22］ GOINGS G E, SAHNI V, SZELE F G. Migration patterns of subventricular zone cells in adult mice change after cerebral cortex injury［J］. Brain Res, 2004, 996(2): 213-226.

［23］ JACKSON T L, NICOD E, ANGELIS A, et al. Pars plana vitrectomy for diabetic macular edema: A Systematic Review, Meta-Analysis, and Synthesis of Safety Literature［J］. Retina, 2017, 37(5): 886-895.

［24］ KUMAGAI K, FURUKAWA M, OGINO N, et al. Long-term follow-up of vitrectomy for diffuse nontractional diabetic macular edema［J］. Retina, 2009, 29(4): 464-472.

第九章

糖尿病黄斑缺血与糖尿病黄斑水肿

糖尿病黄斑水肿(DME)患病率在世界范围内逐年升高,而糖尿病黄斑缺血(diabetic macular ischemia, DMI)是 DME 患者视力预后差的重要原因。黄斑区微血管循环功能障碍与黄斑水肿的发生密切相关,黄斑区血流灌注状态对黄斑区视觉功能的影响至关重要。DMI 在很大程度上导致黄斑区毛细血管结构功能破坏,并且随着糖尿病视网膜病变(DR)的发展逐渐加重且不可逆,严重影响 DME 治疗效果和患者视力预后。

尽管不少研究已经证明了 DMI 限制患者视力预后,但其对视觉功能的直接影响仍不十分明确,一些患者在合并严重 DMI 的情况下,却表现出良好的、接近健康人群的视力。但是这类患者的视力可能短期内突然严重下降,并且其本身视网膜病变的严重程度也有所增加。合并 DMI 的 DME 患者即使在水肿控制稳定情况下,仍更易表现出短期内视力急剧恶化。既往研究表明,DMI 是 DME 和增生型糖尿病视网膜病变(PDR)的危险因素,早期治疗糖尿病视网膜病变研究(ETDRS)报告中无 DMI 患者发展成为 PDR 的风险为 18.2%,而合并重度 DMI 的患者发展成为 PDR 的可能性为 41.3%。

第一节　黄斑区视网膜的血供特点

视网膜存在双重血液供应。视网膜内五层(内核层及以内)的血液主要由视网膜中央动脉供应,视网膜中央动脉颞上和颞下血管的分支在黄斑区形成由 3 个相互连接的毛细血管丛。表层毛细血管丛(superficial retinal capillary plexus, SCP)分布在视网膜神经纤维层,中间层毛细血管丛(middle retinal capillary plexus, MCP)和深层毛细血管丛(deep retinal capillary plexus, DCP)分别分布在内核层的内侧和外侧。毛细血管丛在近黄斑中心凹处又互相连接形成单层血管环，即黄斑区血管拱环，中央形成黄斑中心凹无血管区(foveal avascular zone，FAZ)，正常 FAZ 通常直径为 500~600 μm(半径为 250~300 μm)的圆形或椭圆形。FAZ 和视网膜外五层(外丛状层及以外)的血液主要由脉络膜毛细血管供应，外层视网膜较内层视网膜血运丰富(图 9-1~图 9-3)。

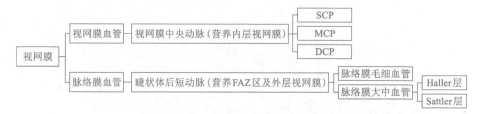

图 9-1　黄斑区视网膜血液供应

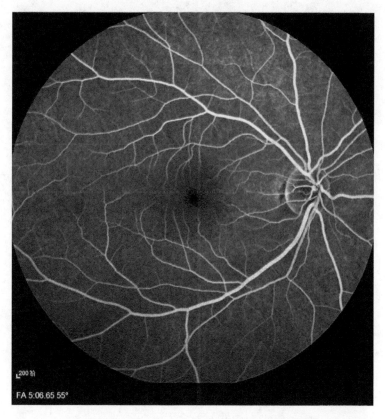

图 9-2　荧光素眼底血管造影(FFA)显示正常黄斑区视网膜血管结构

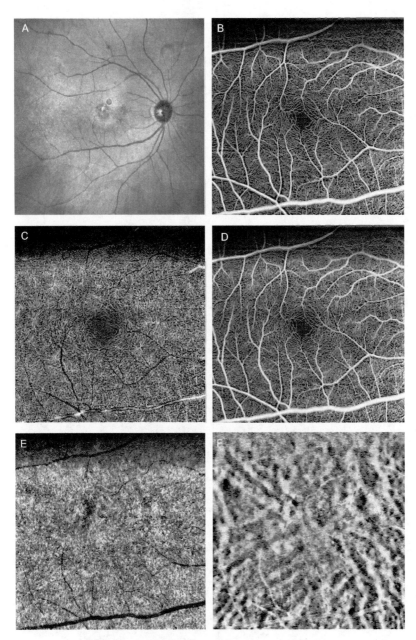

A.线性激光扫描眼底图；B.视网膜浅层血管网；C.视网膜深层血管网；D.视网膜血管网（浅层及深层）；E.脉络膜毛细血管；F.脉络膜中大血管。

图9-3　光学相干断层扫描血流成像（OCTA）显示正常黄斑区血管结构（图湃全域OCTA，6 mm×6 mm 模式）

第二节　糖尿病黄斑缺血的定义及其分级

一、DMI 定义

临床上，DMI 的定义是 FAZ 扩大和（或）FAZ 轮廓连续中断和（或）黄斑中心凹旁毛细血管无灌注区形成。DMI 患者视网膜的改变可分为解剖学改变和病理学改变。解剖学改变包括神经视网膜组织大量丧失以及供应视网膜的血管明显阻塞；病理学改变包括视网膜毛细血管基底膜结构的变化，以及毛细血管周细胞结构的特征性变化。DR 患者相比正常对照组，FAZ 增加，深层毛细血管密度（deep vessel density，DVD）及浅层毛细血管密度（superior vessel density，SVD）均可下降。

我国 2014 年 DR 诊断标准提出，将 DME 根据治疗效果分为局灶性黄斑水肿、弥漫性黄斑水肿和黄斑缺血（又称混合型黄斑水肿）。黄斑缺血由黄斑区内毛细血管闭锁，从而导致黄斑中心凹或中心凹旁的视网膜出现缺血表现。无论是局灶性还是弥漫性黄斑水肿均可合并缺血性改变，与视力预后密切相关。关于 DMI 的进展，有研究认为 DMI 的严重程度并没有随着时间的推移而加重，也有其他研究认为 DMI 随着 DR 的进展而逐渐加重（图 9-4）。

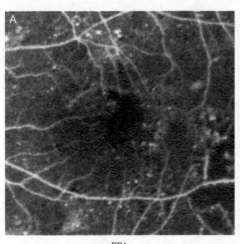
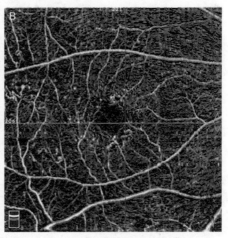

FFA　　　　　　　　　　　　　　　OCTA

A. FFA 显示 DMI 表现为 FAZ 面积扩大，FAZ 轮廓连续性中断和黄斑区毛细血管丢失；B. OCTA 显示 DMI 表现为 FAZ 面积扩大，FAZ 轮廓连续性中断和黄斑区毛细血管丢失。

图 9-4　DMI 的 FFA 及 OCTA 表现

二、DMI 的分级

DMI 患者的 FFA 的特点包括 FAZ 面积扩大，FAZ 轮廓连续性中断和黄斑区毛细血管丢失等。早在 1991 年，ETDRS 11 号报告就已经根据 FFA 特点对DMI 进行分级（表 9-1~表 9-3）。

表 9-1　按 FAZ 面积大小分级

分级	FAZ 面积大小
0 级	<半径为 300 μm 的圆形面积
1 级	=半径为 300 μm 的圆形面积
2 级	半径为 300 μm 的圆形面积 <FAZ 面积<半径为 500 μm 的圆形面积
3 级	≥半径为 500 μm 的圆形面积
8 级	无法分级

表 9-2　按 FAZ 轮廓连续性中断分级

分级	FAZ 轮廓连续性中断
0 级	FAZ 轮廓完整，为平滑、对称的圆形或椭圆形
1 级	FAZ 轮廓不是光滑圆形或者椭圆形，存在可疑异常
2 级	FAZ 轮廓中断<1/2
3 级	FAZ 轮廓中断>1/2
4 级	FAZ 轮廓完全缺失
8 级	无法分级

表 9-3　按毛细血管丢失情况分级

分级	毛细血管丢失情况
0 级	无毛细血管丢失
1 级	可能存在毛细血管丢失
2 级	确定有毛细血管丢失（轻等程度）
3 级	中等程度毛细血管丢失
4 级	严重程度毛细血管丢失

第三节　糖尿病黄斑缺血的眼底表现

DMI 内层视网膜病变眼底表现包括 FAZ 破坏、微动脉瘤、黄斑区硬性渗出、出血、棉绒斑、黄斑水肿等。微动脉瘤主要位于毛细血管闭锁区周围的毛细血管上。硬性渗出位于视网膜外丛状层，一般认为它是视网膜水肿后神经组织分解产生的脂类；另有学者认为 DR 患者血管通透性高，血浆渗透到视网膜外丛状层，水及小分子物质由脉络膜血管或周围正常的毛细血管吸收，而脂类和蛋白质等大分子物质残留下来形成硬性渗出。在硬性渗出环中央可见渗漏的微动脉瘤和扩张的毛细血管。血管闭锁缺血使神经纤维轴浆流阻滞及细胞内水肿也可产生棉绒斑。视网膜毛细血管通透性过度增加或微动脉瘤的渗漏，也可引起黄斑水肿。还有研究表明 DR 患者发生 DMI 后，黄斑中心凹下脉络膜厚度（subfoveal choroidal thickness，SFCT）将会增加。

在 DMI 患者中，DCP 对外层视网膜和光感受器内层的供氧具有非常重要的作用。DR 患者黄斑区光感受器损伤与 OCTA 显示的 DCP 层面毛细血管丛无灌注区域一致。此外，在严重的 DMI 患眼中常常可见外层视网膜损伤。

在 Nuriye Gökçen Yalçın 等人的研究中，有严重 DME 的患者发生 DMI 的概率更大。黄斑囊样水肿中，囊腔直径与 DMI 发生相关，DMI 在体积较大的囊样黄斑水肿和黄斑区视网膜增厚的患眼中更为普遍。尽管水平和垂直两个方向上囊腔直径的增加似乎都与黄斑缺血有关，但垂直方向上直径的增加和黄斑区视网膜增厚对缺血的进展影响更大，而水平方向上囊腔直径的增大则与 Müller 细胞的变性有关。血管通透性过高和局部缺血可导致神经胶质细胞坏死和凋亡，从而导致较大的囊腔形成；而囊腔的扩大又导致 FAZ 扩大和中心凹缺血，进而形成一个恶性循环。囊腔越大通常预示着视网膜外层的损伤越重，囊腔形成损害视网膜神经节和双极细胞，从而更容易发生 DMI。

第四节 糖尿病黄斑缺血的检查方法

一、FFA

FFA 作为 DR 极重要的诊断工具之一，在评价疾病严重程度及观察视网膜血管方面的重要作用无可替代，是研究中公认的"金标准"。早期 DME 导致的黄斑微循环障碍 FFA 表现为局部或弥漫强荧光区的微动脉瘤（MA），随着缺血逐渐加重，可观察到黄斑区毛细血管异常扩张或者丢失。FFA 在有关 DMI 的研究中起到重要作用，大部分研究采用 ETDRS 对 DMI 的分级标准，主要包括 FAZ 面积、FAZ 轮廓连续性和毛细血管丢失情况三方面。还有部分研究采用了 ETDRS 对 DMI 分级标准的部分或改良作为 DMI 的定义。不少研究者在研究中采用 FFA 对 DME 患者黄斑缺血状态进行评估，定义 FAZ 面积扩大超过半径为 1000 μm 的圆形面积，或在中心凹 1 PD 范围内存在毛细血管无灌注区域为严重黄斑缺血（图 9-4）。DMI 通常随着 DR 的进展而发展，可以出现在 DR 的任何阶段。早期 DMI 可能仅表现出 FAZ 面积轻度扩大。随着黄斑缺血的加重，FAZ 轮廓规则性逐渐消失，拱环周围毛细血管脱落丢失，可伴随荧光素渗漏，并且能够清晰地显示出毛细血管无灌注区。DR 患者 FAZ 面积较健康人群显著增加，且 FAZ 面积随 DR 分级和视网膜病变严重程度增加而增大，FAZ 轮廓异常比例更高（图 9-5）。

一项研究应用 FFA 对 DMI 参数进行测量，分析 DMI 对视力的影响，结果发现 FAZ 面积在 ETDRS 对 DMI 不同分级等级组中存在显著差异，随分级增加而增大。且中度和重度 DMI 患眼中，DMI 与视力下降相关。有研究者采用 FFA 每 6 个月至少测量 2 次 FAZ 面积，以预测 DMI 进展，用 FAZ 面积扩大率作为 DMI 进展的替代指标，研究结果发现基线时轻度、中度和重度 DMI 的 FAZ 面积中位数分别为 0.28 mm^2、0.37 mm^2 和 0.73 mm^2，并在研究终点时显著增加（分别为 0.31 mm^2、0.41 mm^2 和 1.23 mm^2）（$P<0.001$）。三组随访的中位时间两两之间无显著差异。重度 DMI 患者 FAZ 面积扩大 0.073 mm^2/年（10.4%/年），相较于轻度 DMI 患者 FAZ 扩大 0.021 mm^2/年（7.50%/年）和中度 DMI 患者 FAZ 扩大

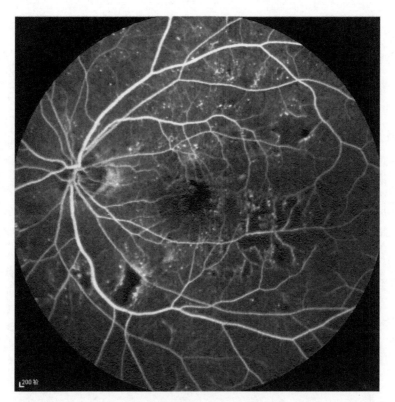

黄斑区 FAZ 面积扩大，黄斑拱环结构不完整伴毛细血管扩张，后极部大量微动脉瘤呈强荧光，以及无血管区呈斑片状弱荧光。

图 9-5　DR 患者 FFA 结果显示

0.019 mm²/年(5.13%/年)显著升高($P=0.02$，$P=0.03$)。较高的 DMI 分级可预测黄斑缺血的进展，DMI 进展本身也是视力下降的独立预测因素。

超广角荧光素眼底血管造影(UWFFA)技术是借助超广角成像技术使得 FFA 所能观察到的视网膜范围扩大，对于周边区视网膜缺血及新生血管的观察很有帮助。在某些情况下，无灌注区域位于常规眼底照相机覆盖区域以外的位置，利用 UWFFA 可使观察到的非灌注量增加。在 Wessel 等人的一项评估 DR 患者的 UWFFA 研究中发现，与 ETDRS7 标准成像相比，在 UWFFA 上观察到的非灌注量增加了 3.9 倍，新生血管(neovascularization elsewhere, NVE)面积增加了 1.9 倍，视网膜病理学改变增加了 10%。缺血指数(ischemic index, ISI)概念的提出建立在 UWFFA 技术上，通过计算视网膜无灌注区面积所占百分比来评价视网膜血管疾病中的缺血程度。研究发现，DME 患者 ISI 与黄斑中心凹厚度相关，在 ISI 高的患者中黄斑中心凹厚度高，在 ISI 低的患者中黄斑中心凹厚度低。越来越多的研究认为周边部视网膜无灌注区（retinal non-perfusion，RNP）与 DME 严重程度及黄斑区血流灌注状态的关系密不可分。

目前 FFA 仍然是临床诊断 DR 的金标准，通过动态观察造影剂的循环和渗漏，可以清楚地显示视网膜无灌注、血管渗漏和新生血管及微动脉瘤等 DR 的主要病理生理学改变。随着 OCTA 技术的发展，传统 FFA 检测的地位动摇，但 FFA 在区分渗漏和非渗漏性微动脉瘤方面的作用目前仍不可被 OCTA 替代，是综合评估黄斑区毛细血管形态功能不可或缺的重要方法。因此，FFA 作为一种全面评估视网膜的重要工具，在 DR 诊断和分期，以及评估 DME 和 DMI 方面具有重要作用。特别是对于 DME 治疗无反应、需要长期随访或合并存在 DMI 的患者，可同时进行 FFA 和 OCTA 检测，以便全面评估视网膜毛细血管状态。

二、OCTA

（一）OCTA 的成像原理

与传统的血管造影术和 OCT 不同，OCTA 采用了全新的成像模式，具有无创、方便和快捷的特点，其原理是基于眼底血管中存在流动的血细胞，对同一横断面进行重复的相干光层析成像，通过特殊的计算方法，获得移动血细胞即血流的信号，并据此进行血管结构的三维重建，以冠状面的形式逐层呈现眼底血管的影像。其最大的优势之一，就是可以分层观察到视网膜、脉络膜的血流形态和分布情况，且可以对视网膜的血流灌注进行定性及定量分析。

（二）OCTA 的特点

FFA 需要注射造影剂，可能引起各种不良反应，如恶心、呕吐、皮肤瘙痒、呼吸困难、过敏性休克等，严重者甚至可能导致死亡，且 FFA 无法清晰地显示视网膜深层及脉络膜层的血管结构。OCTA 的出现也为传统的视网膜血管检查提供了一种方便而快捷的新形式。随着 OCTA 技术的不断发展和临床研究的逐渐深入，OCTA 技术备受研究者青睐，向传统 FFA 技术提出了挑战。

目前大多数 OCTA 都能够监测 DMI 的变化，高分辨率 OCTA 成像技术足以用于研究检测 DR 患者黄斑灌注状态的变化，并分层测量视网膜层的厚度，量化分析不同层面的视网膜血流灌注程度，但仍无法检测周边部无灌注区。但是随着超广角成像技术的发展，超广角成像技术与 OCTA 相结合，超广角 OCTA 的发展为视网膜血管疾病提供了更加全面和完善的检测手段。大量基于 OCTA 的研究表明，黄斑区视网膜毛细血管血流密度和形态与疾病的严重程度密切相关，OCTA 的测量值可以作为监测 DMI 进展和治疗反应的生物标志物。临床中可以提供 DR 患者视网膜大范围血供情况及微小病变和新生血管的超广角、高分辨率呈现，有望减少 FFA 使用，有效避免 FFA 带来的不良反应。OCTA 作为评价视网膜血管形态和量化视网膜灌注状态的重要影检查手段和测量工具，有望成为新的评价 DMI 治疗效果的影像学生物标志物（图 9-6、图 9-7）。

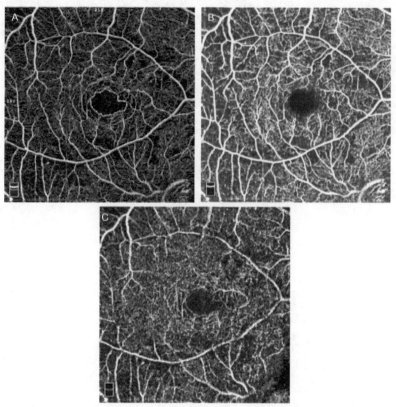

A.红色箭头示 FAZ 面积扩大，轮廓连续性中断；B.浅层视网膜毛细血管分布；

C.深层视网膜毛细血管分布。

图 9-6　OCTA 显示 DR 患眼黄斑灌注状态

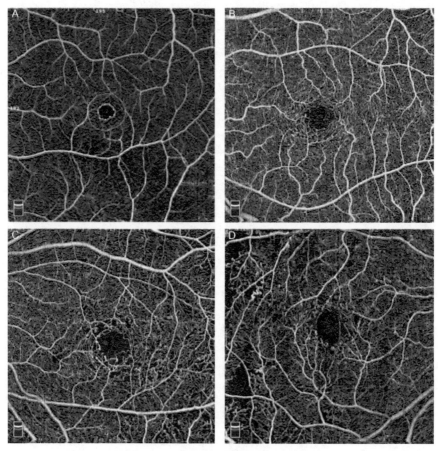

A. 无 DMI；B. 轻度 DMI；C. 中度 DMI；D. 重度 DMI。

图 9-7　OCTA 显示不同程度 DMI

(三)OCTA 及 FFA 检查的一致性

通过比较 FFA 和 OCTA 在测量 DR 患者黄斑区灌注状态方面的一致性，发现两者均检测到 DMI 患者均较非 DMI 患者 FAZ 面积增加，分别增加(0.19±0.67) mm^2 和(0.20±0.79) mm^2，差异不显著。在另一项回顾性研究中通过比较 FFA 和 OCTA 对黄斑缺血分级的一致性和重复性，结果表明 OCTA 与 FFA 分级结果呈现中度一致性。并且在浅层毛细血管丛和脉络膜血管层 OCTA 的 DMI 分级与其对应的旁中心凹的血流指数相关(P=0.04, P=0.036)，但在深层毛细血管丛与血流指数显示出统计学趋势的相关性(P=0.13)。当用 OCTA 图像评估 DMI，获得的图像与 FFA 结果具有高度一致性，且对于 DR 患者而言，OCTA 比传统的 FFA 更具重复性。另一项研究通过比较 DR 患者和健康人群中心凹旁及近中心凹的血管密度，发现中心凹旁和近中心凹的血管密度比健康人群分别下降 12.6% 和 10.4%，差异具有统计学意义，总的黄斑无灌注区（non-perfusion，NP）面积和 FAZ 面积较健康人群显著增加 0.82 mm^2 和 0.16 mm^2；OCTA 和 FFA 观察血管面积一致性 κ 为 0.45。OCTA 能够提供客观评估黄斑区血流灌注指标的测量方式，并且可以自动检测血流信号，不受图像对比度的影响，而 FFA 图像的测量会受到对比度的影响。

在临床实践中，人们发现浅层和深层 NP 的大小和形态并不一致。与传统FFA 相比，OCTA 技术在不使用造影剂的前提下即可同时检测到浅层和深层的视网膜 NP 病变，这是 OCTA 的优势之一。然而，多种病变均可模拟 OCTA 中典型的视网膜 NP 信号，如血管阻塞引起的视网膜缺血会导致视网膜血流流空信号在 OCTA 中显示为视网膜 NP；再如继发于黄斑囊样水肿的视网膜血管异位亦会呈现"假"NP 信号，从而在 OCTA 中显示与视网膜 NP 类似的血流流空信号，而且多种影响因素可在同一视网膜疾病中并存。这就有可能就会导致视网膜 NP 病变的大小和形态在 FFA 和 OCTA 中存在不一致。另外早期 DR 患者的黄斑区 OCTA 所显示的缺血区有可能是血细胞瘀滞流速降低导致的血流信号缺失，还有可能是黄斑囊样水肿引起的血流信号遮蔽(图 9-8)。

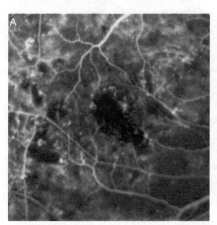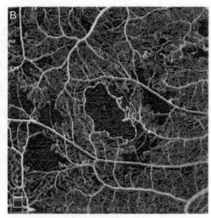

A. FFA 显示 DMI；B. OCTA 显示 DMI。

图 9-8　FFA、OCTA 检查的一致性

(四)OCTA 的量化分析

OCTA 通过检测血流信号显示视网膜血流的灌注程度，逐渐成为评价黄斑区视网膜血管形态的重要工具，其重要优势还体现在可以对视网膜不同层面的血流灌注状态进行量化分析。OCTA 提供的各项量化指标使得研究对黄斑血流状态的描述变得更为客观，用具体数据直观反映血流灌注的概念，更加方便检测 DMI 的病情变化、评估治疗效果。如美国 Optovue OCTA 提供了能够测量并总和无灌注区的工具。这个工具还将无灌注区的位置高亮显示加以提醒。Optovue OCTA 提供了自动化的全层范围内的拱环最内圈识别，AngioVue OCTA 系统具有自带算法能自动生成并量化分析 FAZ(面积、周长、密度等)、血流灌注密度、血管线性密度等参数，并将扫描范围内视网膜进行分区，并测量各分区内血流密度、视网膜厚度等(图9-9~图9-11)。

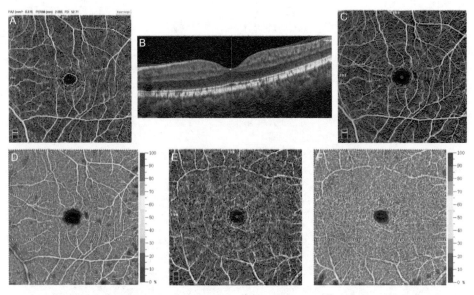

A. 视网膜毛细血管(浅层和深层)分布图(可量化 FAZ 面积、周长)；B. 中心凹对应 B-scan 所示血流信号；C.浅层视网膜毛细血管分布图(九分法)；D.浅层视网膜血流密度图；E.深层视网膜毛细血管分布图(九分法)；F.深层视网膜血流密度图。

图9-9　应用 OCTA 对黄斑区灌注指标进行量化的方法(正常眼)

(五)DMI 的 OCTA 测量值和视力相关性

DR 患者 OCTA 显示的 FAZ 面积扩大程度、深浅层血管密度的下降程度与视力丧失之间的关系(不相关、正相关或者负相关)目前尚未明确。

在杨爱萍等人的研究中,通过 Pearson 分析尚未发现 OCTA 各测量值与视功能具有相关性,但是可能与入组对象分组不够精确,以及 OCTA 自动分层可能存在偏差有关。而有多项研究证实黄斑区血流灌注与视力呈正相关。一项研究发现视敏度与深层血管密度(deep perifoveal vessel density,DVP)呈正相关,与表层 FAZ 面积呈负相关。DCP 的缺血性变化比 SCP 的变化更有可能导致黄斑光感受器紊乱,从而导致 DMI 的中心视力丧失。这些相关性支持使用 OCTA 来发现和监测 DMI。

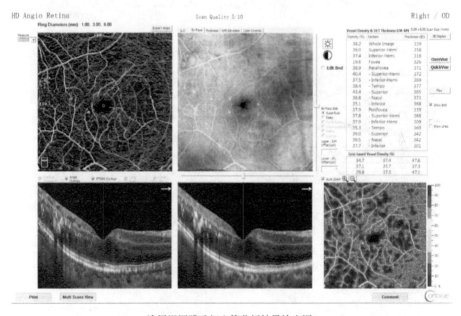

浅层视网膜毛细血管分析结果输出图。

图 9-10 DR 患者黄斑区 OCTA 血流量化分析(1)

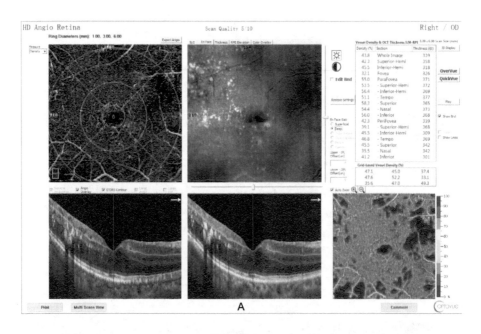

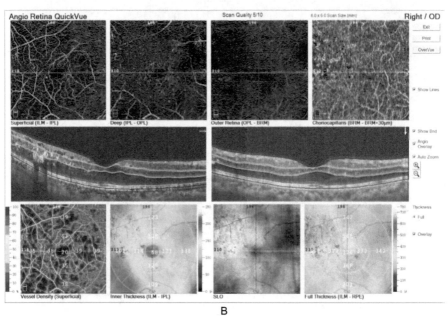

A. 深层视网膜毛细血管分析结果输出图；B. 不同层次视网膜毛细血管分析结果输出图。

图 9-10　DR 患者黄斑区 OCTA 血流量化分析（2）

第五节　糖尿病黄斑水肿治疗与糖尿病黄斑缺血的相互影响

DMI 的治疗管理同 DME 一样，需要结合全身情况的长期管理，控制血糖、血压和血脂等，并需要定期随访眼部情况，以便及时进行眼科治疗干预。而存在 DMI 的患眼，对接受 DME 治疗或者手术治疗时的安全性及有效性探讨一直在进行。

一、激光治疗对 DMI 的影响

激光治疗包括黄斑区局部光凝、格栅光凝及全视网膜光凝，也是主要通过破坏视网膜减少视网膜耗氧，或者刺激局部 RPE 细胞，减少 VEGF 生成，从而延缓 DR 的进展，改善黄斑区视网膜血供、氧供，进而达到改善 DME 的目的。但激光治疗本身属于破坏性治疗，是否会引起 DMI 加重一直存在争议。在 RESTORE 延伸研究的一项子分析中发现，激光治疗组在 36 个月的随访期间，FAZ 面积、FAZ 轮廓连续性及毛细血管丢失情况均未见显著改变，侧面反映了激光治疗并不会导致 DMI 加重。但在抗 VEGF 治疗引起 RNP 再灌注的研究中也发现 PRP 导致视网膜缺血区域完全破坏，激光斑可能会阻止再灌注的发生，并导致抗 VEGF 治疗无反应。但目前的观念仍认为激光治疗可以减少 VEGF 从而改善黄斑区血供，因此在治疗 DMI 方面可能具有积极作用，但有待进一步研究证实。

二、抗 VEGF 治疗对 DMI 的影响

关于抗 VEGF 治疗对 DMI 的潜在影响在临床研究中一直存在争议。一些研究认为，DME 患者合并存在 DMI 的情况下，抗 VEGF 治疗对患者预后有不良影响，DMI 患者接受抗 VEGF 治疗后出现了缺血加重，有关抗 VEGF 治疗对 DMI 的有害作用尚不清楚。但是，越来越多的研究表明，抗 VEGF 治疗不会加重 DME 患者视网膜缺血，甚至可以改善缺血，促进再灌注发生。

(一)抗 VEGF 治疗对 DMI 的安全性

一项多中心非随机研究包括 10 名黄斑区毛细血管严重丢失的 DME 患者，予以贝伐单抗 1.5 mg 玻璃体腔注射治疗，评价患者 54 周内视力及 CMT(黄斑中心凹直径 1000 μm 范围平均厚度)变化，整个研究期间，患者视力显著提高，CMT 显著下降，随访期间并未观察到与治疗相关的不良事件。Bolt 研究作为具有代表性的前瞻性研究，主要研究贝伐单抗对 DMI 的影响，报告通过比较接受贝伐单抗治疗和激光治疗的 DME 患者 4 个月时黄斑灌注状态的变化进行评估，研究结果显示，激光组和贝伐单抗组 4 个月时 FAZ 最大线性尺寸无明显增加($P=0.40$)，两组 FAZ 面积也无明显增加($P=0.30$)，两组黄斑周围毛细血管丢失情况也无明显变化($P=0.64$)。治疗 4 个月时并没有 DME 患者因 DMI 加重而退出研究，证明贝伐单抗治疗 DME 短期内的安全性，并且不会引起 DMI 进展。对于合并 DMI 的 DME 患者，贝伐单抗为可供选择的治疗方法，但其在眼科中应用的安全性及有效性仍需要进一步探索。

对于合并 DMI 的 DME 患者，雷珠单抗治疗具有较好的安全性及有效性。RESTORE 延伸研究中，一项着重于雷珠单抗治疗对 DME 患者黄斑灌注状态影响的子分析发现，基线时雷珠单抗单药治疗组的 FAZ 面积为(0.261 ± 0.232) mm^2，雷珠单抗联合激光治疗组为(0.231 ± 0.219) mm^2，单纯激光治疗组为(0.201 ± 0.13) mm^2。雷珠单抗治疗期间没有观察到 FAZ 面积出现明显变化。在治疗 36 个月时，雷珠单抗单药治疗组 FAZ 面积平均增加 0.073 mm^2，雷珠单抗联合激光治疗组平均增加 0.117 mm^2，但均不具有统计学意义。3 个治疗组中 FAZ 的规则性均无变化，黄斑区毛细血管丢失情况也没有发现差异。因此可以认为多次的雷珠单抗治疗并不会导致黄斑灌注状态恶化。

(二)抗 VEGF 治疗对 DMI 的积极作用

对于抗 VEGF 治疗能否改善缺血一直缺乏强力有效的研究证明。一项基于 RISE&RIDE Ⅲ期临床试验的回顾性研究通过对比雷珠单抗治疗组和假注射组的 DME 患者无灌注区进展比例，发现治疗 24 个月内，雷珠单抗治疗组比假注射组无灌注区进展速率明显降低，之后给予假注射组补充雷珠单抗治疗，在 36 个月时与初始雷珠单抗治疗组之间无显著差异。但雷珠单抗治疗组在治疗 24 个月后出现了向 RNP 的进展，因此研究者认为抗 VEGF 治疗能够延缓但不能完全阻止 RNP 进展。另一项研究通过 OCTA 分析了 DME 患者接受抗 VEGF 治疗(包括贝伐单抗、雷珠单抗和阿柏西普)后 FAZ 面积的变化,随访平均时间为 3.2 个月(范围 1~9 个月),研究结果发现抗 VEGF 治疗后 FAZ 面积显著减小($P<0.001$),视网膜浅层及深层毛细血管网的 FAZ 面积均减小,并观察到原先扩大的 FAZ 区域血流信号重新出现。不少研究证明雷珠单抗对缺血方面的治疗确实具有积极作用,其机制可能是通过抑制 VEGF 水平,达到改善视网膜缺血的治疗效果,雷珠单抗对 DMI 的疗效仍需要大量研究来证实。

DR 患者早期通常出现视网膜毛细血管扩张,导致血管结构功能受损,玻璃体腔阿柏西普注射可以使 DME 患者的毛细血管口径减少,预示着抗 VEGF 可以促进异常的毛细血管正常化。

(三)抗 VEGF 治疗对 DMI 可能的负面影响

在有关 DMI 的研究中,不少研究者观察到 DME 患者在接受贝伐单抗注射后视网膜灌注状态出现了恶化。研究者认为抗 VEGF 治疗使正常生理浓度的 VEGF 也被抑制,导致了 DMI 加重。在一项关于贝伐单抗对 DME 患者黄斑缺血影响的研究发现,33 名 DME 患者在接受 3 个月贝伐单抗治疗后 FAZ 面积显著增加($P=0.003$),其中 2 名(6%)患者 FAZ 面积增加超过 50%,但其视力及水肿程度未见恶化。因此研究者认为贝伐单抗治疗会导致黄斑缺血。同样的结果在一项回顾性分析研究贝伐单抗治疗对 DR 和 BRVO 所致的黄斑水肿 FAZ 的影响中也得到证明,研究观察到单次玻璃体内注射贝伐单抗后 6~8 周 DME 患者 FAZ 的面积显著增加,在 DR 患者中治疗前 FAZ 平均面积为(0.361 ± 0.129) mm²,治疗后为 0.434 mm²,随访时平均增加 0.071 mm²(19.7%)。BRVO 患者治疗前 FAZ 面积为(0.290 ± 0.115) mm²,治疗后为(0.407 ± 0.350) mm²,增加了 0.117 mm²(40.3%)。由于该研究属于回顾性研究,缺少患者治疗前黄斑灌注状态,无法判断 FAZ 面积增加是由贝伐单抗治疗导致还是患者自然病程发展所致,或是原本存在的黄斑缺血加重,因此研究结果不足以证实抗 VEGF 治疗加重了黄斑缺血。

三、糖皮质激素治疗对 DMI 的影响

印度的一篇病例报道了一名 66 岁的 PDR 患者,在治疗前 FFA 显示存在明

显的 FAZ 增大和扭曲，并伴有毛细血管丢失，在接受傲迪适（Ozurdex）治疗
2 个月后黄斑毛细血管网重建，FAZ 面积明显减小，不规则性显著改善，提示
DMI 的逆转及黄斑毛细血管无灌注区的再灌注。但是截至目前，仍缺少足够的
数据去论证糖皮质激素对缺血的具体影响。

四、DMI 限制 DME 患者治疗获益

关于 DMI 对于雷珠单抗治疗 DME 效果影响的研究也证明 DMI 可能是限制
DME 患者抗 VEGF 治疗后视力提高的因素。一项回顾性研究中，53 名 DME 患
者根据是否合并 DMI 分为缺血组和非缺血组，两组患者均每个月接受贝伐单抗
治疗 1 次，比较 3 个月时两组视力和 CST 变化。3 个月后，缺血组视力从（0.52±
0.27）下降至（0.57±0.21），非缺血组视力从（0.66±0.34）提高至（0.59±0.33），
视力下降超过 1 行字母的患者比例在缺血组和非缺血组中分别为 50% 和 22%
（$P=0.037$），视力下降 3 行字母的患者比例分别为 21% 和 5%（$P=0.042$），两
组患者 CST 均有显著下降，这些结果表明 DMI 可能是 DME 患者视力获益的限
制因素。

有关 DMI 的研究发现，术前存在 DMI 的 DME 患者术后视力改善及水肿消
退情况均不如不存在 DMI 的患者。一项纳入 77 只难治性 DME 患眼接受 PPV
后疗效分析的研究，根据术后 6 个月黄斑水肿消退情况分为反应组和无反应
组，两组患者视力及黄斑中心凹厚度存在显著差异，经过回顾性分析发现无反
应组术前 FAZ 面积显著大于反应组（$P=0.020$），因此认为 DMI 可能限制 PPV
治疗带来的视力获益。虽然黄斑缺血作为手术治疗获益的限制因素，存在 DMI
的患者经过手术治疗后最终视力可能还是低于黄斑灌注状态良好的 DME 患者，
但是因为 PPV 可以改善视网膜缺氧，术后视网膜动静脉氧饱和度较术前显著
增加，因此手术仍能为存在 DMI 的患者带来相当的疗效，并在一定程度上缓解
黄斑缺血的状态。

近年来，随着对 DMI 研究的不断深入，DMI 作为 DR 的重要表现之一，与
DME 的发生发展及治疗效果密切相关。FFA 及 OCTA 等技术的发展为 DMI 的
评估提供了强有力的测量工具，也为临床研究带来了便利。在 DMI 治疗方面也
取得了不少的研究成果，玻璃体腔注射抗 VEGF 药物作为 DME 的一线治疗方
案在 DMI 的治疗研究中也体现出相当的优势。此外，激素、激光及手术等治疗

方案在 DME 的治疗中获得肯定的同时，在 DMI 的研究中也逐渐受到关注。但目前对 DMI 的治疗研究仍缺乏统一的标准，有待更多的研究数据加以证明。

参考文献

[1] BRESNICK G H, CONDIT R, SYRJALA S, et al. Abnormalities of the foveal avascular zone in diabetic retinopathy[J]. Arch Ophthalmol, 1984, 102(9)：1286-1293.

[2] 李银花. 缺血性糖尿病黄斑病变的内层视网膜病变特点的分析[D]. 长春：吉林大学, 2015.

[3] Early Treatment Diabetic Retinopathy Study Research Group. Classification of diabetic retinopathy from fluorescein angiograms. ETDRS report number 11[J]. Ophthalmology, 1991, 98(5 Suppl)：807-822.

[4] 侯军军, 陈松, 谢娟等. 糖尿病黄斑缺血患者黄斑中心凹下脉络膜厚度特征分析[J]. 眼科新进展, 2020, 40(3)：247-250.

[5] CONRATH J, GIORGI R, RACCAH D, et al. Foveal avascular zone in diabetic retinopathy：quantitative vs qualitative assessment[J]. Eye (Lond), 2005, 19(3)：322-326.

[6] SIM D A, KEANE P A, ZARRANZ-VENTURA J, et al. The effects of macular ischemia on visual acuity in diabetic retinopathy[J]. Invest Ophthalmol Vis Sci, 2013, 54(3)：2353-2360.

[7] SIM D A, KEANE P A, ZARRANZ-VENTURA J, et al. Predictive factors for the progression of diabetic macular ischemia[J]. Am J Ophthalmol, 2013, 156(4)：684-692.

[8] WESSEL M M, AAKER G D, PARLITSIS G, et al. Ultra-wide-field angiography improves the detection and classification of diabetic retinopathy[J]. Retina, 2012, 32(4)：785-791.

[9] PATEL R D, MESSNER L V, TEITELBAUM B, et al. Characterization of ischemic index using ultra-widefield fluorescein angiography in patients with focal and diffuse recalcitrant diabetic macular edema[J]. Am J Ophthalmol, 2013, 155(6)：1038-1044. e2.

[10] BRADLEY P D, SIM D A, KEANE P A, et al. The Evaluation of Diabetic Macular Ischemia Using Optical Coherence Tomography Angiography[J]. Invest Ophthalmol Vis Sci, 2016, 57(2)：626-631.

[11] HWANG T S, GAO S S, LIU L, et al. Automated Quantification of Capillary Nonperfusion Using Optical Coherence Tomography Angiography in Diabetic Retinopathy[J]. JAMA Ophthalmol, 2016, 134(4)：367-373.

［12］杨爱萍，汪浩. 光学相干断层扫描血管成像对糖尿病性视网膜病变患者黄斑区定量测量及其与视力的相关性观察［J］.眼科学报，2020，35（3）：174-180.

［13］TSAI A S H, GAN A T L, TING D S W, et al. DIABETIC MACULAR ISCHEMIA：Correlation of Retinal Vasculature Changes by Optical Coherence Tomography Angiography and Functional Deficit［J］. Retina, 2020, 40（11）：2184-2190.

［14］SAMARA W A, SHAHLAEE A, ADAM M K, et al. Quantification of Diabetic Macular Ischemia Using Optical Coherence Tomography Angiography and Its Relationship with Visual Acuity［J］. Ophthalmology, 2017, 124（2）：235-244.

［15］SCARINCI F, NESPER P L, FAWZI A A. Deep Retinal Capillary Nonperfusion Is Associated With Photoreceptor Disruption in Diabetic Macular Ischemia ［J］. Am J Ophthalmol, 2016, 168：129-138.

［16］KARST S G, DEAK G G, GERENDAS B S, et al. Association of Changes in Macular Perfusion With Ranibizumab Treatment for Diabetic Macular Edema：A Subanalysis of the RESTORE（Extension）Study［J］.JAMA Ophthalmol, 2018, 136（4）：315-321.

［17］LEVIN A M, RUSU I, ORLIN A, et al. Retinal reperfusion in diabetic retinopathy following treatment with anti-VEGF intravitreal injections［J］. Clin Ophthalmol, 2017, 11：193-200.

［18］BONINI-FILHO M, COSTA R A, CALUCCI D, et al. Intravitreal bevacizumab for diabetic macular edema associated with severe capillary loss：one-year results of a pilot study［J］. Am J Ophthalmol, 2009, 147（6）：1022-1030, 1030 e1-e5.

［19］KARST S G, DEAK G G, GERENDAS B S, et al. Association of Changes in Macular Perfusion With Ranibizumab Treatment for Diabetic Macular Edema：A Subanalysis of the RESTORE（Extension）Study［J］.JAMA Ophthalmol, 2018, 136（4）：315-321.

［20］CAMPOCHIARO P A, WYKOFF C C, SHAPIRO H, et al. Neutralization of vascular endothelial growth factor slows progression of retinal nonperfusion in patients with diabetic macular edema［J］. Ophthalmology, 2014, 121（9）：1783-1789.

［21］GILL A, COLE E D, NOVAIS E A, et al. Visualization of changes in the foveal avascular zone in both observed and treated diabetic macular edema using optical coherence tomography angiography［J］. Int J Retina Vitreous, 2017, 3：19.

［22］NAKAMURA Y, TAKEDA N, TATSUMI T, et al. Macular ischemia following intravitreal bevacizumab therapy for diabetic macular edema［J］. Nippon Ganka Gakkai Zasshi, 2012, 116（2）：108-113.

［23］FEUCHT N, SCHONBACH E M, LANZL I, et al. Changes in the foveal microstructure after intravitreal bevacizumab application in patients with retinal vascular disease ［J］. Clin

Ophthalmol, 2013, 7: 173-178.

[24] VERMA A, KHETAN V. Transient reversal of macular ischemia with intravitreal steroid implant injection in a case of radiation maculopathy[J]. Indian J Ophthalmol, 2018, 66(3): 468-471.

[25] CHUNG E J, ROH M I, KWON O W, et al. Effects of macular ischemia on the outcome of intravitreal bevacizumab therapy for diabetic macular edema[J]. Retina, 2008, 28(7): 957-963.

[26] KIM J, KANG S W, SHIN D H, et al. Macular ischemia and outcome of vitrectomy for diabetic macular edema[J]. Jpn J Ophthalmol, 2015, 59(5): 295-304.

第十章

糖尿病合并其他眼部并发症

糖尿病眼部并发症除了糖尿病视网膜病变(DR)、糖尿病黄斑水肿(DME)之外,尚有糖尿病性白内障(diabetic cataract,DC)、糖尿病性眼肌麻痹(diabetic ophthalmoplegia,DO)、糖尿病眼表疾病(干眼症、角膜上皮损伤、知觉减退等)、糖尿病性视神经病变(diabetic neuropathy,DN)、糖尿病相关屈光状态改变、虹膜红变等,在处理 DR 及 DME 的过程中,如果合并有其他眼部并发症,需要根据患者的实际情况,针对不同并发症进行处理。本章就 DC 及 DO 展开叙述。

第一节　糖尿病性白内障

一、概述

白内障和 DR 均属于导致全球失明的主要原因。DC 是糖尿病并发症中仅次于视网膜病变的第二大眼病,也是糖尿病患者视力下降的主要原因之一。糖尿病患者的白内障发生更早、发展更快,发病风险为普通人群的 2~4 倍,不仅使患者视觉质量下降,也影响患者眼底病变的随访和治疗。DC 可按病因分为真性 DC 和糖尿病年龄相关性白内障。其中真性 DC 主要见于青少年糖尿病患者,国外文献报道其发生率为 1%~47%,我国为 7%~10%,在白内障患者中不超过 2%;我国 2 型糖尿病患者中白内障发病率高达 62%,且发病率随糖尿病病程延长而显著增加,DC 患者中最常见的类型是糖尿病性年龄相关性白内障。年轻的 1 型糖尿病患者常发生标志性的“雪花”样白内障,双眼发病,进展迅速。糖尿病患者的白内障大部分属于核硬化型。合并年龄相关性的 DC 与单纯年龄相关性白内障较难鉴别，前者发病年龄较早、进展较快。

二、病理生理机制

DC 的发病机制主要归因于三个途径：多元醇途径、氧化应激途径和晶状体蛋白的非酶促糖基化途径。近年来也有人提出了一种自身免疫机制。多元醇途径是指通过醛糖还原酶将葡萄糖转化为山梨醇，这在糖尿病患者中更常见。山梨醇在细胞内积累，并通过吸收液体引起高渗透效应，导致晶状体亲水性纤维退化并形成白内障。氧化应激途径是指自由基的形成，对晶状体纤维造成损伤。研究表明，糖尿病患者的晶状体和房水中的自由基—氧化氮水平升高，从而导致细胞损伤。最后，房水中葡萄糖水平的增加导致晶状体蛋白的非酶促糖基化，导致晚期糖基化终末产物（advanced glycosylation end product，AGE）的形成。虽然在正常的衰老过程中已经观察到 AGEs，但糖尿病患者的衰老水平要高得多。AGEs 导致蛋白质聚集物的形成，在晶状体中沉淀并导致其不透明。近年来有研究表明，涉及胰岛素自身抗体的自身免疫过程可能在急性双侧 1 型 DC 中发挥作用；然而，这仍需要进一步的研究。由于糖尿病患者眼内氧化应激及炎性反应更加强烈，各种手术并发症的发病率均明显高于普通患者，其血–房水屏障受损，增加了白内障手术后炎症反应和 DME 的风险。

三、治疗方式

DC 持续发展最终会严重影响视力，多数患者即使已经出现了一定程度的眼底病变，但白内障手术后仍可提高部分视力；对于晶状体混浊已影响观察和治疗眼底病变的患者，即使术后视力可能不理想，也须手术处理白内障，有助于后续诊治眼底病变。虽然目前白内障手术技术相对成熟，但 DC 患者术中及术后并发症的发生率仍比普通患者高约 30%，并且白内障手术可能会加速 DR 的进展、导致 DME 的发生和（或）原有 DME 的恶化，最终使患者无法获得理想的视觉效果，因此 DC 的治疗非常重要。白内障超声乳化手术目前是常规白内障手术的首选方法，与囊内或囊外白内障摘除手术相比，这种方法术后炎症反应较少，视力恢复更快，但 DR 的进展仍然是超声乳化手术后的一个重要问题。

四、手术时机

对于 DC 的手术时机，中华医学会糖尿病学分会视网膜病变学组制定的糖尿病相关眼病防治多学科中国专家共识(2021 年版)结合 2017 年国际眼科学会制定的《糖尿病眼保健指南》建议：①对于轻度 DC 且 DR 不严重的患者，如果没有视力受损且眼底成像清晰，可以暂不施行白内障手术。②对于中度 DC 患者，术前可采取全视网膜光凝术(PRP)治疗严重的非增生型糖尿病视网膜病变(NPDR)，并通过局灶/格栅样光凝术或抗血管内皮生长因子(VEGF)药物治疗 DME，待 DR 或 DME 情况稳定后再考虑行白内障手术改善视力。③对于重度至晚期 DC 眼底成像较差的患者，不能充分评估 DR 状态，应考虑早期行白内障手术，术后再对眼底进行评估治疗，若存在 DME，可在术前、术中或术后行抗 VEGF 治疗。需要由眼科医生诊断并判断手术时机。同时，应尽可能在白内障手术前管理患者的 DR 和 DME，并告知患者及其家属视力预后可能不如无 DR 的普通白内障患者。

五、血糖控制

(一)日常控制血糖

高血糖不仅是 DR 发展的危险因素，同时也是加速白内障发展的重要危险因素，DR 患者应在日常进行血糖控制，有助于延缓晶状体混浊的进展和 DR 的发展，保留相对良好的眼底功能，为未来白内障手术后获得较好的视觉质量奠定基础。同时也应充分重视控制糖尿病基础疾病。

(二)术前控制血糖

美国糖尿病协会推荐将血糖控制在 5.5~10.0 mmol/L，而目前国际上尚无公认的白内障手术围术期的血糖控制标准。血糖控制不佳是增加白内障手术后并发症发生率的主要危险因素，且术前 HbA1c 浓度的波动幅度过大也会加速术后视网膜病变的进展，故术前应加强对血糖及 HbA1c 浓度的控制和管理。糖尿病患者病情个体差异较大，须结合患者既往血糖控制史及全身情况针对性地调控血糖水平，并且密切注意患者是否出现低血糖症状，必要时请内分泌科会诊，协助调控术前血糖。

六、围术期用药

(一)抗炎

糖尿病患者较普通患者的炎性反应更加剧烈，白内障手术后前列腺素（prostaglandin，PG）的积聚会导致视网膜组织毛细血管渗漏和随之而来的黄斑水肿（macular edema，ME），作为 PG 拮抗剂的非甾体抗炎药（nonsteroidal anti-inflammatory drug，NSAID）已被证明能降低白内障手术后 ME 的发生率，故白内障手术围术期可用 NSAID，对于合并中度及以上的 NPDR 或增生型糖尿病视网膜病变（PDR）患者，术前酌情加用 NSAID，术前 1 周开始使用 NSAID 至术后 6周，以阻断前列腺素生成及减少毛细血管渗漏，进而抑制眼前节的非感染性炎性反应，减少相关并发症的发生。

2020 年英国糖尿病黄斑水肿共识建议 DME 患者应考虑在围术期进行玻璃体内注射抗 VEGF 药物或类固醇激素，且术后局部使用类固醇滴眼液的时间可能比没有 DR 的患者要更长。

(二)改善眼表条件

糖尿病患者易合并干眼，对于眼表条件不佳的 DC 患者，可于术前加用人工泪液，改善眼表微环境，增强眼表对围术期各类损伤的抵抗力。严重干眼致角膜上皮损伤者，应先进行干眼综合治疗，待眼表情况改善后再行白内障手术，以提高手术的成功率及患者的满意度。

(三)预防眼内感染

2013 年我国关于白内障手术围术期预防感染措施规范化的专家建议指出：可将局部应用抗菌药作为预防眼内炎的重要措施；选用包括氟喹诺酮类和氨基糖苷类等的广谱抗菌滴眼液；建议常规术前连续使用 1~3 天，每天 4 次，若仅使用 1 天，则采用频繁点眼方式，6~8 次/天。术后也应进行局部抗菌药的应用，首选氟喹诺酮类抗菌滴眼液，术后使用 1~2 周。糖尿病患者术前和术后可酌情使用全身抗菌药预防术后眼内炎。

（四）术中用药

2020年英国糖尿病黄斑水肿共识指出，糖尿病可以影响眼部任何组织，包括角膜和结膜、晶状体、视网膜、眼神经和视神经等，糖尿病患者的角膜变化包括角膜知觉减退、上皮脆性增加和角膜伤口愈合受损，故应注意避免手术中或手术后角膜擦伤，因为这可能导致伤口愈合缓慢，并导致复发的角膜损害。眼前节的其他变化包括继发于糖尿病神经病变的瞳孔散大不足，以及虹膜色素上皮中糖原的积累，术前散瞳不足可能导致虹膜损伤及白内障手术中玻璃体丢失的风险增加一倍。可以通过药物方法（如前房内注入肾上腺素）或机械方法（如虹膜拉钩、扩瞳装置）来辅助瞳孔散大。超声乳化手术的时间和复杂性的增加是DR进展和随后视力损害的重要危险因素，所以应考虑由资深眼科医生进行手术并尽量缩短手术时间，以将这种风险降至最低。

聚维酮碘（povidone-iodine，PVI）是一种能快速杀灭大多数微生物的有效消毒剂，2013年欧洲白内障及屈光外科医师协会（European Society of Cataract and Refractive Surgeons，ESCRS）眼内炎防治指南建议：白内障手术前使用5%~10% PVI消毒结膜囊3 min以上，若有PVI禁忌证，可使用0.05%水氯己定代替。但是，日本的研究结果显示，0.1%~1.0% PVI的游离碘浓度更高，故其可产生更快的杀菌作用。但也有PVI对角膜上皮甚至内皮产生毒性损伤的报道，在兔眼中，5.0%和2.5%浓度的PVI结膜囊滴注后观察到严重的上皮损伤，2.0%和1.5%浓度的PVI前房注射后观察到明显的角膜水肿，但在使用0.5%或1.0%浓度的PVI进行术前结膜囊消毒是安全可行的。我国白内障手术后感染性眼内炎防治专家共识（2017年）认为PVI结膜囊消毒是白内障手术围术期预防感染的有效手段，但使用前须关注患者是否存在眼表问题，如角膜上皮损伤，一定程度干眼等；总体上建议使用浓度为1.0%或低于5.0%的PVI进行结膜囊消毒。

手术切口选择方面，大多数采用透明角膜切口，我国白内障手术后感染性眼内炎防治专家共识（2017年）认为，预防眼内感染的关键不在于手术采用哪种类型的切口，最重要的是要确保手术结束时切口的密闭性，维持正常的眼压。

2013年ESCRS眼内炎防治指南推荐：白内障手术完毕前房注射10 g/L头孢呋辛0.1 mL作为常规白内障手术流程。在我国由于缺乏商品化制剂，目前仅少数眼科机构开展前房注射抗生素。我国白内障手术后感染性眼内炎防治专家共识(2017 年)认为，鉴于前房注射 10 g/L 头孢呋辛 0.1 mL 可有效预防白内障手术后发生眼内炎，可考虑在我国逐步推进此项措施。术毕前房注射药物首选 10 g/L 头孢呋辛(0.1 mL)，当患者对头孢菌素过敏时，可考虑注射 1 g/L 莫西沙星 0.1 mL 或 5 g/L 莫西沙星 0.05 mL，也可采用 0.1 g/L 万古霉素前房灌洗替代。应强调的是，在使用较高浓度万古霉素(即 10 g/L 万古霉素 0.1 mL)前房注射时，须注意有可能发生出血性梗阻性血管炎。

七、糖尿病患者白内障手术后出现 DME 或其他形式的 ME

白内障手术可能会引发和加重糖尿病患者的 DME，但也可能出现其他不同临床形式的 ME，比如 DR 或 DME 患者发生术后炎症介导的人工晶状体眼黄斑囊样水肿(pseudophakic cystoid macular edema，PCME)，即 Irvine-Gass 综合征的发生风险会显著增加(DR 组为 16.3%，非 DR 组为 0.1%~2.3%)，其他形式的 ME 可能单独发生，也可能与血管源性的 DME 合并发生，故 DR 患者白内障手术后并发 ME 时较难评估其主要潜在原因。

DME 与其他形式的 ME 在光学相干断层扫描(OCT)上有不同的形态学特征，可以通过这些特征来对不同的 ME 进行鉴别。通过 OCT 和荧光素眼底血管造影(FFA)对 DME 进行的形态学研究表明，局灶性渗漏主要位于外丛状层(outer plexiform layer，OPL)，而弥漫性渗漏主要导致内核层(inner nuclear layer，INL)肿胀。OCT 结果显示，局灶性视网膜增厚是 DME 中最常见的类型，也是 DME 的一个明显病理征象，而在其他与 ME 相关的疾病中很少描述。观察到的形态学特征如保留的黄斑中心凹陷(64%)、硬性渗出(86%)、微动脉瘤(98%)和仅局限于外核层和 Henle 纤维层的水肿有助于区分 DME 和其他潜在的 CME 病因。Acan 等人发现，弥漫性视网膜增厚与较高的 HbA1c 水平及微量/大量蛋白尿有关。OCT 结果还显示少数患者(约 30%)存在视网膜下积液(subretinal fluid，SRF)。SRF 在 DME 中的患病率为 25%~40%，但在 ME 相关的其他病理类型中较低。OCT 中发现高反射灶(hyperreflective foci，HRF)表明 DME 炎症反应加重，可以用来监测玻璃体内注射类固醇或抗 VEGF 治疗后的炎症改善情况。如果 HRF 位于视网膜囊状间隙内壁周围并排列成连续的环，则称为"珍珠项链征"，是硬性渗出的先兆，若位于视网膜中央可能会导致视力下降。

有研究利用机器学习进行分析，发现 DME 与 PCME 在 OCT 结果的形态上存在差异，中央视网膜厚度/视网膜体积比值更高、中心凹处的外核层(outer nuclear layer, ONL)/Henle 纤维层更厚、无视网膜前膜(epiretinal membrane, ERM)以及仅有 INL 囊腔都可考虑 PCME；而较高的旁中心凹 ONL/INL 比值、无 SRF、高 HRF、硬性渗出、微动脉瘤、神经节细胞层和(或)视网膜神经纤维层囊腔的存在则提示 DME，故在白内障手术后发生 ME 的 DR 患者中，可通过 OCT 评估和自动分析来区分 DME 和 PCME，准确率为 86%~96%，进一步的研究建立了一个更简单的分类，只需要 3~6 个参数(SRF、硬性渗出、HRF、ME 的形态和囊腔在视网膜内的位置)来排除或确认是否为 DME，并且通过使用不同的机器学习算法，其曲线下面积(area under the curve, AUC)为 0.94~0.99，基于此开发的决策流程的 AUC 达到 0.94。

此外，眼部炎症反应也可导致 ERM，在 DME 患者中 ERM 的发生率为 22%~25%。ERM 也与白内障手术后发生 ME 的风险增加有关，白内障手术后，ERM 患者中有近 16% 发生 PCME，无 ERM 的患者中约 5.9% 发生 PCME，且 PCME 的发生在手术干预后四周达到高峰。ERM 可引起对视网膜的机械牵拉，导致视网膜内囊腔和间隙的形成，并积聚视网膜内液体。ERM 对中心凹产生切线方向的牵拉力，促使视网膜皱褶的形成和视网膜增厚，最终使中心凹的凹陷形态消失。FFA 和 OCT 可见黄斑中心凹无血管区缩小，可能完全消失。牵拉力导致内层视网膜的放射状折叠，ONL 增厚，椭圆体带抬高，并伴有小的中心凹脱离。除 ERM 外，玻璃体黄斑牵拉综合征如玻璃体黄斑界面粘连也可导致牵拉性 ME。由于不同病因的 ME 的治疗方式不同，正确地区分病因非常重要，有助于更有针对性地治疗和改善 ME。

第二节　糖尿病性眼肌麻痹

一、概述

糖尿病性神经病变是糖尿病极常见的并发症之一，而其中颅神经病变引起的眼肌麻痹，即 DO 在临床上并不算多见。DO 的发病率为 0.40%~0.97%，常见于中老年 2 型糖尿病患者，男性较多，其患病的危险因素为：糖尿病病程较长（≥10年）；合并微血管病变和大血管病变，如 DR、糖尿病性肾病、神经病变等；血糖控制欠佳；肥胖；合并高血压病、冠状动脉疾病、左心室肥厚等。也有研究发现在胰岛素使用者中，DO 的发生率较高，其具体机制尚不明确，考虑可能与患者血糖水平控制不佳，以及胰岛素过量使用造成的神经系统损害有关。

二、病理生理机制

DO 的发病机制较复杂，可能与代谢性、血管性，以及炎性因素有关。目前认为：①高血糖导致的微血管病变是引起神经缺血缺氧变性的病理基础。当血糖升高时，毛细血管基底膜增厚，血管管腔狭窄；同时血液黏度增高、血小板凝聚机能增加等均可促使血瘀阻滞，最终导致微血栓形成/微血管闭塞；②糖尿病患者葡萄糖转化为山梨醇和果糖增多，使细胞内渗透压升高，施万细胞（Schwann cell）水肿，从而引起神经肿胀和脱髓鞘改变，最终导致神经损伤。

本病常累及动眼神经及外展神经，其次为滑车神经及复合神经。动眼神经最常受累的原因可能是其在走形过程中受大脑后动脉、眼动脉分支以及硬脑膜下垂体动脉血液供应，其侧支循环不丰富，当出现血管闭塞时，神经内膜微血管继发性缺血缺氧，较易导致动眼神经受损。而外展神经易受累的原因可能与其长度有关，走行长度较长使得外展神经更易暴露于血管病变所引起的缺血缺氧损伤。

三、临床表现

DO 常为急性起病，往往以复视为首发症状，单眼发病多见，部分患者可伴有剧烈眼眶疼或头痛、恶心、视疲劳、疼痛症状持续数日后可自行缓解。

糖尿病性动眼神经麻痹的典型表现为急性发作的眼球运动障碍，双眼复视合并上睑下垂及同侧头痛，通常不伴有瞳孔改变。糖尿病性微血管病变主要影响神经的中央部分，而支配瞳孔运动的纤维位于动眼神经上方周边部，因此缺血对其造成的影响比中央部轻。尽管瞳孔豁免常被作为区分糖尿病与其他颅内疾病（动脉瘤、肿瘤等）引起的眼肌麻痹的指标，但仍有 14%～18% 的糖尿病患者会出现瞳孔功能障碍。

外展神经麻痹常表现为内斜和双眼水平位复视，滑车神经麻痹的常见表现为双眼垂直复视，并可能伴有代偿头位。

四、诊断

诊断为糖尿病的患者，突然发生眼球运动障碍等相关症状，且排除其他原因所致。须与颅内感染及占位病变、海绵窦血栓形成、动脉瘤、痛性眼肌麻痹等疾病相鉴别。神经系统检查及头部 MRI 等影像学检查可以对相关疾病进行鉴别。

五、治疗

(1)积极控制血糖，并对合并高血压和(或)高脂血症患者调控血压、血脂；

(2)口服或肌注 B 族维生素，肌注肌苷、弥可保等营养神经治疗；

(3)针对微血管梗死学说，有学者主张用血管扩张剂，改善微循环，但具体疗效尚不明确；

(4)严格控制饮食，进行正确的心理疏导；

(5)对于疼痛显著者可予以药物镇痛；

(6)可予以佩戴三棱镜、局部注射肉毒杆菌毒素等对症治疗，从而缓解复视症状。

六、预后

绝大多数 DO 患者在发病 3~6 个月内可以自愈，73%的患者在急性发作后的 6 个月内症状明显缓解，综合治疗后 86%~100%患者可被完全治愈。由于本病具有复发倾向，临床监测血糖水平及全身情况通常为首要措施。

参考文献

［1］KIZILTOPRAK H, TEKIN K, INANC M, et al. Cataract in diabetes mellitus［J］. World J Diabetes, 2019, 10(3): 140-153.

［2］李筱荣, 黎晓新, 惠延年. 糖尿病眼病［M］. 北京: 人民卫生出版社, 2010.

［3］李凤鸣, 谢立信. 中华眼科学［M］. 北京: 人民卫生出版社, 2014.

［4］OSHIKA T, KATO S, FUNATSU H. Quantitative assessment of aqueous flare intensity in diabetes［J］. Graefes Arch Clin Exp Ophthalmol, 1989, 227(6): 518-520.

［5］OSHIKA T, YOSHIMURA K, MIYATA N. Postsurgical inflammation after phacoemulsification and extracapsular extraction with soft or conventional intraocular lens implantation［J］. J Cataract Refract Surg, 1992, 18(4): 356-361.

［6］FONG C S, MITCHELL P, ROCHTCHINA E, et al. Visual outcomes 12 months after phacoemulsification cataract surgery in patients with diabetes［J］. Acta Ophthalmol, 2012, 90 (2): 173-178.

［7］PINARCI E Y, BAYAR S A, SIZMAZ S, et al. Anterior segment complications after phacovitrectomy in diabetic and nondiabetic patients［J］. Eur J Ophthalmol, 2013, 23(2): 223-229.

［8］SPALTON D, KOCH D. The constant evolution of cataract surgery［J］. BMJ, 2000, 321 (7272): 1304.

［9］SQUIRRELL D, BHOLA R, BUSH J, et al. A prospective, case controlled study of the natural history of diabetic retinopathy and maculopathy after uncomplicated phacoemulsification cataract surgery in patients with type 2 diabetes［J］. Br J Ophthalmol, 2002, 86(5): 565 -571.

［10］AMOAKU W M, GHANCHI F, BAILEY C, et al. Diabetic retinopathy and diabetic macular oedema pathways and management: UK Consensus Working Group［J］. Eye (Lond), 2020, 34(Suppl 1): 1-51.

［11］中华医学会眼科学分会白内障及人工晶状体学组. 中国糖尿病患者白内障围术期管理策略专家共识 (2020 年)［J］. 中华眼科杂志, 2020, 56(5): 337-342.

［12］中华医学会糖尿病学分会视网膜病变学组. 糖尿病相关眼病防治多学科中国专家共识 (2021 年版)［J］. 中华糖尿病杂志, 2021, 13(11): 17.

［13］MOGHISSI E S, KORYTKOWSKI M T, DINARDO M, et al. American Association of

Clinical Endocrinologists and American Diabetes Association consensus statement on inpatient glycemic control[J]. Diabetes Care, 2009, 32(6): 1119-1131.

[14] YLINEN P, LAINE I, LINDHOLM J M, et al. Poor glycemic control as a risk factor for pseudophakic cystoid macular edema in patients with diabetes[J]. J Cataract Refract Surg, 2017, 43(11): 1376-1382.

[15] WOLF E J, BRAUNSTEIN A, SHIH C, et al. Incidence of visually significant pseudophakic macular edema after uneventful phacoemulsification in patients treated with nepafenac[J]. J Cataract Refract Surg, 2007, 33(9): 1546-1549.

[16] 中华医学会眼科学分会白内障与人工晶状体学组. 我国白内障围术期非感染性炎症反应防治专家共识 (2015 年)[J]. 中华眼科杂志, 2015, 51(3): 163-166.

[17] 姚克, 闫晨曦. 重视糖尿病患者白内障围术期全程管理[J]. 中华眼科杂志, 2019, 55(7): 4.

[18] 中华医学会眼科学分会白内障和人工晶状体学组. 关于白内障围术期预防感染措施规范化的专家建议 (2013 年)[J]. 中华眼科杂志, 2013, 49(1): 3.

[19] SáNCHEZ-THORIN J C. The cornea in diabetes mellitus[J]. Int Ophthalmol Clin, 1998, 38(2): 19-36.

[20] NARENDRAN N, JAYCOCK P, JOHNSTON R L, et al. The Cataract National Dataset electronic multicentre audit of 55, 567 operations: risk stratification for posterior capsule rupture and vitreous loss[J]. Eye (Lond), 2009, 23(1): 31-37.

[21] MITTRA R A, BORRILLO J L, DEV S, et al. Retinopathy progression and visual outcomes after phacoemulsification in patients with diabetes mellitus[J]. Arch Ophthalmol, 2000, 118(7): 912-917.

[22] CETINKAYA A, YILMAZ G, AKOVA Y A. Photic retinopathy after cataract surgery in diabetic patients[J]. Retina, 2006, 26(9): 1021-1028.

[23] INOUE Y, USUI M, OHASHI Y, et al. Preoperative disinfection of the conjunctival sac with antibiotics and iodine compounds: a prospective randomized multicenter study[J]. Jpn J Ophthalmol, 2008, 52(3): 151-161.

[24] JIANG J, WU M, SHEN T. The toxic effect of different concentrations of povidone iodine on the rabbit's cornea[J]. Cutan Ocul Toxicol, 2009, 28(3): 119-124.

[25] 蒋劲. 不同浓度国产聚维酮碘对兔角膜毒性损伤的评价 [D]. 杭州: 浙江大学, 2005.

[26] 中华医学会眼科学分会白内障及人工晶状体学组. 我国白内障摘除手术后感染性眼内炎防治专家共识 (2017 年)[J]. 中华眼科杂志, 2017, 53(11): 810-813.

[27] BRAGA-MELE R, CHANG D F, HENDERSON B A, et al. Intracameral antibiotics:

Safety, efficacy, and preparation[J]. J Cataract Refract Surg, 2014, 40(12): 2134-2142.

[28] WITKIN A J, CHANG D F, JUMPER J M, et al. Vancomycin-Associated Hemorrhagic Occlusive Retinal Vasculitis: Clinical Characteristics of 36 Eyes[J]. Ophthalmology, 2017, 124(5): 583-595.

[29] MUNK M R, JAMPOL L M, SIMADER C, et al. Differentiation of Diabetic Macular Edema From Pseudophakic Cystoid Macular Edema by Spectral-Domain Optical Coherence Tomography[J]. Invest Ophthalmol Vis Sci, 2015, 56(11): 6724-6733.

[30] ACAN D, KARAHAN E, KOCAK N, et al. Evaluation of systemic risk factors in different optical coherence tomographic patterns of diabetic macular edema[J]. Int J Ophthalmol, 2018, 11(7): 1204-1209.

[31] OZDEMIR H, KARACORLU M, KARACORLU S. Serous macular detachment in diabetic cystoid macular oedema[J]. Acta Ophthalmol Scand, 2005, 83(1): 63-66.

[32] MUNK M R, SACU S, HUF W, et al. Differential diagnosis of macular edema of different pathophysiologic origins by spectral domain optical coherence tomography[J]. Retina, 2014, 34(11): 2218-2232.

[33] VUJOSEVIC S, TORRESIN T, BINI S, et al. Imaging retinal inflammatory biomarkers after intravitreal steroid and anti-VEGF treatment in diabetic macular oedema[J]. Acta Ophthalmol, 2017, 95(5): 464-471.

[34] AJAY K, MASON F, GONGLORE B, et al. Pearl necklace sign in diabetic macular edema: Evaluation and significance[J]. Indian J Ophthalmol, 2016, 64(11): 829-834.

[35] BOLZ M, RITTER M, SCHNEIDER M, et al. A systematic correlation of angiography and high-resolution optical coherence tomography in diabetic macular edema[J]. Ophthalmology, 2009, 116(1): 66-72.

[36] SCHAUB F, ADLER W, ENDERS P, et al. Preexisting epiretinal membrane is associated with pseudophakic cystoid macular edema[J]. Graefes Arch Clin Exp Ophthalmol, 2018, 256(5): 909-917.

[37] N Y, M H. OCT Atlas[M]. Berlin Heidelberg: Springer, 2014.

[38] JOHNSON M W. Tractional cystoid macular edema: a subtle variant of the vitreomacular traction syndrome[J]. Am J Ophthalmol, 2005, 140(2): 184-192.

[39] 刘玉华, 梁奎英. 老年人糖尿病性眼肌麻痹的临床特点和治疗探讨[J]. 中国校医, 2011, 25(11): 865-866.

[40] LAJMI H, HMAIED W, BEN JALEL W, et al. Oculomotor palsy in diabetics[J]. Journal francais d'ophtalmologie, 2018, 41(1): 45-49.

［41］GRECO D, GAMBINA F, MAGGIO F. Ophthalmoplegia in diabetes mellitus：a retrospective study. Acta Diabetol［J］, 2009, 46(1)：23-26.

［42］AL KAHTANI E S, KHANDEKAR R, AL－RUBEAAN K, et al. Assessment of the prevalence and risk factors of ophthalmoplegia among diabetic patients in a large national diabetes registry cohort［J］. BMC Ophthalmol, 2016, 16：118.

［43］植仕锦. 2 型糖尿病性眼肌麻痹 3 例临床分析［J］. 中国医药指南, 2008, 6(6)：181.

［44］王巧萍, 叶真. 糖尿病性眼肌麻痹临床特点和治疗探讨［J］. 中国实用眼科杂志, 2000, 18(10)：639.

［45］TRIGLER L, SIATKOWSKI RM, OSTER AS, et al. Retinopathy in patients with diabetic ophthalmoplegia［J］. Ophthalmology, 2003, 110(8)：1545-1550.

第十一章

人工智能在糖尿病视网膜病变中的应用

第一节　人工智能技术

一、概述

人工智能(artificial intelligence，AI)是计算机科学的一个分支，通过学习人类积累的经验、智慧、规则等，从而实现用和人类相似的思维对事物作出反应。而这个过程的核心是将人类社会已有规则、经验、逻辑等现存的知识转化为数学规则，再将数学规则通过计算机程序进行实现。一般认为，AI分为计算智能、感知智能和认知智能三个层次，计算智能指能够快速计算、记忆和存储的能力，这个过程主要依据提供的数据，而不是知识，是实现AI最基本的能力；感知智能是指对自然界具体事物的识别和判断能力，例如通过AI自动识别视网膜图像中的出血和渗出，智能感知事物的信息和特征是实现认知智能的基础；认知智能则是指对感知到的事物进行理解、分析、推理的能力，例如通过视网膜图像中的出血和渗出，AI不仅能判断其是否为糖尿病视网膜病变(DR)，甚至能预测其未来的发展趋势。

目前有关AI的研究主要包括图像识别、语言识别、机器人、自然语言处理等，目的是通过计算机模拟人类进行视、听、说、行、思等方面的反应。事实上，AI技术已经广泛应用于我们日常的生活，例如停车场车牌的识别、智能家居、人脸识别等。另外AI在医药领域也逐渐被广泛应用，例如手术机器人、智能影像识别、智能药物研发、AI辅助诊疗等，尤其是在智能影像识别的领域，

AI 技术已经实现了通过影像辅助诊断疾病，通过 CT 构建三维影像、检测和勾勒肿瘤病灶等功能，医学影像也成为 AI 在医疗领域极热门的方向之一。

二、机器学习与深度学习

机器学习(machine learning，ML)是 AI 研究的方向之一，也是 AI 的核心技术和实现手段。ML 是指通过设定一些让计算机自动"学习"的算法或程序，从而分析数据中的规律，总结人类社会的知识和经验，并且利用学习到的规律对新的样本进行识别和预测，核心是用数学模型来总结经验和规律。传统的 ML 往往需要人为地提取一些特征作为数学模型的输入。以 DR 图像中的微动脉瘤检测为例，微动脉瘤形状呈圆形或卵圆形，颜色呈红色，在传统 ML 中通过设定一些初始的规则，比如将形状设置为一个圆的函数，颜色的波动范围在红色的区域内，通过将初始规则产生的检测结果与实际微动脉瘤的结果进行比对，计算其中的差异，如果差异较大则会继续调整形状和颜色相关的函数参数，直到检测微动脉瘤的结果与真实微动脉瘤的结果实现良好的一致性。在这个过程当中，实现上述循环计算的结构就是神经网络(neural networks，NNs)，它是一种模仿人类神经网络的数学模型，这种网络通过建立多个数学模型间复杂的联系，从而获得处理复杂信息和任务的能力。

传统的 ML 往往只有几层神经网络，需要人工指定特征，这使得传统 ML 的应用会受到一些局限，例如人工指定的特征会出现考虑不周的问题，同时面对复杂问题时人工指定特征往往比较困难，这时候深度学习(deep learning，DL)技术开始被逐渐广泛地应用。DL 是 ML 中一个新的研究领域，也是近年来取得重大突破的热点方向，DL 是一种利用复杂的网络结构来对数据进行高层次特征提取的算法。AI 是把人类社会的经验、规律总结为数学模型的过程。因此，面对越复杂的经验和知识，AI 就需要建立越复杂的数学模型，而 DL 在面对很多复杂任务时，效率远远超过先前的相关技术，尤其是在图像识别方面，这也使得 DL 算法在医学领域中得到了越来越广泛的应用。DL 算法与传统的 ML 算法相比，由于其需要建立的数学模型更加复杂，因此需要更多的数据和更长的训练时间来进行参数的拟合，这也使得 DL 算法和传统 ML 算法在面对同一个任务时，DL 算法能从更高维度来完成识别、分类、检测、分割等任务，并且能取得更好的效果。

目前典型的深度学习算法模型有卷积神经网络（convolutional neural networks，CNN）、循环神经网络（recurrent neural network，RNN）、对抗生成网络（generative adversarial network，GAN）等。其中卷积神经网络是目前在图像处理中被广泛应用的 DL 算法，卷积神经网络一般由若干个卷积层、池化层和全连接层组成，卷积层的作用是提取图像的特征并且降低干扰因素；池化层也称为子采样层，其作用是对卷积层提取的特征进行选择和过滤，提取图像更高维度的特征，或者对图像进行扭曲变形、剪裁等操作，保留图像各像素间关联关系的同时，去除多余的干扰因素；全连接层的主要作用是将卷积层和池化层的图像特征进行组合，从而得到输出，完成对图像的识别和处理任务。卷积神经网络能够尽可能地保留图像重要的参数，同时节约计算资源，尤其在图像处理方面，卷积神经网络表现出优异的性能，在医学图像领域，卷积神经网络在病灶的识别、病种的辅助诊断、病灶的分割等方面应用广泛。

三、医用 AI 软件研发的关键步骤

AI 模型开发的一般流程包括数据的收集和标注、训练模型、测试和验证模型、优化模型等，其中标注数据是指借助标注工具对图像、音频等媒介进行"打标签"的过程，标注的过程实际是"人类教师"对 AI 进行"教学"的过程，标注的一致性、准确性以及标注的质量等因素都会影响最终 AI 模型的性能，而针对目前医学领域存在的疾病判别标注不一致、标注水平不同等问题，目前主流的标注方式通常选择专业度较高的标注人员、采用交叉双盲标注、建立审查机制等方式来保证标注的质量；而当 AI 模型训练完成后，模型验证的方式以及可靠性也决定了 AI 模型是否具备落地使用的条件，验证阶段通常会进行内部验证和外部验证，内部验证是指测试数据与开发数据属于相同的来源，外部验证是指测试数据与开发数据属于不同的来源。由于 AI 模型在实际落地使用中，输入数据的分布、类型、风格等都会受到包括人种、年龄、地域等多种因素的影响，因此外部验证的性能和可靠性是支撑 AI 模型落地应用的关键，而对于医疗领域的 AI 技术来说，临床试验提供了一种验证其有效性和安全性的方式，对 AI 技术应用的数据适用性、安全性、有效性等重要科学评价进行验证，以指导其在临床正确使用，同时也对 AI 的性能和可用性提出了更严格的要求。

从医疗大数据的概念被提出以来，产生了很多 AI 和医学领域的结合点，眼

科是其中走在 AI 技术应用前端的领域。一方面是由于目前大部分的眼科检查以影像学检查为主，包括免散瞳眼底照相、光学相干断层扫描技术（optical coherence tomography，OCT）、裂隙灯等，眼科影像的优势是图像直观、精细，图像模式相对标准化，同时包含丰富的疾病信息，比如年龄相关性黄斑变性、DR、青光眼、黄斑前膜、血管阻塞等；另一方面眼科影像还包含了丰富的血管和神经的信息，这些信息和全身慢性病的情况相关，比如心脑血管疾病、高血压病、糖尿病、阿尔茨海默病等，这样的特性为 AI 的应用提供了基础。近年来，AI 在眼科的研究和应用不断取得新的进展，包括 DR、年龄相关性黄斑变性、青光眼、黄斑前膜、视网膜脱离等在内的数十种眼底疾病的 AI 辅助诊断相继取得显著成果；包括出血渗出分割、杯盘比测量等在内的病灶识别技术也逐渐在眼科的临床实践中被应用；同时以眼部影像作为媒介，通过 AI 技术预测心血管风险、贫血、糖尿病、慢性肾病、肝功能不全等全身慢病的相关研究也取得了重大的进展。其中基于眼底图像的 DR 辅助诊断技术发展较早，也是目前发展最为成熟，并且被广泛使用在临床实践中的 AI 技术之一。

第二节　人工智能在糖尿病视网膜病变筛查中的发展历程

一、DR 的筛查现状

DR 是糖尿病最常见的慢性微血管并发症，也是导致工作年龄人群视力下降和失明的主要原因。根据流行病学资料显示，全球糖尿病患者中 DR 的患病率约为 34.6%，其中威胁视力的 DR 患病率约为 10.2%，超过 50% 由 DR 导致视力损伤或致盲的病例分布在亚太地区。晚期 DR 发病前进行治疗能够有效地预防视力丧失，然而，DR 患者在早期通常无症状，通常直到出现玻璃体积血或视网膜脱离等晚期并发症时才会出现症状，晚期 DR 治疗效果往往不理想并且费用高昂。因此，糖尿病患者早期 DR 筛查非常重要，通过识别高危个体，及时进行转诊和干预，在并发症出现之前进行治疗，是最具成本效益的选择。DR 最常用的检查方法为检眼镜检查和眼底照相，合并 DME 时须结合荧光素眼底血管造影（FFA）或 OCT。眼底彩照适用于基层医院筛查、远程医疗，获取方式有利于筛查和随访，同时也是 DR 分级分期的主要依据。OCT 可直观呈现视网膜的层次、形态和厚度，是诊断黄斑水肿部位和严重程度的首选检查。然而，解读这些图像需要糖尿病眼病方面的专业知识和经验，由于眼科医生尤其是基层医疗机构的眼科医生的缺乏，在筛查中很难进行大量的 DR 人工分级。此外，由于患者经济文化水平及对眼部相关疾病认知的限制，目前 DR 筛查率并不高。

目前，大型眼科医疗机构建立的眼科读片中心可以依靠计算机网络为 DR 远程诊疗提供技术支持，已经初步提高了 DR 及其他眼病的诊断效率。但是因为阅片医生工作量大而难以普及，工作强度大也导致阅片结果反馈不及时和漏诊率、误诊率升高。此外，当财政和人力资源经常短缺时，这类系统的成本会给医疗保健系统带来巨大压力。随着目前全球糖尿病患病率的急剧上升，显然需要更有效的筛查手段，不仅要确保疾病的早期发现，而且要减少不恰当的眼科医生转诊，因为不危及视力的疾病更适合在初级医疗保健环境中进行持续观察来管理。总体来看，DR 筛查的困境在于眼科专业人员的供给不足，而远程诊疗侧重于解决医疗资源分配不均的问题，因此，AI 技术凭借其自动诊断和分级的特性，势必将被逐渐应用于 DR 的基层筛查和临床诊疗中。

二、AI 在 DR 筛查中的探索阶段

AI 技术在 DR 筛查中的研究和应用随着技术手段的革新也在不断地发展和变化，1996 年 Gardner 等人应用传统 ML 的技术实现微动脉瘤、出血和硬性渗出的识别，并且基于对病灶的识别做出了 DR 的诊断，灵敏度和特异度分别达到 88.4% 和 83.5%，这是 AI 技术在 DR 辅助诊断中应用的首次尝试。20 世纪 90 年代正处于 DL 技术发展的停滞期，并且受限于当时的信息化水平，仅有 480 张视网膜图像被应用于算法模型的开发和验证，因此上述研究成果并未能得到有效的实地应用。之后多个研究团队构建传统的 ML 模型用于识别多种 DR 相关的病灶，包括微动脉瘤、硬性渗出、出血、棉绒斑等，并通过病灶的识别进行了 DR 和 DME 的分级，都取得了不错的效果，但仍然受到训练和验证的数据量不足、模型开发方式局限等问题的限制。因此，在 2016 年以前，上述 DR 的 AI 研究多处于实验室阶段，并未受到大规模的关注和应用。

2016 年 Google 公司的 Gulshan 等人在《美国医学会杂志》(*The Journal of American Medical Association*, *JAMA*)发表了关于 DR 筛查的 DL 模型，该 DL 模型

基于 54 名眼科专科医生标注的 128175 张视网膜图像进行开发，之后在两个独立的公开数据集 EyePACS-1 和 Messidor-2 中进行了验证，两个数据集所含眼底图像分别为 9963 张和 1748 张，对于需要转诊的 DR 的检测，在 EyePACS-1 数据集中灵敏度为 90.3%，特异度为 98.1%，在 Messidor-2 数据集中灵敏度为 87.1%，特异度为 98.5%，这说明在对 DR 的眼底的评估中，基于深度学习的算法技术能取得很高的灵敏度和特异度，并且基于深度学习的算法技术能够根据实际使用场景调整阈值，从而降低假阳性率或假阴性率。后续多个基于 DL 技术的 DR 识别模型也都取得了优异的识别性能，人机对比的结果也显示通过 DL 模型进行 DR 的识别，其性能已经达到甚至超过专科医生。这意味着 AI 在 DR 筛查的应用已经进入 DL 时代，并且其筛查的性能已经能够满足实际筛查的要求，AI 技术已经具备了应用于大规模筛查的核心要素。

然而，优异的 DR 识别性能只是 AI 应用于大规模筛查必备的要素之一，要达到完全的落地仍然需要在图像获取方式、模型适配范围、筛查效率、自动化质控等方面进一步优化。2018 年底，Google 公司与泰国卫生部合作进行 DR 筛查的 DL 模型的真实世界应用研究，在实际场景中，泰国医护人员发现该模型对眼底图像要求很高，若存在模糊或暗区，即便图像本身已经可以表明 DR 迹象，模型也会拒绝识别。在泰国 11 家诊所的实际应用中，超过五分之一的图像被拒绝识别，另外，网速的限制也使得眼底图像上传过程中经常出现卡顿，这使得泰国医护人员及患者对该项研究产生抵触及不信任情绪，临床试验也未能顺利完成。DR 的筛查是一项系统工程，AI 模型具备优异的识别性能是 AI-DR 筛查的关键一环，但仍需要考虑在实际应用场景中存在的图像质量差、眼底相机型号差异、分析速度、网络环境等因素的影响。另外，进行真实世界的临床试验研究是必要的，真实世界研究的结果反映了 AI 模型在实际应用场景中的实用性和有效性。

三、AI 在 DR 筛查中的应用阶段

2018 年 4 月，由 IDX 公司开发的 IDX-DR 作为一款针对 DR 辅助诊断的 AI 软件通过 FDA 审批，通过将患者的眼底图像上传到云服务器进行分析，如果图像质量符合要求，该软件将在一分钟内自动得出检测报告，在该软件的真实世界研究中，选取了来自 10 家基层医疗机构的 900 例 DR 患者，结果发现该软件的灵敏

度和特异度分别为 87.4% 和 89.5%。IDX-DR 软件的获批标志着 AI-DR 筛查技术已经具备了在临床实践中应用的能力。2020 年 EYENUK 公司开发的用于检测 DR 的 AI 软件——EyeArt 获得 FDA 批准，可在全科和眼科医疗机构使用。EyeArt 软件在真实世界研究中收集了来自 404 个基层医疗机构的 850908 张眼底图像，结果显示其软件的灵敏度和特异度分别为 91.3% 和 91.1%。尽管上述两个软件在适配的眼底相机上仍然存在型号单一、价格昂贵等情况，但 AI-DR 软件相继通过 FDA 的批准意味着 AI-DR 筛查的时代已经来临。

国内 AI-DR 检测软件起步稍晚，但发展迅速。2018 年，由上海鹰瞳医疗科技有限公司开发的 Airdoc-AIFUNDUS 在上海市静安区市北医院及社区医院门诊进行了真实世界研究，在对 889 例糖尿病患者进行的筛查中发现，软件检测 DR 的灵敏度和特异度分别为 90.8% 和 98.5%，并且 AI 的检测结果和眼科专家的检测结果高度一致。2020 年 8 月，上海鹰瞳医疗科技有限公司及深圳硅基智能科技有限公司的 AI-DR 辅助诊断软件——Airdoc-AIFUNDUS 和 AI-DR screening，均获得国家药品监督管理局的三类证批准，这标志着国内的 DR 筛查也进入了 AI 时代。在此后 EyeWisdom 等两款 DR 识别软件也相继获得国家药品监督管理局的批准。相比于此前获批 FDA 二类证的两款 DR 筛查软件，国内获批的 DR 软件是按照三类器械进行审批和管理，在对产品临床使用的准确性、适用性及可靠性等方面提出了更高的要求，另外，在适配的眼底相机型号方面，获批 FDA 的两款软件仅支持拓普康 NW400 和佳能 CR-2AF 等高端机型，这对其在基层医疗机构的推广造成了困难。而 Airdoc-AIFUNDUS 等软件通过采用单通道标准差归一化的方法显著提升了 DR 模型在不同眼底相机上的识别性能，因此不仅能够适配拓普康、佳能等高端型号的眼底相机，也能支持像新视野、索维等中低端机型；同时在面对此前 Google 在泰国临床试验中出现图像质量不佳的情况，能够通过图像自动化质控模块，及时提醒操作者进行重新拍摄；并且通过模型泛化性的增强，在面对全国多个地区甚至不同人种的眼底图像时，仍能保持较高的识别性能。这些功能的优化大大提升了基层 DR 筛查的效率，同时在灵敏度和特异度等识别性能方面，也显著优于此前 FDA 获批的两款软件，减少了误诊、漏诊等情况的出现。

第三节 糖尿病视网膜病变人工智能筛查技术配套设施的发展

在 AI 对 DR 的识别技术突飞猛进的同时，相关研究的公开数据集也迅速发展。在 AI 对 DR 的识别开发研究前期，Messidor-2 和 EyePACS 是国际上常用的 DR 数据集，其中 Messidor-2 是由法国国防研究部在 2004 年自主研究的 TECHNO-VISION 项目中建立的，数据库包含 1748 张眼底图像及对应的 DR 分级标注，来自 3 个不同的眼科机构。而 EyePACS 数据库是 Kaggle 平台在 2019 年进行 DR 竞赛中使用的数据集，包含 88702 张眼底图像。在上述两个数据集的建设过程中，未充分考虑 AI 测试设计与临床适用性的适配度，并且数据集中的数据质量参差不齐，缺乏标准管控，这使得上述数据集仅能作为研究阶段的训练和验证数据使用。而随着 DR 筛查方面 AI 研究的日益成熟，并且逐步应用于辅助诊断产品中，我国在 2017 年提出建立 AI-DR 标准数据库，希望通过标准数据库和其他相关标准流程对 AI-DR 识别产品进行性能检测。北京协和医院眼科基于真实的临床数据，构建了 DR 常规眼底彩照的 AI 标准数据库，并在 2020 年在 AI 医疗器械创新合作平台进行了发布，该数据库收集了来自全国 14 个地区的 1.5 万张眼底图像，采集设备包含了 10 多种眼底相机，并且遵照《深度学习辅助决策医疗器械评审要点》对数据库的构成、标注进行了标准化把控，能够配合 AI 软件的不同预期用途，排列组合成不同的子数据库以适应不同的测试需求。

在监管层面，针对 AI-DR 识别产品的监管和流程质控已经构建了成熟的标准化体系。2022 年，国家药品监督管理局医疗器械技术审评中心发布了《AI 医疗器械注册审查指导原则》和《DR 眼底图像辅助诊断软件注册审查指导原则》。两份指导原则在数据质控、算法需求规范、算法构建、算法验证等方面作出了明确要求，规范了 AI-DR 识别软件从数据收集、开发、测试、验证以及筛查应用的全流程。另外，针对 AI-DR 识别和筛查应用中的数据储存和数据安全问题，《医疗器械网络安全注册技术审查指导原则》和《AI 医疗器械注册审查指导原则》也对其中网络安全和数据安全的控制过程作出了明确的要求。

目前，随着 AI-DR 辅助诊断软件在性能、适用性、可靠性以及评价体系等方面的快速进展，包括在开发过程、使用流程、监管体系等标准化建设方面取得的突出成果，AI-DR 识别产品已经日渐成熟，并且凭借其在 DR 筛查方面具备的准确、高效等特点，AI 技术将在 DR 的基层筛查中发挥重要的作用。

一、AI 技术在基层 DR 筛查中的应用指南和实践案例

(一) AI 技术在 DR 的应用实践指南

目前 AI-DR 筛查系统在临床实践中的应用越来越广泛，而市面上相关的 AI 筛查系统多样，本书依据《基于眼底照相的糖尿病视网膜病变人工智能筛查系统应用指南》中的相关原则，结合目前基层 DR 筛查以及 AI 筛查系统在基层医疗机构应用的实际情况，对基层医疗机构开展 DR 筛查项目中 AI 筛查系统和硬件系统的选择、数据储存和筛查方案等方面提出一些建议供参考，以期待推动 AI 在 DR 早期筛查和辅助诊断中的科学应用，推动我国 DR 诊疗水平的整体提升。

(二) AI 筛查系统的选择

在《基于眼底照相的糖尿病视网膜病变人工智能筛查系统应用指南》中，对 AI 筛查系统的算法构建中训练集、测试集和算法指标提出了相关的要求，但鉴于目前 AI 筛查系统种类繁多，对算法性能指标的要求缺乏统一的标准，使得 AI 筛查系统的选择和考察流程较为烦琐，而目前国家药品监督管理局对 DR 相关的 AI 筛查系统已经有了标准化的管理和审批流程，因此建议基层医疗机构选择获批国家药品监督管理局三类医疗器械证的 AI 筛查系统进行 DR 的筛查。

目前 AI 筛查系统有在线版和离线版，在线版 AI 系统能够实时将彩色眼底照片上传至云端，在云端进行智能筛查辅助诊断，并将报告反馈下载确认，在线版可经过远程阅片中心对结果进行复核，时效性和操控性更好；而离线版本是将 AI 系统集成在计算机端或移动设备上，可不依赖网络而对输入的眼底照片进行 DR 智能辅助诊断，对网络的要求较低，但无法通过云端进行读片确认，故需要在具有眼科诊疗资质的医生指导下使用。鉴于目前全国信息化建设水平和基层医疗的实际情况，具备网络条件的单位推荐使用在线版 AI 系统，以便于实时进行远程复核、转诊和答疑，推荐选择彩色眼底照片上传 5 min 内得到反

馈结果的 AI 系统；不具备网络条件的机构可使用离线版本，有条件的机构可配备 1 名以上专业的眼科医生进行结果复核。

(三)图像采集标准

虽然国际 DR 分级标准中依据 7 张图的彩色眼底照片进行分级，但此拍摄方法工作量大，对拍摄技术要求高，且图像数据量大，不适用于基层大规模筛查，因此推荐基层医疗机构 DR 筛查采用后极部单视野或双视野拍摄法，单视野拍摄法以黄斑和视乳头连线的中点为拍摄视野的中心；双视野拍摄法视野一以黄斑中心凹为拍摄视野中心，视野二以视乳头为拍摄视野中心。

图片质量要求每个受检眼至少拍摄 1 组可供 AI 系统分析和医生阅片的图像并保存，图像须达到以下质量要求：①除纤维增生膜、视网膜前出血、玻璃体积血等 DR 相关体征外，图中 90% 的血管可以辨认。②主要眼底结构位置正确，黄斑中心凹距离图的边缘超过 2 PD，视乳头距离图的边缘超过 2 PD；使用双视野图像时，黄斑区图像要求黄斑中心凹距离图像中心<1.5 PD，视乳头区图像要求视乳头中心距离图像中心<1.5 PD；视乳头与黄斑中心连线和水平线的夹角不大于 24°。③成像范围内无影响判读的暗影和(或)高亮反光区域。④曝光适度，无过曝光、欠曝光。⑤无镜头污渍、眼睑和(或)睫毛等遮挡影，无运动伪影。⑥无其他图像错误，如图像中没有患者、未拍摄非眼底范围的彩色眼底照片等。目前 AI 筛查系统能够根据图像质量进行自动化的质量控制，对不符合标准的图像及时进行识别和提醒，不具备图像质量判断能力的机构，推荐使用具有图像自动化质控模块的 AI 筛查系统。

图像未达到以上质量要求或无法通过 AI 图像质控系统时，须进行如下调整。①主要眼底结构位置不正确：调整受试者坐姿，调节固视点，确认患者有无斜视或其他眼部异常情况，然后重新拍摄图像。②过曝光、欠曝光、对焦错误：调节眼底相机曝光与对焦设定，然后重新拍摄图像；如果观察到图像过暗，应确认患者瞳孔大小，并相应缩短患眼暴露在明亮灯光下的时间，降低检查室亮度。③眼睑、睫毛遮挡：提示患者在拍照过程中睁大眼睛，必要时协助患者提高眼睑，并重新拍摄图像。④虹膜反光：提示患者紧盯固视点，不要移开视线，重新拍摄图像。⑤镜头污渍：检查并清理镜头，然后重新拍摄图像。⑥瞳孔过小：进行眼压测量，在保证安全时扩瞳后拍摄图像。

(四) DR 的 AI 筛查方案

针对糖尿病高危人群以及 DR 患者建立不同的 AI 检查方案，检查时机和频次可参考《中国 2 型糖尿病防治指南(2020 年版)》，对 2 型糖尿病患者在确诊之后应该尽快进行首次眼底 AI 检查；1 型糖尿病患者在确诊 5 年内至少要进行 1 次眼底 AI 检查；对青春期前诊断的 1 型糖尿病患者建议在 12 岁开始进行眼底 AI 检查；计划妊娠或已妊娠的糖尿病妇女应该定期进行眼底 AI 的检查以评估其发生和进展的风险，妊娠前或第 1 次产检、妊娠后每 3 个月及产后 1 年内建议进行眼底 AI 检查；2 型糖尿病患者在发生糖尿病肾脏疾病(DKD)时应进行眼底 AI 检查。

AI 检查结果提示发现中度以上 DR 的患者建议转诊至上级医院或眼科专科医院进一步检查和干预；如果 DR 进展或威胁视力，需要增加监测频率，建议转诊至上级医院由眼科医生或有经验的验光师进行散瞳眼底检查；对 AI 检查结果提示视网膜脱离、玻璃体积血、视网膜前出血或出现突然视力丧失的患者，建议当天紧急转诊至上级医院眼科。

另外，通过 AI 检查进行定期的随访有助于评估糖尿病和 DR 的发生和进展情况，对于无 DR 且血糖控制良好的患者应每 1~2 年筛查 1 次；轻度 NPDR 患者每年筛查 1 次，中度 DR 患者在经过上级医院或眼科专科干预后，每 3~6 个月进行 1 次复查，重度 NPDR 患者经过上级医院或眼科专科干预后，每 3 个月进行 1 次复查。

以上对于所有进行筛查的糖尿病患者建议结合 AI 检查结果进行健康宣教，包括但不限于以下内容：①向患者详细解释说明 AI 检查结果的内容和意义。②根据患者眼部主诉和全身情况，结合 AI 检查结果指导患者进一步获取医疗健康相关资源，包括但不限于定期随访、眼科专科就诊、有威胁视力的高风险因素时尽快至眼科就诊等。③告知患者控制全身情况(血糖、血压、血脂等)的重要性。告知患者即使视力良好，无明显 DR，也应定期随访眼底情况。

(五) 数据储存和数据安全

医疗数据是对患者病情的详细描述和诊疗活动的真实记录，数据储存的标准性、规范性和安全性对于医疗数据的保存、患者病情随访、数据溯源等具有重要意义。数据的存储应当满足规划的高效性、管理的科学性、查询的便捷性。具体应至少包括以下内容：①眼底图像以 PNG 格式或压缩 JPG 格式储存，AI 系统分析记录及分析结果报告也应一并保存。②有条件的医疗机构，AI 系统可以与 HIS PACS 等系统对接，关联患者病情资料。③在线版 AI 系统可将数据在数据存储设备上进行备份并定期更新，离线版 AI 系统应将数据在数据存储设备上进行备份并定期更新。

医疗数据涉及患者隐私、科研信息和医疗单位内部信息，具有其特殊性和敏感性。在使用相关医疗数据时，尤其通过互联网传输数据时，应当注意确保数据信息安全、保障各方相关权益。参照我国《网络安全法》《人口健康信息管理办法》等有关法律及规范要求，应当包括但不限于以下措施：①不同级别的医生和相关工作人员使用账号和密码登录并使用系统，享有信息浏览、编辑和（或）数据管理等权限。②单位和个人应当在授权范围内利用和发布相关信息。③数据存储单位应配备网络数据安全防护措施。④经网络传输的数据须进行加密处理。⑤对于不影响疾病诊断的受试者敏感信息，如联系电话、家庭住址等，非必要时应进行脱敏处理或模糊显示。⑥落地应用单位应建立数据管理系统，明确责任人，并制定数据泄露的应急预案。

二、AI 技术在 DR 筛查的应用实践案例

2018 年 2 月 4 日，上海首个 AI-DR 筛查建设项目落户上海市静安区，通过搭建以 AI 技术为核心 DR 筛查诊断及远程会诊系统，对就诊于静安区北部医共体基层卫生机构的糖尿病患者进行 AI-DR 诊断，医共体包含静安区彭浦镇社区医院、新疆巴楚医院在内的 6 家社区医院，在 2 年多的时间内，为 6300 多名社区居民提供了 DR 和眼底病筛查，发现 DR、黄斑变性、青光眼等 30 多种眼底疾病，其中 DR 453 例，需要干预的中重度 DR 153 例，并且通过开展 AI-DR 筛查，大大提高了 DR 的筛查率，借助"AI 筛查—发现—转诊—随访—健康管理"的工作模式，不仅降低了糖尿病患者眼部并发症的患病率、致盲率，减轻患者医疗负担，还降低了 DR 检测所需人力成本。利用信息技术、AI 技术颠覆原有的医疗健康服务的概念与模式，构建医疗联盟体，提升居民就医体验，提高医疗资源的利用效率，推进全民健康管理进程。合理利用 AI 技术进行 DR 筛查，实现了基层首诊、双向转诊，推进优质医疗资源下沉，提高了医疗资源的利用效率和推进全民健康管理进程。该项目在国家卫生健康委员会 2018 中国

医改传播高峰会议上，被评选为"基层服务能力帮扶优秀案例"。

在上述 DR 的筛查项目中，为适应医共体基层卫生机构与中心医院的筛查场景，设计了如下的系统流程，并且取得了突出的成果，可供基层卫生机构在开展 DR 筛查的过程中进行参考。

(1)患者在社区服务中心拍摄眼底照相，上传模块自动上传照片。

(2)AI 服务器进行分析，一分钟内即时反馈结果给基层的医务人员。

(3)基层医生根据报告情况，大部分轻症或者无明显进展的患者，医生可以参照 AI 的结果提示，完成处理。

(4)如果基层医生认为患者症状明显，AI 提示为阳性，需要转诊或者复核，可以在线申请复核或者会诊。

(5)中心医院专家接到申请后，可以在工作间隙进行复核，并通过系统返回复核结果；如果专家认为需要远程会诊，会与基层医生约定远程会诊时间；如果专家认为需要转诊，当面诊疗，会返回转诊建议。

(6)基层医生根据中心医院的专家建议，按照不同的情况，给予对症治疗、远程会诊、转诊。

(7)报告与复核建议均可实现跨平台无线输出，兼容手机、平板电脑、普通电脑等。

第四节　人工智能在糖尿病视网膜病变筛查中的前景与展望

一、超广角眼底相机和多模态数据

之前大多数 DR 筛查的 AI 系统都是基于传统的彩色眼底相机，传统眼底相机单视野的成像范围通常为 $30°\sim45°$，由于 DR 早期可能出现外周视网膜的病变，传统方法是通过多视野成像来进行全面的 DR 筛查，不仅耗时耗力，而且需要操作人员拥有熟练的拍摄技术和患者的配合，在基层和社区 DR 筛查中推广较为困难。而超广角眼底相机(ultra-wide field of view, UWF)在免散瞳情况下拍摄的眼底图像，成像范围可高达 $200°$，能够同时反映后极部和周边视网膜的情况，避免了传统眼底相机由于视野的限制造成病变遗漏的风险。目前

UWF 凭借其免散瞳、眼底视角范围广、图像采集时间短等显著优势正逐渐在临床普及，与此同时，与 UWF 相关的 AI 研究也取得了一定的进展。Nagasawa 等人使用 378 张 UWF 的图像进行深度学习模型的训练，在小样本的数据中测试发现，AI 模型对于增生型糖尿病视网膜病变具有较高的识别性能，灵敏度和特异度分别为 94.7% 和 97.2%，事实上由于增生型糖尿病视网膜病变和非增生型糖尿病视网膜病变的图像表现差异较为明显，对于 AI 的挑战较小，加上训练和测试的样本量太小，该研究目前仍停留在实验室阶段。Kangrok 等人通过对比 AI 模型分别在 UWF 和传统眼底相机多视野图像上的表现后也发现，使用 UWF 来识别 DR，其性能优于传统眼底相机多视野图像，但由于目前 UWF 相机价格相对昂贵，同时 UWF 相关数据积累的量还远小于传统眼底相机，这给 AI 模型的开发和应用也带来了很大的挑战，但随着 UWF 技术的逐渐广泛应用和相关 AI 技术的进步与发展，相信以 UWF 为基础的 AI 系统在基层医疗 DR 筛查中将发挥重要的作用。

随着 OCT 图像在内的多模态影像在眼科临床的普及，尤其是在糖尿病黄斑水肿(DME)的诊断上具有重要意义，基于 OCT 图像在内的多模态影像构建 DR 及 DME 的筛查模型也逐渐增多。Padmasini 等人使用频域 OCT 图像构建了一种基于深度学习的 DME 识别算法，能对包括囊样黄斑水肿和浆液性脱离等在内的 7 种黄斑水肿类型进行准确的识别，其准确性能够达到 99.3%，这是基于 OCT AI DME 筛查的第一步，但是整体测试样本仍然较小。另外，使用 OCT 影像的结果作为 DME 的标注，提升 AI 对于传统眼底图像中 DME 识别准确性的研究也取得了进展。2022 年 Google 团队采用 3060 张视网膜图像及其对应的 DME 标注(OCT 结果作为标注标准)，开发了基于深度学习的 DME 识别模型，并且在 698 个数据量上进行了验证，结果发现仅使用视网膜图像作为媒介，识别 DME 的灵敏度和特异度均超过 80%。而 Abramoff 等人通过将眼底照相和 OCT 图像结合，将黄斑区渗出和黄斑增厚作为 DR 的转诊标准，其筛查的灵敏度和特异度分别为 87.2% 和 90.7%，DME 是目前判断 DR 患者是否需要转诊的重要指标之一，而基于 OCT 图像的 AI 技术的发展无疑将为 DR 的筛查和转诊提供重要的助力，但 OCT 设备的价格及 AI 模型的识别性能仍然是基层使用 OCT 图像作为常规 DR 筛查工具的限制因素。

二、基于 AI 的眼底多病种筛查系统

对于糖尿病患者来说，其眼底并发症除了 DR 之外，还包括青光眼、静脉栓塞、视网膜脱离等，而目前获得国家药品监督管理局三类证批准的 AI 产品大多只针对 DR 进行识别。事实上，目前有关 AI 识别眼底多病种的研究已经取得了突出进展，2021 年，中山眼科中心林浩添教授团队联合上海鹰瞳医疗科技有限公司开展了一项关于"AI 视网膜多病种辅助诊断系统"的真实世界研究，这是全球首个眼科多病种 AI 真实世界研究，该研究使用来自 16 家不同级别的医疗机构共 207228 张眼底图像，开发了能够识别 DR、青光眼、年龄相关性黄斑变性等 14 种常见眼底病的 AI 模型，并且在 35 家医疗机构的 18136 张眼底图像中进行了外部验证，并且将 AI 识别结果与不同年资的眼科医生进行了比较，结果发现其识别性能媲美眼科专家，并且无论是来自三级医院的眼底图像，还是来自社区医院或健康体检机构的眼底图像均能表现出优异的识别性能，这对于眼底多病种 AI 筛查系统在临床的应用具有重要意义。同年，北京协和医院参与研发的眼底多病种 AI 筛查系统通过了欧盟 CE 认证，该系统基于 64914 张眼底图像进行开发，在内部验证中灵敏度为 80.4%～97.3%，特异性为 89.7%～98.1%，在外部测试中，灵敏度均高于 64.6%，特异性均高于 78.7%。而目前国内尚未获批一款眼底多病种的 AI 筛查软件，其原因在于多病种的临床验证是一个较新的课题，对于注册评审和临床试验的方式，国家药品监督管理局和多家 AI 企业也仍然在摸索评估其有效性和安全性的最优方法，但相信在不久的将来，基于 AI 的眼底多病种筛查系统将被广泛应用于基层筛查中，为及时发现糖尿病患者的眼底并发症，降低不可逆的损伤和致盲提供有力支撑。

三、AI 在 DR 筛查中的不足与展望

虽然目前 AI-DR 筛查系统已经在多家医疗机构作为常规的筛查手段，并且取得了不错的效果，但仍然存在一些因素制约着 AI-DR 筛查系统的推广和发展。首先是数据的获取成本高，数据是支撑 AI 技术发展的基石，虽然目前国内医疗数据的信息化水平已经取得了较大进展，但各地区、各医疗机构之间的数据壁垒仍然存在，这成为限制 AI 技术发展的因素。目前英国、韩国、新加坡

等国家均建立了国家级的电子健康记录系统和生物银行，由政府统一管理病例资料、影像资料、民众生活方式等信息，这为 AI 的发展提供了广阔的试验田。而中国由于地域广阔、人口众多，推行国家电子健康记录系统存在较大困难，这使得用于 AI 技术开发的数据积累也受到限制，同时制约了其性能的突破和提升；另外，目前的 ML 尤其是深度学习技术，在输出结果时无法解释其病理依据，这在一定程度上会影响临床医生对其的认可；事实上，在眼底疾病的传统临床诊疗流程中，影像识别只是其中的关键环节，还需要结合病史、主诉，以及视力等其他信息才能够对眼底疾病进行准确的判断。虽然目前 AI 筛查系统对于影像的识别能力已经达到甚至超过眼科专科医生的水平，但仍然无法独立进行眼底疾病的诊断，这影响了 AI 筛查系统在基层的推广和应用，而随着临床决策支持系统（clinical decision support system，CDSS）和多模态 AI 模型的研究和应用，未来有望为基层医疗带来更加智能的"AI 医生"，进一步提高基层 DR 筛查的效率。

中国糖尿病人口众多，DR 的高发病率和高致盲率已经严重威胁了糖尿病患者的生活质量，而医疗资源的不足和分布不均使得 DR 的筛查率和控制率处于较低的水平。基层医疗机构是多数糖尿病患者初诊和随访的"窗口"，在基层开展有效的 DR 筛查能够极大地提升糖尿病的管理效率，而 AI 筛查系统凭借其精准度和筛查效率将为 DR 筛查的开展提供重要支撑，推动医疗资源的下沉，为 DR 的早发现、早诊断、早治疗提供便利，同时降低时间和经济成本，提高医疗效率。目前针对 DR 的 AI 筛查系统已经走向了成熟和标准化，国家的信息化建设也使基层医疗机构具备了广泛开展 AI 筛查的条件，而随着 AI 研究的深入，能够实现多模态数据分析、个体化诊疗预测的 AI 系统也即将变成现实，并且有望在不久的将来为 DR 及其他多种慢性病的筛查和诊疗提供强有力的技术支撑。

参考文献

[1] 赵卫东，董亮. 机器学习[M]. 北京：人民邮电出版社，2018.

[2] 戈宗元. 眼科人工智能的算法新进展[J]. 山东大学学报：医学版，2020(11)：7.

[3] SAEEDI P, PETERSOHN I, SALPEA P, et al. Global and regional diabetes prevalence

estimates for 2019 and projections for 2030 and 2045: Results from the International Diabetes Federation Diabetes Atlas, 9(th) edition[J]. Diabetes Res Clin Pract, 2019, 157: 107843.

[4] VUJOSEVIC S, ALDINGTON S J, SILVA P, et al. Screening for diabetic retinopathy: new perspectives and challenges[J]. Lancet Diabetes Endocrinol, 2020, 8(4): 337-347.

[5] GARDNER G G, KEATING D, WILLIAMSON T H, et al. Automatic detection of diabetic retinopathy using an artificial neural network: a screening tool[J]. Br J Ophthalmol, 1996, 80 (11): 940-944.

[6] GULSHAN V, PENG L, CORAM M, et al. Development and Validation of a Deep Learning Algorithm for Detection of Diabetic Retinopathy in Retinal Fundus Photographs[J]. JAMA, 2016, 316(22): 2402-2410.

[7] ABRAMOFF M D, LAVIN P T, BIRCH M, et al. Pivotal trial of an autonomous AI-based diagnostic system for detection of diabetic retinopathy in primary care offices[J]. NPJ Digit Med, 2018, 1: 39.

[8] BHASKARANAND M, RAMACHANDRA C, BHAT S, et al. The Value of Automated Diabetic Retinopathy Screening with the EyeArt System: A Study of More Than 100, 000 Consecutive Encounters from People with Diabetes[J]. Diabetes Technol Ther, 2019, 21 (11): 635-643.

[9] HE J, CAO T Y, XU F P, et al. Artificial intelligence-based screening for diabetic retinopathy at community hospital[J]. Eye, 2020, 34(3): 572-576.

[10] Decencière E, Etienne D, Xiwei Z, et al. Feedback on a publicly distributed image database: the Messidor database[J]. Image Anal Stereol. 2014; 33(3): 231-234.

[11] 于伟泓, 张潇, 吴婵, 等. DR 眼底彩照 AI 研究标准数据库的建立规范[J]. 协和医学杂志, 2021, 12 (5): 684-688.

[12] 袁进, 雷博. 基于眼底照相的 DRAI 筛查系统应用指南[J]. 中华实验眼科杂志, 2019, 037(008): 593-598.

[13] 中华医学会糖尿病学分会. 中国 2 型糖尿病防治指南 (2020 年版)[J]. 中华糖尿病杂志, 2021, 13(4): 95.

[14] NAGASAWA T, TABUCHI H, MASUMOTO H, et al. Accuracy of ultrawide-field fundus ophthalmoscopy-assisted deep learning for detecting treatment-naive proliferative diabetic retinopathy[J]. Int Ophthalmol, 2019, 39(10): 2153-2159.

[15] OH K, KANG H M, LEEM D, et al. Early detection of diabetic retinopathy based on deep learning and ultra-wide-field fundus images[J]. Sci Rep, 2021, 11(1): 1897.

[16] PADMASINI N, UMAMAHESWARI R. Automated detection of multiple structural changes of

diabetic macular oedema in SDOCT retinal images through transfer learning in CNNs[J]. Iet Image Processing, 2020, 14(16): 4067-4075.

[17] LIU X, ALI TK, SINGH P, et al. Deep Learning to Detect OCT-derived Diabetic Macular Edema from Color Retinal Photographs: A Multicenter Validation Study [J]. Ophthalmol Retina, 2022, 6(5): 398-410.

[18] MD A, PT L, M B, et al. Pivotal trial of an autonomous AI-based diagnostic system for detection of diabetic retinopathy in primary care offices[J]. NPJ digital medicine, 2018, 1: 39.

[19] LIN D, XIONG J, LIU C, et al. Application of Comprehensive Artificial intelligence Retinal Expert (CARE) system: a national real-world evidence study[J]. Lancet Digit Health, 2021, 3(8): e486-e495.

[20] LI B, CHEN H, ZHANG B, et al. Development and evaluation of a deep learning model for the detection of multiple fundus diseases based on colour fundus photography[J]. Br J Ophthalmol, 2022, 106(8): 1079-1086.

第十二章

糖尿病视网膜病变的综合管理

糖尿病视网膜病变(DR)是 1 型糖尿病(T1DM)和 2 型糖尿病(T2DM)的高度特异性血管并发症,其患病率与糖尿病的病程和血糖控制水平等因素密切相关,且同时提示心血管疾病及全因死亡风险。DR 缺乏有效的早期预防和干预措施,是患者致盲的重要原因,也增加了疾病的管理难度。此外,视力受损或丧失可导致心理变化,DR 患者患抑郁症概率高。DR 严重威胁着糖尿病患者的生存质量,同时给社会带来沉重经济负担。在系统性防控糖尿病及其并发症的基础上,控制非增生型病变向晚期病变发展是避免糖尿病致盲的重要关口。DR 的筛查、适时转诊和防治离不开内分泌科医生与眼科医生的协同处理,其规范化管理需要内分泌科医生与眼科医生密切合作又各司其职,加强对其全面认识与综合管理意义重大。

第一节 糖尿病视网膜病变的危险因素

DR 的主要危险因素包括高血糖或明显血糖波动、高血压、高血脂、糖尿病病程长、糖尿病肾脏疾病(diabetic kidney disease, DKD)、妊娠、肥胖、吸烟、易感基因及维生素 D 水平等,见表 12-1。

表 12-1 DR 的主要危险因素及临床证据

危险因素	临床证据
血糖	DCCT, UKPDS
血压	UKPDS
糖尿病病程	DCCT

续表12-1

危险因素	临床证据
血脂	ACCORD
妊娠	DCCT
肾病	UKPDS, WESDR
肥胖	WESDR, SiMES
遗传	GOLDR, TUDR

　　DCCT 为糖尿病控制及并发症研究；UKPDS 为英国糖尿病前瞻性研究；ACCORD 为糖尿病控制心血管危险行动；WESDR 为美国威斯康星 DR 流行病学研究；SiMES 为新加坡马来人眼病研究；GOLDR 为拉美人群 DR 基因学研究；TUDR 为中国台湾地区—美国 DR 研究。

一、血糖

　　高血糖是 DR 重要的危险因素之一，是 DR 和糖尿病性黄斑水肿（DME）发生和发展的最强因素，同时又是可调节风险因素，诊断为 DR 后，高血糖对 DR 的预测价值优于病程。R. Varma 等对加利福尼亚州洛杉矶的拉丁裔成年人进行的基于人群的横断面研究表明，糖化血红蛋白（HbA1c）的增加与 DME 风险的增加相一致。Nathan 等及 Stratton 等的研究表明，严格的血糖控制（根据 HbA1c 水平评估）可降低发生 DR 及其进展的风险。White 等在糖尿病干预和并发症流行病学研究（epidemiology of diabetes interventions and complications，EDIC）研究中，发现 HbA1c 每降低 1% 就会降低 30%~40% 的 DR 风险，且效果持久（代谢记忆），强化治疗和常规治疗之间 DR 的差异至少持续 10 年。

　　来自糖尿病控制与并发症试验（diabetes control and complications trial，DCCT）、英国前瞻性糖尿病研究（united kingdom prospective diabetes study，UKPDS）和 EDIC 的大规模临床研究结果都提示，严格的血糖控制可以降低 DR 发生和进展的风险。短期和长期的血糖波动都和 DR 的风险增加相关，血糖管理过程中需要关注空腹血糖、HbA1c 及葡萄糖目标范围内时间（time in range，TIR）等指标的波动，能够减少血糖波动的降糖方案可以降低 DR 的风险。大量前瞻性随机研究显示，强化血糖管理的目标是达到接近正常的血糖水平，以预防和（或）延缓 DR 的发生和发展，并有可能改善患者的视功能。

　　需要注意的是，高血糖的快速纠正可能导致早期 DR 的恶化。当 T2DM 患者从饮食干预或口服药物改用胰岛素治疗时也发现了类似的现象，可能与HbA1c 的降低速度和已经存在的 DR 有关。因此一方面需要强调早期 DR 的筛查，另一方面需要关注如果 HbA1c 在 3 个月内降低超过 1.5%或 6 个月内降低超过 2%，有可能导致早期 DR 加重。

二、血压

严格控制血压可以降低 DR 的风险。在一项对加拿大原住民的研究中发现收缩压是 DR 进展的独立预测因子。Hoorn Study 显示，收缩压每增加一个标准差(19.5 mmHg)，DR 的相对危险度增加 1.48。有效控制血压可降低视网膜病变风险。因此，DR 患者应注意进行血压的控制与监测。UKPDS 研究中对T2DM 合并高血压的患者分别进行相对严格和相对宽松的血压控制，最终发现相对严格的血压控制可以使 DR 进展的风险降低 34%，视力下降的风险降低 47%。

三、血脂

血脂水平异常在 DME 的发病机制中起着重要作用。有研究报告指出血清脂质与 DME 独立相关，血清胆固醇尤其是低密度胆固醇与硬性黄斑渗出物有关。而在中国人中，总胆固醇>200 μg/L 是 DR 的独立危险因素。控制血脂可以减缓视网膜病变的进展和降低对治疗的需要。因此，血脂水平也是 DR 患者需要关注的全身情况之一。控制血脂对 DR 的影响虽然没有控制血糖和血压那么明显，但有研究发现他汀类药物可以减少硬性渗出和微动脉瘤，甚至减少视力丧失；ACCORD 研究也发现非诺贝特可以防止 DR 的进展，可能与其抗炎和抗氧化作用相关。

四、体重

肥胖会增加 T2DM 患者非增生型 DR(non-proliferative diabetic retinopathy, NPDR)的发病率。腹型肥胖与 DR 明显相关，在女性中尤其明显。颈围是阻塞性睡眠呼吸暂停综合征的预测因子；阻塞性睡眠呼吸暂停综合征与 DR 的发生和严重程度相关；糖尿病患者颈围增粗更容易发生 DR，以及导致 DR 加重，可能因为颈围较粗的患者容易伴有阻塞性睡眠呼吸暂停综合征，而反复出现的低氧状态会导致 VEGF 的升高进而加重 DR。

五、饮食

降低 DR 风险的饮食包括：①中老年 T2DM 患者每日摄入 500 mg 以上的长链多不饱和脂肪酸(鱼类富含)；②地中海饮食，使用特级初榨橄榄油；③维持充足的维生素 D 状态；④补充适量的维生素 A 和类胡萝卜素(如叶黄素和玉米黄素)、维生素 B_1 和维生素 C。这些饮食可以通过抗氧化应激、清除自由基等作用降低 DR 的风险。

六、吸烟

有证据认为，吸烟是 T1DM 患者 DR 进展的危险因素，虽然在 T2DM 患者中的结论存在争议，但这并不会改变戒烟的建议和重要性。

七、体育锻炼

每周进行 5 天、每天超过 30 分钟的锻炼可以降低 DR 的风险，可能与运动改善了血糖控制以及氧化应激的作用相关。但增生型 DR(proliferative diabetic retinopathy，PDR)的患者需要避免高强度，以及会明显升高血压的运动，降低玻璃体积血和视网膜剥离的风险，同时也要避免进行如拳击、高海拔的登山、潜水等特殊运动。

八、日光过度暴露

每天日光暴露时间超过 5 小时与 DR 风险升高显著相关，避免过度的日光暴露是糖尿病患者 DR 的早期预防策略。

九、遗传

中国人群中，已证实的 DR 易感基因包括 *CPVL/CHN2*、*SCAF8CNKSR3*、*SCYL1BP1*、*API5*、*CRP* 和 *FNDC5* 等。我国台湾地区人群的 DR 全基因组关联分析提示，5 个染色体易感区域和含 *PLXDC2*、*RhoARHGAP22* 的基因与 DR 相关，后两个基因参与内皮细胞血管生成并改变毛细血管通透性。汉族人群研究提示，染色体 13q22.2、2q31.1 和 2q37.2 存在 3 个潜在易感位点。

十、肾脏功能

印度一项研究发现糖尿病肾脏疾病（DKD）患者伴有 DR 的比例高达 99.9%，其中 NPDR 占 56.61%，PDR 占 43.38%。曾有一项对台湾地区 2135 名 T2DM 患者长达 8 年的前瞻性队列研究，分析影响新发 PDR 及 DME 的相关因素，结果提示患者基线以及随访期内的肾脏功能降低可预测 PDR 及 DME 的进展。预测 DR 的肾功能指标，即肾小球滤过率与尿白蛋白/肌酐比值（albumin/urine creatinine ratio，UACR）。基线 ACR>300 发生 PDR 的风险比为 6.652，发生 DME 的风险比为 2.707。随访期 ACR>300 发生 PDR 的风险比为 4.193。故 DR 患者的肾脏功能也是需要关注的指标之一。

十一、其他

胰岛素抵抗是 DR 进展的危险因素，且独立于其他代谢危险因素。胰岛 β 细胞分泌胰岛素能力下降也是严重 DR 的危险因素。其他相关危险因素包括吸烟、亚临床甲状腺功能减退、非酒精性脂肪性肝病、血清泌乳素、脂联素及同型半胱氨酸水平等。

第二节 糖尿病视网膜病变的全身管理

DR 管理应包括健康的生活方式，如锻炼和控制体重、血糖、血压，调节血脂等。同时定期进行眼科检查以便早期发现病变，并根据 DR 的严重程度进行药物、激光或手术治疗。大量证据显示，纠正代谢紊乱可改善 DR 状态，控制血糖、血压及调节血脂等是防治 DR 的基本措施。

一、血糖的管理

长期高血糖是导致糖尿病微血管损害的重要因素，血糖的波动以及低血糖会加重眼底情况恶化，而良好的血糖控制可以预防和（或）延缓 DR 的发生及进展。推荐个体化的血糖控制目标，科学降糖，同时重视降糖的速度与幅度，谨防低血糖的发生。

强化治疗在糖尿病病程早期开始时最为有效，强化治疗开始得越早，效果越好，尤其是在尚未出现并发症的情况下。应特别注意在糖尿病早期进行良好的血糖控制，对于 DR 的长期预后非常重要。DCCT 得出的结论是在 T1DM 发病后，应在安全可行的情况下尽快开始强化治疗，并在此后维持，并且应将 HbA1c 的实际目标水平定为 7% 或更低。HbA1c 的升高也会增加发生 DME 的风险，美国四大常用指南建议，大部分患者的 HbA1c 宜控制在 7% 以下，而在特定患者中，血糖控制目标最好设定在 6.5% 以下。

目前认为，各类降糖药物均可通过血糖控制来达到防治 DR 的效果。无论是 T1DM 还是 T2DM，胰岛素都能延缓其 DR 进展速度。目前并没有足够充分的证据可以全面回答降糖药物在降糖作用之外对 DR 影响的问题。在一些荟萃分析和真实世界研究中没有发现二肽基肽酶-4 抑制剂（DPP-4i）、胰高糖素样肽-1 受体激动剂（GLP-1RA）、钠-葡萄糖共转运蛋白-2 抑制剂（SGLT-2i）增加 DR 的风险；但一些研究发现磺脲类药物可能与 DR 的风险增高相关。司美格鲁肽是 GLP-1RA 的周制剂，有较好的心血管获益，但在 SUSTAIN-6 研究中发现司美格鲁肽组中发生严重 DR 并发症的患者较安慰剂组增加，这一结果可能并不是司美格鲁肽的"直接毒性作用"所致，由于研究中患者缺少基线和随访期间针对 DR 的详细数据，在 DR 的评估分组方面可能存在偏倚，同时司美格鲁肽组的 HbA1c 降低程度较快，可能是导致早期 DR 加重的重要影响因素。值得一提的是，在有 DME 的患者中应避免使用比格列酮，有证据提示比格列酮的使用可使 DME 发生率增加 2.6 倍。

二、血压的管理

血压控制可缓解 DR 的进展，推荐血压控制水平在各个指南中有所不同，UKPDS 研究中强化治疗组的血压目标是小于 150/85 mmHg（1 mmHg＝0.133 kPa），而非强化治疗组是小于 180/105 mmHg，澳大利亚、英国、加拿大指南推荐血压应控制在 130/80 mmHg 以下。

此外，最近的系统性证据表明，肾素—血管紧张素系统抑制剂可以降低 DR 的风险和改善 DR 消退的可能性，血管紧张素转化酶抑制剂（angiotensin converting enzyme inhibitor，ACEI）和血管紧张素 Ⅱ 受体拮抗剂（angiotensin Ⅱ receptor antagonist，ARB）类药物对 DR 的进展有独立于降压作用之外的获益，对 T1DM 及 T2DM 患者 DR 的发生和（或）进展有延缓作用，且在治疗 DR 方面，ACEI 可能比 ARB 更好，但控制血压本身才是治疗的关键。肾素—血管紧张素系统研究（RASS）显示，无论是 ACEI（依那普利）还是 ARB（氯沙坦），针对 HbA1c>7.5%的患者均可延缓 DR 进程，针对 HbA1c≤7.5%的患者尚需要更大样本、更长期的研究。糖尿病合并高血压者推荐肾素—血管紧张素（RAS）阻断剂为首选药物，但不推荐 RAS 阻断剂作为血压正常的糖尿病患者预防视网膜病变的药物，用药期间应注意定期查肾功能及血钾，当患者合并肾功能不全，血肌酐大于 265 μmol/L 时不能使用。当患者血压较高时，往往需要采取联合用药，如 ACEI 和 ARB 与长效钙拮抗剂（如苯磺酸氨氯地平、苯磺酸左旋氨氯地平）联用，疗效不佳时还可再加小剂量利尿剂（如氢氯噻嗪）。

三、血脂的管理

糖尿病患者常合并脂代谢紊乱，而脂代谢紊乱不仅可诱发糖尿病心血管疾病，而且更有可能出现视网膜渗出物，渗出物越多，患者视力下降概率越大。严格的血脂控制可使黄斑局部光凝及全视网膜光凝手术的需求下降 30%。以低密度脂蛋白胆固醇增高为主者，首选他汀类药物（如阿托伐他汀等）；以甘油三酯增高为主者，采用非诺贝特治疗。非诺贝特在调节脂代谢紊乱、炎症、氧化应激、新生血管和细胞凋亡等方面有一定作用，可能与改善 DR 的发生发展相关。

非诺贝特干预和糖尿病事件降低(FIELD)研究表明,服用非诺贝特的研究参与者对任何视网膜病变的首次激光治疗的需求明显低于未服用非诺贝特的研究参与者。控制糖尿病患者心血管风险行动研究(Action to Control Cardiovascular Risk in Diabetes Trial, ACCORD)结果显示,与辛伐他汀单药治疗相比,非诺贝特联合辛伐他汀治疗可减少40%患者的 DR 进展,对于基线有 DR 的患者,非诺贝特显著减少57%患者的视网膜病变进展,DME 患者采用非诺贝特治疗,较安慰剂组显著减少 DR 进展。因此,推荐伴有高甘油三酯血症的轻度 NPDR 患者,采用非诺贝特降脂治疗。

四、抗血小板治疗

系统性评估表明,阿司匹林治疗对 DR 的发病及进展无明显影响,但 DR 不是使用阿司匹林治疗的禁忌证,该治疗不会增加糖尿病视网膜出血风险。推荐剂量为一次 100 mg,一日 1 次,口服。肠溶片应饭前口服。较常见的不良反应有恶心、呕吐、上腹部不适或疼痛,停药后多可消失。孕妇、哺乳期妇女禁用。哮喘、鼻息肉病、对阿司匹林和其他解热镇痛药过敏者禁用。血友病或血小板减少症、溃疡病活动期患者禁用。

五、针对 DR 的内科治疗

(一)改善微循环治疗

胰激肽原酶在体内降解激肽原生成激肽,舒张毛细血管,增加毛细血管血流量,激活纤溶系统活性,溶解血液高凝状态下形成的微小血栓,从而改善视网膜血流,纠正缺氧,减少蛋白渗出,消除血管瘤。口服制剂为每次 120~240 IU,每日 3 次;注射制剂为每日 10~40 IU,加入灭菌注射用水 1.5 mL,肌内注射,每日 1 次或隔日 1 次。不良反应:偶有轻微皮疹、皮肤瘙痒等过敏现象,胃部不适、倦怠感,停药后即可消失。出血性疾病的急性期禁用。

(二)抗氧化应激治疗

具有抗氧化应激、抗炎作用的药物对 DR 治疗有潜在获益,如硫辛酸可通过阻断超氧化物的形成来抑制 VEGF、血管生成素 2 和促红细胞生成素作用，可改善视神经传导。羟苯磺酸钙能降低血液的高黏滞性，抑制血小板聚集因子的合成和释放，抑制氧化应激及炎症反应，能减轻视网膜微血管的渗漏，减少血管活性物质的合成，延缓或阻止微血管基底膜增厚，达到改善 DR 眼底病变、改善视力、抑制新生血管生成和延缓 DR 进展的目的。羟苯磺酸钙能减少血-视网膜屏障破坏，进而改善血管通透性及血管渗漏。临床证据显示其可改善早期 DR，如微动脉瘤、出血、硬性渗出；羟苯磺酸钙联合激光及抗 VEGF 治疗也有获益证据，在 DR 中晚期，羟苯磺酸钙联合激光或抗 VEGF 治疗，可改善血流动力学、降低黄斑厚度、降低视网膜新生血管荧光素渗漏面积，进一步保护残存视功能。

(三)营养神经治疗

越来越多的研究开始关注神经保护在 DR 治疗中的重要作用，营养神经治疗是研究热点之一，正成为 DR 防治的重要新策略。

第三节　特殊人群糖尿病视网膜病变的全身管理

一、围术期血糖管理方案

血糖异常增高是围术期的常见问题。手术创伤应激、患者自身血糖调节和围术期使用的影响血糖的药物，都可能会导致血糖异常增高。大量证据表明，围术期血糖异常(包括高血糖、低血糖和血糖波动)增加手术患者的病死率，增加感染、伤口不愈合，以及心脑血管事件等并发症的发生率，延长住院时间，影响远期预后。合理的血糖监测和调控是围术期管理的重要组成部分，应当得到重视。眼科围术期在血糖管理方面需要注意以下五大要点。

(一)术前准备及评估

(1)血糖控制目标。

1)精细手术如整形手术、眼科手术采用严格标准：空腹或餐前血糖 4.4～

6 mmol/L，餐后 2 小时或随机血糖 6~8 mmol/L。

2）妊娠糖尿病控制标准：餐前血糖≤5.3 mmol/L，餐后血糖≤6.7 mmol/L。

3）孕前糖尿病控制目标：空腹、餐前及夜间血糖 3.3~5.6 mmol/L，餐后峰值血糖 5.6~7.1 mmol/L，糖化血红蛋白 6.0%。

（2）术前监测方案：根据血糖控制情况、病情危重程度及治疗需要，每日监测血糖 4~7 次，禁食者每 4~6 h 监测一次。

（3）避免临床上显著的高血糖或低血糖事件的发生。

（4）维持水、电解质平衡。

（5）根据患者的血糖情况、一般状况及手术的类型，决定是否需要停用之前的口服降糖药物，以及是否需要胰岛素治疗（表 12-2、表 12-3）。

表 12-2　口服降糖药及其术前调整策略

口服降糖药分类	围术期风险	术前 1 日	手术当日（小型手术，当天能恢复进食）	手术当日（大中型手术，术后不能恢复进食）
促胰岛素分泌（磺脲类、格列奈类）	低血糖	服用	停药	停药
二甲双胍	肾功能不全出现乳酸堆积	服用	服用	停药
噻唑烷二酮类	水钠潴留	服用	服用	停药
DPP-4 抑制剂	较少	服用	服用	服用
SGLT2 抑制剂	低血容量	停药	停药	停药

表 12-3　皮下注射胰岛素的术前剂量调整

胰岛素剂型	给药频率	术前晚上	手术当日早晨
长效胰岛素	Qd	常规剂量的 80%	常规剂量的 80%
中效胰岛素	Bid	常规剂量的 80%	常规剂量的 80%
中效/短效预混胰岛素	Bid	常规剂量的 80%	中效部分常规剂量的 80%
短效或速效胰岛素	Tid	不变	停用
CSⅡ	持续	不变	泵速调整为睡眠基础速度

对于需要禁食的手术，在进行手术当日早上，停用口服降糖药物，给予胰岛素治疗。在禁食期间，每4~6小时进行血糖检测，超过血糖控制目标时给予胰岛素治疗。

对于口服降糖药血糖控制不佳及接受大中型手术的患者，应及时改为胰岛素治疗，关于基础胰岛素的剂量调整，手术当天早上应给予原剂量的60%~80%长效胰岛素，停用所有的速效或短效胰岛素。

（6）急诊手术：主要评估血糖水平和有无酸碱、水、电解质平衡紊乱。如果存在，推荐先纠正代谢紊乱，使酸碱平衡和渗透压接近正常后再进行手术。如手术有利于减轻或缓解危急病情，无须在术前严格设定血糖控制目标，应尽快做术前准备，并同时给予胰岛素控制血糖，推荐予胰岛素静脉输注治疗。

（二）术中处理

（1）对于仅需要单纯饮食治疗或小剂量口服降糖药即可使血糖控制达标的T2DM患者，在接受小型手术时，术中不需要使用胰岛素。

（2）在大中型手术术中，须静脉输注胰岛素，并加强血糖监测。一般患者建议每1~2小时监测1次血糖。危重患者、大型手术和持续静脉输注胰岛素患者，建议每0.5~1.0小时监测血糖，或使用持续血糖监测。血糖控制的目标为7.8~10.0 mmol/L。

（3）术中血糖低于4.4 mmol/L时，至少静脉输注10%葡萄糖注射液100 mL，或者50%葡萄糖注射液25~50 mL，监测血糖15~30 min/次；术中血糖4.4~5.5 mmol/L，静脉输注5%葡萄糖注射液40 mL/h，或者10%葡萄糖注射液20 mL/h，每小时监测1次血糖。

（4）术中血糖为5.5~10 mmol/L时，每2小时监测1次血糖。

（5）术中血糖>10 mmol/L时，皮下或静脉胰岛素治疗，每小时监测1次血糖。

（三）术后处理

（1）术后在复苏室内每1~2小时监测1次血糖。在患者恢复正常饮食前仍予胰岛素静脉/皮下输注，每1~2小时监测1次血糖，术后胰岛素输注应继续维持24 h以上，同时补充葡萄糖，保持随机血糖在7.8~10.0 mmol/L。

（2）术后若饮食恢复到正常的一半，予常规胰岛素或口服降糖药治疗方案，每 2 小时监测 1 次血糖。对不能进食的患者可仅给予基础胰岛素；正常进餐者推荐予基础胰岛素联合餐时胰岛素的治疗方案，也可考虑使用胰岛素泵持续皮下胰岛素输注治疗，在血糖达标的同时可减少血糖波动。

(3)出院前逐渐将胰岛素转为皮下或口服降糖药，监测血糖 2~4 次/d。

(4)对于术后需要重症监护或机械通气的患者，如血糖>10.0 mmol/L，则应通过持续静脉胰岛素输注将血糖控制为 7.8~10.0 mmol/L 才比较安全。中、小型手术后一般的血糖控制目标为空腹血糖 6.1~7.8 mmol/L，随机血糖 7.8~10.0 mmol/L。既往血糖控制良好的患者可考虑更严格的血糖控制，同样应注意防止低血糖的发生。

(四)围术期低血糖的处理

应根据患者低血糖的水平决定输注的液体类型及监测血糖的频率。术中血糖<3.9 mmol/L 时，建议 50%葡萄糖注射液 20 mL 静脉推注，并暂停胰岛素输注，15~30 min 监测 1 次血糖；血糖为 3.9~5.6 mmol/L 时，建议减慢胰岛素输注速度，每小时监测 1 次血糖；血糖为 5.6~10.0 mmol/L 时，无须特殊处理，每 1~2 小时监测 1 次血糖。术前或术后如发生低血糖，对于可进食的清醒患者，口服 10~25 g 快速吸收的碳水化合物(如含糖饮料)；不能口服的患者，静脉推注 50%葡萄糖注射液 20~50 mL，之后持续静脉输注 5%或 10%葡萄糖注射液维持血糖，每 15~20 分钟监测 1 次血糖直至血糖≥5.6 mmol/L。

(五)术后出院前准备

为糖尿病患者提供个体化的出院降糖治疗计划可以减少住院时间和再住院率，并提高患者满意度。血糖控制良好且行小型手术患者，术后正常饮食后恢复原有治疗方案；行大中型手术患者，术后继续使用胰岛素静脉输注，并根据血糖波动情况调整胰岛素剂量，待饮食恢复后改为胰岛素皮下注射或过渡为术前治疗方案。建议患者出院后常规至内分泌科门诊随访。

二、老年糖尿病患者

(一)老年糖尿病患者全身管理

老年人感知能力下降,症状不典型、疾病前期较难发现,建议老年人每年定期体检和进行体重、腰围、血压、血糖、血脂等指标监测,完善眼科检查,以便早诊断。

老年患者血糖管理,建议个体化设定血糖目标范围,降低低血糖风险。对于有心血管疾病的老年患者,血糖控制的标准可以放宽(NICE quality standards June 2011),严格的血糖控制目标可能适合预期寿命较长的患者(>15年)。对于新诊断的糖尿病患者和没有大量糖尿病相关并发症的患者,可采用HbA1c低于7%下限作为血糖控制目标。慎重使用低血糖发生风险高的药物;建议糖尿病饮食,防止血糖波动过大;勿空腹运动导致低血糖发生,运动时需要携带升血糖食物;老年患者血糖<5.0 mmol/L时,需要采取措施预防低血糖发生,及时调整治疗方案。

老年DR患者用药前应评估肾功能水平,并根据eGFR值来调整药物方案,避免使用肾毒性药物。

老年患者易出现直立性低血压,增加跌倒风险,降压药物优选低血压风险低的ARB类或CCB类,谨慎使用特拉唑嗪、卡维地洛等可能发生直立性低血压的降压药物。

降血脂治疗时,建议在血脂达标的基础上继续服用小剂量他汀类药物预防动脉粥样硬化性心血管疾病的发生,首选亲水性他汀类药物(普伐他汀、瑞舒伐他汀等),以降低对肝脏和肌肉的损害。

抗血小板治疗是预防动脉粥样硬化性心血管疾病的手段之一,抗血小板治疗是否获益应综合评估老年患者的出血风险、基础疾病、用药依从性及年龄等因素。

老年DR患者药物治疗应遵循以下原则:

(1)选择简单、依从性高的药物,从单药、小剂量开始,同时优选具有治疗其他疾病组分的药物,减少多重用药风险;

(2)优选低血糖风险低的降糖药物,优选每天1次,平稳降压的长效降压药物，优选中等强度他汀类降脂药物；

(3)单药控制不佳可联合用药，但应权衡获益风险比，避免过度治疗；

(4)应重点关注肝肾功能、心脏功能、并发症、共病等因素；

(5)根据患者具体病情、耐受程度、个人意愿和经济能力等个体化治疗。

在疗效评价方面，启动降压药物治疗后，血压设定目标为<140/90 mmHg，初始治疗4周后应评价疗效来决定是否调整降压方案；启动调脂治疗6周后应复查血脂，如仍未达到目标值，需要调整调脂药剂量或种类；HbA1c是临床上评价长期血糖控制状况的指标，启动降糖药物治疗后，建议每3个月检测1次HbA1c，以决定是否调整降糖方案。血糖达标后，可每6~12个月检测1次HbA1c。

(二)老年糖尿病患者围术期管理方案

1.手术时机

糖尿病患者建议在早晨手术，以缩短术前禁食时间，对于无法早晨进行手术的患者，建议持续监测血糖水平。择期手术者，若随机血糖≥12.0 mmol/L或HbA1c≥9%，建议推迟手术时间。急诊手术术前有酮症酸中毒或高渗性状态者，建议术前纠正代谢紊乱。

2.血糖控制目标

择期手术的老年糖尿病患者在围术期应将血糖控制在7.8~10.0mmol/L。对于拟行心脏手术或其他精细手术的患者，在权衡低血糖风险的基础上，建议可考虑更为严格的血糖控制目标，即血糖控制在6.1~7.8 mmol/L。须急诊手术的老年糖尿病患者不建议在术前设定过于严格的血糖控制目标。

3.降糖方案

停用降糖药物的时机：术前3天停用达格列净、恩格列净、卡格列净、艾托格列净。禁食期间停用磺脲类、非磺脲类胰岛素促泌剂等高低血糖风险药物。胰岛素是围术期控制血糖的首选治疗方法；危重症患者首选持续静脉输注胰岛素。

4.血糖监测方法及频率

一般情况良好者，推荐监测指尖血糖(毛细血管血糖)。危重症、使用血管加压药或低血压患者，必要时可考虑采用动/静脉血气监测血糖。静脉使用胰岛素者，每小时监测 1 次，血糖<6.0 mmol/L 或血糖急剧下降者应增加监测频次，如血糖≤3.9 mmol/L，建议每 10~15 min 监测 1 次。对于皮下使用胰岛素的正常饮食者每天监测 7 个时间点的血糖(空腹血糖、三餐前后血糖及睡前血糖)。禁食期间每 4~6 h 进行 1 次血糖监测。

5.恰当处理低血糖

老年患者神经反应性减弱，对低血糖的反应阈值下降，极易出现低血糖，且低血糖表现具有极大的异质性，常表现出不典型症状。对于围术期低血糖的防治可从以下几个方面着手：术前识别高危患者(术前血糖波动大、频繁发作低血糖、肝肾功能不全等)。全麻镇静下，低血糖症状可能被掩盖、不易发现，应加强血糖监测。静脉输注胰岛素者血糖≤6.0 mmol/L 时，应重新评估、调整滴速。血糖≤3.9 mmol/L 时，停止输注胰岛素。能进食者口服 10~25 g 糖类食品；不能进食者静脉滴注 75~100 mL 20%葡萄糖注射液。

三、妊娠糖尿病或糖尿病合并妊娠患者

对于女性糖尿病患者，妊娠会加速 DR 的发生和发展。妊娠期疾病的进展与 DM 的病程、基线水平 DR、血糖控制情况、高血压与子痫前期、糖尿病类型(T1DM 或 T2DM)等因素有关。计划怀孕的糖尿病患者应在妊娠前进行眼科检查，并咨询 DR 的发展和(或)进展。眼科检查应在 T1DM 或 T2DM 患者妊娠前或妊娠早期进行，然后应按照视网膜病变程度对患者进行孕期和产后 1 年的监测。糖尿病合并妊娠患者在妊娠或第一次产检时就需要做眼底检查，妊娠后每 3 个月筛查一次，产后 1 年再复查一次。激光光凝术可用于治疗孕期重度 NPDR 和 PDR。激光光凝术可以将视力丧失的风险降至最低。如果 DR 持续进展，应该交由眼科医生给予更频繁的随访和相应处理。

对于妊娠期糖尿病患者，2019 年美国眼科学会(AAO)随诊指南认为：患妊娠期糖尿病的女性怀孕期间患 DR 的风险似乎不会增加，因此怀孕期间不需要进行眼科检查。然而，2020 年英国 DR 与糖尿病黄斑水肿共识认为：有较小比例的孕妇患有未确诊的 T2DM，这一亚群可能在孕期或产后发展为 DR。故可认为在妊娠期初次发现糖尿病的患者仍应注意出现 DR 的风险并进行眼科随访。

孕前 DM 控制目标为空腹、餐前及夜间血糖控制在 3.3~5.6 mmol/L，餐后 2 h 峰值血糖 5.6~7.1 mmol/L，HbA1c<6.0%。妊娠糖尿病控制目标为餐前血糖 ≤5.3 mmol/L，2 hPG≤6.7 mmol/L，特殊情况下 1 hPG≤7.8 mmol/L；HbA1c<5.5%。

妊娠合并 DM 围术期血糖监测方案：产前进行胰岛素治疗的孕妇应每天监测血糖 7 次，包括三餐前 30 min、三餐后 2 h 及夜间血糖；产前无须胰岛素治疗的孕妇，至少监测空腹血糖及三餐后 2 h 血糖。持续血糖监测 (continuous glucose monitoring，CGM) 可用于血糖控制不理想的孕前 DM 或血糖明显异常、需胰岛素控制血糖的患者。产程中采用快速血糖仪监测血糖每 1~2 h 检测 1 次，根据血糖水平调整胰岛素或葡萄糖输液速度。

四、青少年糖尿病患者

进入青春期后，糖尿病患者的 DR 进展较前速度加快。Lueder 等回顾了 T1DM 儿科患者发生 DR 的危险因素和筛查指南，指出尽管糖尿病的持续时间相似，与青春期前患者相比，青春期患者的相对风险为 4.8。2020 年英国 DR 与糖尿病黄斑水肿共识建议从 12 岁开始对糖尿病患者进行 DR 影像学筛查。

第四节　糖尿病视网膜病变的全程管理

DR 的早期诊断、早期治疗可显著降低失明的风险，部分 DR 患者可以无症状，因此，在良好地控制血糖、血压和血脂等危险因素的同时，必须重视且积极开展 DR 筛查并全程管理。糖尿病患者应在随诊中筛查 DR，对于不同类型的糖尿病，开始筛查 DR 及随诊的时间安排也有所不同 (图 1-15)。

一、T1DM

青春期前诊断为 T1DM 的患者在青春期后开始检查眼底。青春期后诊断为 T1DM 的患者建议在病程 5 年内必须进行第 1 次 DR 筛查。T1DM 患者开始筛查 DR 后建议至少每年复查 1 次。

二、T2DM

T2DM 患者应在诊断后尽快进行首次全面眼科检查。T2DM 患者应当在诊断为糖尿病时就接受筛查，并且之后至少每年复查一次。如果存在任何程度的 DR，则应由眼科医生或验光师至少每年散瞳复查视网膜病变。如果 DR 正在进展或已有视力受损，则需要更频繁地进行检查。

三、随诊间隔时间及内容

英国指南提出的 DR 筛查间隔：无 DR 时，每年随访 1 次；轻度 NPDR，每年随访 1 次；中度 NPDR，应当 3~6 个月随访 1 次；重度 NPDR，每 4 周随访 1 次；PDR 及当伴有 DME 时均需要 2 周随访 1 次。我国提出的 DR 筛查间隔：无 DR 时，每年随访 1 次；轻度及中度 NPDR，尽可能数月随访 1 次；重度 NPDR、PDR 及伴有 DME 时均需要尽快转诊眼科专家。随访时应教育患者控制好 HbA1c、血脂和血压等指标。因为保持接近正常的血糖水平和控制血压能够降低 DR 发生及进展的风险。

2019 年美国眼科学会（AAO）随诊指南提出：随访时的病史应包括症状、全身状态（妊娠、血压、血脂、肾脏状态）、HbA1c、其他治疗如透析和是否服用非诺贝特等内容。随访时的检查应包括：视力、裂隙灯生物显微镜检查和虹膜、眼压、房角镜检查（当怀疑虹膜新生血管形成或眼压升高时最好在扩瞳前检查）、扩瞳后的后极部的立体镜检查、OCT 成像（如适用）、周边视网膜和玻璃体检查（如有需要）等。

四、妊娠期 DR 全病程管理

妊娠糖尿病患者应当在妊娠前或妊娠初 3 个月接受 DR 筛查。我国 2014 年的随诊指南提出：T1DM 患者应当在青春期前或青春期发病可在 12 岁开始 DR 筛查，青春期后发病的患者一旦确诊即进行筛查，T2DM 患者应当在诊断为糖尿病时就接受筛查，并且之后至少每年复查一次，妊娠糖尿病患者应当在妊娠前或妊娠初 3 个月接受 DR 筛查（图 1-15）。2020 年英国糖尿病视网膜病变与糖尿病黄斑水肿共识认为妊娠期糖尿病患者应进行医学随访，并建议患有 T1DM 的妇女提前计划怀孕，因为有明确证据表明，随着糖尿病病程的延长，疾病进展的风险会增加，在 DCCT 中，DR 进展的风险在分娩后 1 年内持续增加，有视网膜病变的女性患者在产后至少有 6 个月的眼科随访，如果视网膜病变已进展到 3 期则随访期限最长可达 12 个月。此外，AAO 提出 DR 的筛查间隔：无 DR 时，每年随访 1 次；轻度 NPDR，每年随访 1 次；中度 NPDR 应当 6~12 个月随访 1 次；重度 NPDR 及 PDR 均为 2~4 个月随访 1 次；当伴有 DME 时需要立即转诊至眼科专家，1~4 个月随访 1 次。

五、DR 的基层及社区防治与家庭管理

完善 DR 的基层及社区防治与家庭管理也是目前降低 DR 致盲率的有效方法。建立完善的健康管理平台、加强社区高危人群的疾病管理、提高患者就诊依从性十分重要。一项对我国重庆市大溪沟社区中 DR 患者实施干预的研究表明，医联体模式下三甲医院与社区卫生服务中心为一体的 DR 社区干预管理，可有效提高患者对 DR 的认知度，增强定期随访意识，有效防控 DR 病情进展。随着现代人工智能技术的高速发展，社区筛查模式联合人工智能辅助诊疗平台的应用还可以为大规模筛查提供高效而快捷的解决方案。此外，家庭在 DR 防控中的作用也不可忽视。2020 年英国 DR 与糖尿病黄斑水肿共识指出：家庭管理可以提高对疾病的及时检测，帮助实现迅速、有针对性的治疗，提高患者对治疗方案的依从性。我国一项对于医院—社区—家庭三级管理模式对 DR 患者影响的研究表明：医院—社区—家庭三级管理可稳定和改善 T2DM 患者的各项代谢指标，提升患者进行血糖监测、眼底筛查的

主动性，提高患者对 DR 的知晓率、积极治疗率，稳定和改善患者的视力。大型综合性医院与社区卫生服务中心共同构建 DR 社区预防模式，可有效提高 DR 的检出率，实现 DR 患者的早诊断、早治疗，家庭管理可帮助 DR 患者对全身情况的及时监测与控制。

DR 患病率高且危害严重，筛查及防控工作极为重要，早筛查、早预防可减少 DR 失明风险。糖尿病患者的定期随访及眼底检查非常重要，DR 的有效治疗依赖于治疗的及时性，即使具有良好的视力且无眼部症状者也要定期随访，并应告知患者降低血脂水平，维持接近正常的血糖、血压水平十分重要，从而让患者了解这方面的知识并积极进行干预，减少 DR 的进展和失明风险。医院—社区—家庭三级管理模式在 DR 患者的管理中值得推广。相信未来随着筛查服务的普及、筛查技术的进步和治疗方式的进展，DR 患者的致盲率会大大降低，患者的生活质量将得以提高。

综上，DR 患病率高且危害大，筛防工作极为重要，建立适合我国国情的 DR 筛查和分级诊疗模式，早筛查、早预防可延缓 DR 的发生发展；对严重 DR 患者，通过内科与眼科深度合作，科学规范处理，降低失明率，提高患者生活质量。

参考文献

[1] VARMA R, BRESSLER N M, DOAN Q V, et al. Prevalence of and risk factors for diabetic macular edema in the United States[J]. JAMA Ophthalmol, 2014, 132(11): 1334-1340.

[2] NATHAN D M, GENUTH S, LACHIN J, et al. The effect of intensive treatment of diabetes on the development and progression of long-term complications in insulin-dependent diabetes mellitus[J]. N Engl J Med, 1993, 329(14): 977-986.

[3] STRATTON I M, KOHNER E M, ALDINGTON S J, et al. UKPDS 50: risk factors for incidence and progression of retinopathy in Type II diabetes over 6 years from diagnosis[J]. Diabetologia, 2001, 44(2): 156-163.

[4] WHITE N H, SUN W, CLEARY P A, et al. Prolonged effect of intensive therapy on the risk of retinopathy complications in patients with type 1 diabetes mellitus: 10 years after the Diabetes Control and Complications Trial[J]. Arch Ophthalmol, 2008, 126(12): 1707

−1715.

[5] EMDIN C A, RAHIMI K, NEAL B, et al. Blood pressure lowering in type 2 diabetes: a systematic review and meta-analysis[J]. JAMA, 2015, 313(6): 603-615.

[6] LIU L, WU J, YUE S, et al. Incidence Density and Risk Factors of Diabetic Retinopathy Within Type 2 Diabetes: A Five-Year Cohort Study in China (Report 1)[J]. Int J Environ Res Public Health, 2015, 12(7): 7899-7909.

[7] WANG B, WANG F, ZHANG Y, et al. Effects of RAS inhibitors on diabetic retinopathy: a systematic review and meta-analysis[J]. Lancet Diabetes Endocrinol, 2015, 3(4): 263 −274.

[8] 高艳红, 徐春. 成人围术期血糖监测专家共识[J]. 中国糖尿病杂志, 2021, 29(2): 81 −85.

[9] 中华医学会麻醉学分会. 围术期血糖管理专家共识[J]. 临床麻醉学杂志, 2016, 32(1): 93-96.

[10] 中国医师协会内分泌代谢科医师分会, 中国住院患者血糖管理专家组. 住院患者血糖管理专家共识[J]. 中华内分泌代谢杂志, 2017, 33(1): 1-10.

[11] 中华医学会眼科学会眼底病学组. 我国 DR 临床诊疗指南(2014 年)[J]. 中华眼科杂志, 2014, 50(11): 851-865.

[12] FLAXEL C J, ADELMAN R A, BAILEY S T, et al. Diabetic Retinopathy Preferred Practice Pattern ©[J]. Ophthalmology, 2020, 127(1): 66-145.

[13] GUNDERSON E P, LEWIS C E, TSAI A L, et al. A 20-year prospective study of childbearing and incidence of diabetes in young women, controlling for glycemia before conception: the Coronary Artery Risk Development in Young Adults (CARDIA) Study[J]. Diabetes, 2007, 56(12): 2990-2996.

[14] AMOAKU W M, GHANCHI F, BAILEY C, et al. Diabetic retinopathy and diabetic macular oedema pathways and management: UK Consensus Working Group[J]. Eye (Lond), 2020, 34(Suppl 1): 1-51.

[15] LUEDER G T, SILVERSTEIN J. Screening for retinopathy in the pediatric patient with type 1 diabetes mellitus[J]. Pediatrics, 2005, 116(1): 270-273.

[16] 李淑婷, 王沪宁, 吴强. 糖尿病视网膜病变筛查意义及操作指南[J]. 中华眼底病杂志, 2019, 35(2): 200-206.

[17] 中华医学会糖尿病学分会视网膜病变学组. 糖尿病相关眼病防治多学科中国专家共识(2021 年版)[J]. 中华糖尿病杂志, 2021, 13(11): 1026-1042.

[18] 王登学, 刘露霞, 许光军, 等. 医联体模式下糖尿病视网膜病变社区干预效果研究[J].

重庆医学, 2020, 49(11)：1855-1858.

[19] 王登学, 刘珏. 糖尿病视网膜病变的社区预防[J]. 重庆医学, 2020, 49(13)：2216-2219, 2244.

[20] 邓莉, 文雯, 毛晓婷, 等. 糖尿病视网膜病变的医院—社区—家庭三级管理模式探索[J]. 中国医师杂志, 2020, 22(10)：1572-1574.

（侯粲　陈忠平　李陈香）

第十三章

糖尿病肾脏疾病的诊疗与管理

糖尿病肾脏疾病(diabetic kidney disease，DKD)是由糖尿病引发的慢性肾脏病(chronic kidney disease，CKD)，主要表现为蛋白尿和(或)肾功能减退，最终发展为终末期肾病(end stage renal disease，ESRD)。目前，随着糖尿病发病人群的增加，糖尿病已逐渐成为尿毒症的首位发病原因。据统计，全球有30%~50%的终末期肾病是DKD所致。我国有20%~40%的糖尿病患者并发DKD，已成为终末期肾病的主要病因之一，是中老年患者终末期肾病的首要原因。而肾功能减退和患者的全因死亡风险呈正相关，对糖尿病视网膜病变(DR)及糖尿病黄斑水肿(DME)的处理，涉及DKD患者的全身治疗以及围术期DKD的管理，本章就此方面的内容展开叙述。

第一节　糖尿病肾脏疾病的诊断和分期

一、DKD 的诊断

DKD 是由糖尿病引起的慢性肾脏病，1 型糖尿病(T1DM)患者一般在糖尿病病程 5 年后发生 DKD，2 型糖尿病(T2DM)患者在确诊时即可合并 DKD。对于有明确糖尿病病史的患者，有以下情况之一者，可诊断为 DKD：①随机尿白蛋白/肌酐比值(UACR) $\geqslant$ 30 mg/g 或尿白蛋白排泄率(UAER) $\geqslant$ 30 mg/24 h，且在 3~6 月内重复此检查，3 次中有 2 次达到或超过临界值，排除感染等其他干扰因素。②估计肾小球滤过率(eGFR)<60 mL/(min^{-1} · 1.73 m^2)持续 3 个月以上。③肾活检符合 DKD 病理改变。

DKD 是根据 UACR 增高或 eGFR 降低来诊断的，但需要明确 DKD 和糖尿病存在因果关系，同时须排除其他原发性、继发性肾小球疾病。尿蛋白的检测方法值得注意，由于 24 小时尿收集标本不方便，随机尿收集测定 UACR 方便并且稳定，目前大多数指南建议随机 UACR 作为主要诊断标准。但尿蛋白排泄受一些因素的影响，比如剧烈运动、感染、心力衰竭、发热、明显高血糖、明显高血压、妊娠等，因此需要 3~6 月内重复检查，3 次中有 2 次达到或超过临界值，排除影响因素，可诊断为 DKD。eGFR 的估计目前大多数临床是根据检测血清肌酐，使用 MDRD 或慢性肾脏病流行病学协作组（Chronic Kidney Disease Epidemjdogy Collaboration，CKD-EPI）公式计算得出，也有采用半胱氨酸蛋白酶抑制剂 C（cystatin C，cys-C）联合血肌酐来计算出 eGFR-cys 来评估肾小球功能。

二、临床分期

改善全球肾脏疾病预后组织（Kidney Disease：Improving Global Outcomes，KDIGO）指南建议联合白蛋白尿（以 UACR 作为指标）分期（A1~A3）和 CKD 分期（G1~G5）来描述和判断 DKD 的严重程度，具体见表 13-1。

白蛋白尿分期为三期：

（1）A1 期，为尿白蛋白正常至轻度增高，UACR<30 mg/g（3 mg/mmol）；

（2）A2 期，为尿白蛋白中度升高，UACR 30~300 mg/g（3~30 mg/mmol）；

（3）A3 期，为尿白蛋白重度升高，UACR>300 mg/g（30 mg/mmol）。

表 13-1 CKD 分期

CKD 分期	肾脏损害程度	eGFR /$[mL \cdot (min^{-1} \cdot 1.73m^2)^{-1}]$
1 期（G1）	肾脏损伤伴 eGFR 正常	≥90
2 期（G2）	肾脏损伤伴 eGFR 轻度下降	60~89
3a 期（G3a）	eGFR 轻中度下降	45~59
3b 期（G3b）	eGFR 轻中度下降	30~44
4 期（G4 期）	eGFR 重度下降	15~29
5 期（G5 期）	肾衰竭	<15 或透析

举例说明,当糖尿病患者 eGFR 为 35 mL/(min^{-1} · 1.73 m^2),UACR 为 500 mg/g 时,则为 DKD G3bA3 期,这对于判断患者预后及用药指导均有意义。

三、糖尿病合并非 DKD

DKD 和非 DKD 的治疗、预后是不一致的,在诊断 DKD 时需要排除其他原发性和继发性肾小球疾病,并且在临床观察中有部分患者 DKD 和非 DKD 并存,因此需要注意以下几种情况:

(1)短期内 eGFR 迅速下降。这种情况下需要注意药物性肾损害,尤其是使用 ACEI 或 ARB 类药物治疗 3 个月内 eGFR 下降超过 30%,须警惕急性肾损伤,还须注意合并其他肾小球疾病,如高血压肾病、血管炎性肾损害、多发性骨髓瘤等。

(2)糖尿病患者无微量白蛋白尿期,表现为迅速增高的大量蛋白尿或短期内呈肾病综合征表现。糖尿病发展为 DKD 的过程缓慢,典型表现为首先出现微量白蛋白尿,缓慢进展为大量蛋白尿、然后肾功能减退,再缓慢发展为 ESRD,这个过程往往需要数年。

(3)活动性尿沉渣,表现为有大量红细胞、管型、白细胞增多等情况,须注意有无泌尿系统感染、结石、肿瘤及其他肾小球疾病等。

(4)无 DR,尤其是 T1DM。DR 是诊断 DKD 的重要依据,但不是诊断 2 型 DKD 必要条件。糖尿病患者出现白蛋白尿,同时伴有 DR,强烈提示 DKD。T1DM 患者,DKD 和 DR 的发展是平行的,但 T2DM 不同,随着病程增加,DR 的发生率逐渐增加,部分早期的 2 型 DKD 患者,不伴随有视网膜病变。因此,对于无 DR 的糖尿病患者,需要考虑合并非 DKD 的可能,尤其是早期的 T2DM 患者。

(5)顽固性高血压。

以上几种情况,必要时须完善肾活检来明确诊断。

第二节 糖尿病肾脏疾病的筛查和血糖管理

一、筛查和复查频率

各种指南均推荐 T2DM 患者至少每年应进行一次肾脏疾病的筛查，包括 UACR 和 eGFR 评估。这种筛查可以早期发现肾脏损伤，如果能在微量白蛋白尿期开始干预，对 DKD 患者的预后是非常有益的。

如果诊断为 DKD，有指南建议应完善泌尿系统超声检查，必要时采用核素法评估 eGFR。KDIGO 建议：联合 CKD 分期和白蛋白尿分期评估 DKD 的进展风险及复查频率（表 13-2）。例如，糖尿病患者 eGFR 为 80 mL/（min^{-1} · 1.73 m^2）、UACR 为 100 mg/g，则为 DKD G2A2，DKD 进展风险为中风险，应每年复查 1 次。

表 13-2 按 eGFR 和 UACR 分类的 CKD 进展风险及复查频率

CKD 分期	肾脏损害程度	eGFR/ [ml·(min^{-1}· 1.73 m^2)$^{-1}$]	白蛋白尿分期		
			A1（UACR < 30 mg/g）	A2（UACR 30~ 300 mg/g）	A3（UACR > 300 mg/g）
1 期（G1）	肾脏损伤伴 eGFR 正常	≥90	1（如有 CKD）	1	2
2 期（G2）	肾脏损伤伴 eGFR 轻度下降	60~89	1（如有 CKD）	1	2
3a 期（G3a）	eGFR 轻中度下降	45~59	1	2	3
3b 期（G3b）	eGFR 中重度下降	30~44	2	3	3
4 期（G4）	eGFR 重度下降	15~29	3	3	4
5 期（G5）	肾衰竭	<15 或透析	4	4	4

eGFR 为估算的肾小球滤过率；UACR 为尿白蛋白/肌酐比值；CKD 为慢性肾脏病；表格中的数字为建议每年复查的次数；背景颜色代表 DKD 进展的风险：绿色为低风险、黄色为中风险、橙色为高风险、红色为极高风险。

二、血糖管理目标

对于糖尿病患者，强调自我血糖监测，需要监测空腹血糖及餐后 2 小时血糖，以及 HbA1c。早期强化的血糖控制，可以延缓白蛋白尿的发生及 eGFR 的下降,保护肾功能,但低血糖是肾功能损害的独立危险因素,因此 DKD 患者在有效控制血糖的同时,须避免低血糖的发生。

HbA1c 是反映长期血糖控制水平的主要指标之一,建议每 3 个月检查 1 次,如果血糖管理达标,可每 6 个月 1 次。DKD 患者 HbA1c 的目标在肾功能不全的不同阶段,目标值不一。在 CKD G1~G3a 期患者,HbA1c 目标值应控制为 ≤7.0%,强化血糖控制,可以延缓肾脏进展,延长患者进入肾脏替代治疗的时间。但随着肾功能的恶化,强化血糖控制可增加低血糖的风险,CKD G3b~G5 期患者不伴有危险因素,病程<10 年,HbA1c 目标值应控制为 ≤7.5%;病程≥10 年,则控制为 ≤8.0%;如果有以下高危因素,如低血糖风险高、依从性差、预期寿命较短、合并心血管疾病、存在微血管并发症等,HbA1c 可控制为 ≤8.5%。对于围术期患者血糖控制目标为 7.8~10.0 mmol/L。

第三节　糖尿病肾脏疾病的综合管理

一、生活管理

慢性肾脏病患者,推荐低蛋白饮食来延缓肾脏病进展,减少肾功能不全相关并发症,改善预后,但 DKD 患者常合并大量蛋白尿,低蛋白饮食可出现严重低蛋白血症和营养不良,导致浮肿、感染、心血管动脉粥样硬化等发生增加,合理饮食对于 DKD 患者至关重要,可减少相应并发症,如 DKD 的发生进展。

（一）能量

《中国慢性肾脏病营养治疗临床实践指南（2021）》推荐：DKD 患者每日能量摄入推荐为 30~35 kcal/kg 体重,但对于肥胖的 2 型 DKD 患者,每日可减少 250~500 kcal 能量摄入,直至体重下降到标准范围。

（二）蛋白质

蛋白质的摄入量对于不同的阶段 CKD 有不同的推荐（表 13-3）,同时可以每天补充复方 α-酮酸制剂（0.12 g/kg）,避免营养不良。

表 13-3 CKD 患者蛋白质摄入量推荐

CKD 分期	蛋白质/[g·(kg·d)$^{-1}$]
1~2 期(G1~2)	0.8
3~5 期(G3~5)	0.6
血液透析	1.0~1.2
腹膜透析(有残余肾功能)	0.8~1.0
腹膜透析(无残余肾功能)	1.0~1.2

举例说明：一个 60 kg 的 DKD 患者，eGFR 为 40 mL/(min^{-1}·1.73m^2)，为 CKD G3 期，每天需要的热量为 1800~2100 kcal，蛋白质为 36 g。

(三)膳食纤维

应增加膳食纤维的摄入量。成人每天膳食纤维摄入量应>14 g/1000 kcal，膳食纤维摄入量与全因死亡率、冠心病、结直肠癌发病风险呈负相关。

二、全身管理及药物治疗

DKD 患者视网膜病变的严重程度与肾脏损害的程度相关，因此延缓肾脏疾病的进展，也可以在一定程度上延缓 DR 的进展。DKD 的治疗包括三个阶段：第一阶段为防治阶段，对重点人群进行糖尿病筛查，有糖耐量异常和空腹血糖受损的人群，应改变生活方式；第二阶段为 DKD 早期治疗阶段，这个阶段尤其关键，患者在出现微量白蛋白尿时，给予相应的治疗，可以有效延缓进入大量蛋白尿的时间；第三阶段为延缓肾功能不全的发生和发展，以及并发症的治疗，病情严重者则需要肾脏替代治疗。

在治疗方面，有效的血糖控制和血压控制可以延缓肾脏疾病的进展，优选 RAS 抑制剂(ACEI/ARB)、SGLT2i 或 GLP-1RA 来改善肾脏结局。

(一)控制血糖

严格控制血糖可以延缓 DKD 的发生和发展，但随着肾功能的减退，降糖药物会受到限制，应优选较少从肾脏代谢的降糖药物(表 13-4)。

表 13-4　不同肾功能分期口服降糖药物的选择（2021 年推荐）

药物类别	药物名称	CKD分期 [eGER/mL·(min⁻¹·1.73 m²)⁻¹]				
		1~2期（≥60）	3a期（45~59）	3b期（30~44）	4期（15~29）	5期（<15）
双胍类	二甲双胍	无须减量	减量	禁止使用	禁止使用	禁止使用
磺脲类	格列本脲	无须减量	禁止使用	禁止使用	禁止使用	禁止使用
	格列美脲	无须减量	减量	禁止使用	禁止使用	禁止使用
	格列吡嗪	无须减量	无须减量	减量	禁止使用	禁止使用
	格列喹酮	无须减量	无须减量	无须减量	用药经验有限	用药经验有限
	格列齐特	无须减量	减量	减量	减量	禁止使用
格列奈类	瑞格列奈	无须减量	无须减量	无须减量	减量	减量
	那格列奈	无须减量	无须减量	减量	减量	减量
噻唑烷二酮类	吡格列酮	无须减量	无须减量	无须减量	无须减量	无须减量
	罗格列酮	无须减量	无须减量	无须减量	无须减量	无须减量
α-糖苷酶抑制剂	阿卡波糖	无须减量	无须减量	无须减量	禁止使用	禁止使用
	伏格列波糖	无须减量	无须减量	无须减量	禁止使用	禁止使用
二肽基肽酶4抑制剂	西格列汀	无须减量	无须减量	减量	减量	减量
	沙格列汀	无须减量	无须减量	减量	减量	减量
	维格列汀	无须减量	无须减量	减量	减量	减量
	利格列汀	无须减量	无须减量	无须减量	无须减量	无须减量
	阿格列汀	无须减量	无须减量	减量	减量	减量
钠-葡萄糖共转运蛋白2抑制剂	达格列净	无须减量	减量	禁止使用	禁止使用	禁止使用
	恩格列净	无须减量	减量	禁止使用	禁止使用	禁止使用
	卡格列净	无须减量	减量	禁止使用	禁止使用	禁止使用

▨表示无须减量；　▦表示减量；　□表示禁止使用；　■表示用药经验有限。

二甲双胍是目前糖尿病患者首选的降糖药物，但随着肾功能的减退，代谢受到影响，乳酸酸中毒发生会增加，因此在肾功能不全时需减少剂量，严重肾功能不全应停用。

新型的降糖药物如钠-葡萄糖共转运蛋白 2 抑制剂（SGLT2 抑制剂）、GLP-1 受体激动剂、二肽基肽酶 4 抑制剂（DPP-4 抑制剂）均有多项研究证实能减少患者的蛋白尿水平，延缓肾脏的进展。目前大多指南推荐 DKD 患者使用二甲双胍后 HBA1c 未达标者，优选加用 SGLT2 抑制剂，如 SGLT2 抑制剂不耐受或禁忌或 eGFR 不适宜，加 GLP-1 受体激动剂；如仍未达标，酌情选用 DPP-4 抑制剂、胰岛素或磺脲类药物。

（二）减少蛋白尿

蛋白尿是 DKD 的诊断、分期、预后判断重要依据，ACEI 或 ARB 类药物的使用可以控制蛋白尿、降低血压、延缓肾病进展，这类药物的大剂量使用对蛋白尿和肾脏更能获益。

降糖药物 SGLT2 抑制剂对蛋白尿的控制效果显著，新型的盐皮质激素受体拮抗剂非奈利酮也能很好地控制蛋白尿，与 ACEI 或 ARB 类药物联用有协同作用。

(三)控制血压

控制血压能减少 DKD 患者蛋白尿的发生，延缓肾病进展。KDIGO 指南建议，尿蛋白<30 mg/24 h 的 DKD 患者，血压控制目标为≤140/90 mmHg，尿蛋白≥30 mg/24 h 者，血压控制目标为≤130/80 mmHg。降压药物首选 ACEI 或 ARB 类药物，这类药物不仅能控制血压，减少蛋白尿，同时可以减少心血管事件，延缓肾病进展，包括终末期肾病的发生。目前第二代选择性醛固酮受体拮抗剂依普利酮，尤其是第三代非奈利酮在降压、延缓肾病进展、减少心血管风险方面也有很好的作用。

(四)其他

其他方面的治疗包括降脂、降低尿酸治疗等。

第四节　肾脏替代治疗

DKD 患者的 eGFR<15 mL/（min^{-1} · 1.73 m^2）时，可推荐开始肾脏替代治疗。如果出现严重并发症，如难以控制的高血压、顽固性水肿、心力衰竭、严重贫血、消化道症状、严重电解质紊乱如高钾血症、代谢性酸中毒等，即使 eGFR>15 mL/（min^{-1} · 1.73 m^2），也应及时开始肾脏替代治疗；反之如果无上述症状和体征，不推荐早期透析。肾脏替代治疗的方式包括血液透析、腹膜透析、肾移植。

一、血液透析

血液透析是将血液经过透析器，通过弥散、对流、超滤、吸附等原理，清除体内毒素和潴留的水分，同时纠正水电解质、酸碱平衡，来部分替代肾脏的功能。整个过程需要血管通路、透析器、透析机、水净化系统等来完成。

（一）血管通路

血液透析需要良好的血管通路来保证充分的血流量，血管通路包括临时或长期深静脉置管、动静脉内瘘等。血管通路是血液透析患者的生命线，平常需要注意维护，临时或长期深静脉置管多采用颈内静脉和股静脉，须注意局部感染和出血情况，提醒患者进行淋浴时应当使用覆盖导管接头的特殊贴膜和塑料袋保护导管，避免坐浴。动静脉内瘘为最常用的长期血管通路，须注意内瘘肢体勿进行测血压、输液、抽血等操作，血透结束后勿长时间按压内瘘处血管。

（二）抗凝

每次透析的时间为 3~4 小时，为了减少透析器和透析管路凝血，需要进行抗凝治疗，临床上多采用全身化抗凝或低分子肝素抗凝，全身化抗凝后出血风险会增加，目前也有采用边缘肝素法、体外肝素法、枸橼酸抗凝、新型的抗凝剂等方法来减少出血的风险，但经验有限。终末期 DKD 患者容易合并糖尿病视网膜出血，发生时，应选择无肝素透析或枸橼酸抗凝。手术患者在围术期须注意术前采用无肝素透析，来减少手术中出血情况，术后根据患者伤口出血情况采用 1~7 天的无肝素透析。

（三）透析频率

为保证透析充分性，每周血液透析时间一般为 10~12 h，大多数指南推荐每周进行 3 次透析。慢性肾功能不全患者最常见的电解质紊乱为高钾血症、代谢性酸中毒以及容量负荷过重。手术患者为了手术及麻醉安全，可在术前连续进行 2~3 天血液透析（术前 1 天注意无肝素），以维持血钾稳定及减少容量负荷。术后需要监测电解质和肾功能情况，根据情况可每日或隔日透析。

对于未达到透析指征的 CKD 4~5 期患者，围术期出现严重的电解质紊乱，如高钾血症、代谢性酸中毒，尤其因为容量负荷发生心力衰竭等情况，可临时血液透析以保证患者手术顺利进行。

二、腹膜透析

腹膜透析是尿毒症患者长期肾脏替代治疗的另一种方式，是利用腹膜的功能，将腹透液注入腹腔，通过弥散和对流原理，腹膜两侧的血液和透析液进行物质交换，以达到清除毒素和水分，纠正电解质、酸碱平衡。

腹膜透析需要手术将腹透管置入腹腔膀胱直肠窝或子宫直肠窝，才能进行腹膜透析操作换液。常规的操作方式，经过培训后，可以由患者本人及家属完成，每次注入腹透液 2 L，腹腔停留 3~4 h，进行下一轮换液，夜间腹透液停留时间可为 8~10 h，根据病情每天交换腹透液 3~5 次。目前还有一种自动化腹膜透析（APD），是利用腹透机来完成操作，适用于手术后活动困难的患者，需要大剂量腹透液来减少相应并发症等情况。

腹膜透析和血液透析的区别在于：①腹膜透析不需要血管通路；②对患者心血管稳定较好；③腹膜透析不需要肝素，可以减少手术过程中出血的风险；④腹膜透析采用的是含葡萄糖的透析液，需要监测和管理血糖，如果在围术期血糖波动较大的情况下，可采用胰岛素来控制血糖；⑤腹膜透析是相对缓慢和平稳的透析方式，对于急性心力衰竭、严重酸中毒等急诊情况，可以采用自动化腹膜透析或急诊血液透析缓解病情。

但总的来说，血液透析和腹膜透析对于糖尿病患者的长期生存率没有差别。

三、肾移植

与透析相比，肾移植后患者的生活质量相对要高。尽管移植术后短期内病死率可能升高，但大多数患者的远期预后较好。

进行肾移植前须注意评估心脏、外周血管、感染情况。有数据显示：无心血管症状的终末期 DKD 患者中，心血管疾病患病率达 50%，而心血管疾病是糖尿病患者移植后最常见的死亡原因。外周血管病变也是导致移植肾失败的常见原因。糖尿病是机会感染的危险因素之一，有研究显示，移植前有糖尿病患者发生感染的风险增高了 43%。

有指南建议：终末期 1 型 DKD 患者须行胰肾联合移植，2 型 DKD 患者有条件时也可行胰肾联合移植。还应注意移植术后因需要使用糖皮质激素和免疫抑制剂，可能导致血糖控制情况恶化。

第五节　糖尿病肾脏疾病和糖尿病视网膜病变的关系

DKD 和 DR 均是糖尿病的微血管病变并发症，两者密切相关。糖尿病持续时间和 DR 患病率和严重程度相关，PDR 患病率随着蛋白尿增多而升高。鉴于 DR 是诊断 DKD 的重要依据，但不是诊断 2 型 DKD 必要条件，所以眼科医生判断 DR 是否存在，可以帮助肾内科医生诊断；同时对于肾内科医生来讲，出现视力下降、黄斑水肿、严重的 NPDR 或任何 PDR，应建议患者转诊至专业的眼科医生。

参考文献

[1] RUIZ-ORTEGA M, RODRIGUES-DIEZ R R, LAVOZ C, et al. Special Issue "Diabetic Nephropathy: Diagnosis, Prevention and Treatment" [J]. J Clin Med, 2020, 9(3): 813.

[2] ZHANG L, LONG J, JIANG W, et al. Trends in Chronic Kidney Disease in China [J]. N Engl J Med, 2016, 375(9): 905-906.

[3] HOU J H, ZHU H X, ZHOU M L, et al. Changes in the spectrum of kidney diseases: an analysis of 40, 759 biopsy-proven cases from 2003 to 2014 in China [J]. Kidney Dis (Basel), 2018, 4(1): 10-19.

[4] JIANG G, LUK A, TAM C, et al. Progression of diabetic kidney disease and trajectory of kidney function decline in Chinese patients with type 2 diabetes [J]. Kidney Int, 2019, 95 (1): 178-187.

[5] HU J, YANG S, ZHANG A, et al. Abdominal obesity is more closely associated with diabetic kidney disease than general obesity [J]. Diabetes Care, 2016, 39(10): e179-e180.

[6] American Diabetes Association. 11. Microvascular complications and foot care: standards of medical care in diabetes-2019 [J]. Diabetes Care, 2019, 42 (Suppl 1): S124-S138.

[7] American Diabetes Association. 2. Classification and Diagnosis of Diabetes [J]. Diabetes Care, 2016, 39 (Suppl 1): S13-S22.

[8] 汪年松, 李军辉. 糖尿病及 DN 合并急性肾损伤的诊断和治疗 [J]. 中华肾病研究电子杂志, 2013, (3): 138-141.

［9］YU A, CHERTOW G, et al. Brenner & Rector's the kidney［M］. 11th ed. Philadelphia: Elsevier, 2019.

［10］STEVENS P E, LEVIN A. Evaluation and management of chronic kidney disease: synopsis of the kidney disease: improving global outcomes 2012 clinical practice guideline［J］. Ann Intern Med, 2013, 158(11): 825-830.

［11］ZOUNGAS S, CHALMERS J, NEAL B, et al. Follow-up of blood-pressure lowering and glucose control in type 2 diabetes［J］. N Engl J Med, 2014, 371(15): 1392-1406.

［12］ZOUNGAS S, ARIMA H, GERSTEIN H C, et al. Effects of intensive glucose control on microvascular outcomes in patients with type 2 diabetes: a meta-analysis of individual participant data from randomised controlled trials［J］. Lancet Diabetes Endocrinol, 2017, 5(6): 431-437.

［13］童国玉, 朱大龙. 糖尿病肾脏疾病国内外临床指南和专家共识解读［J］. 中国实用内科杂志, 2017, 37(3): 211-216.

［14］中国医师协会内分泌代谢科医师分会. 2型糖尿病合并慢性肾脏病患者口服降糖药治疗中国专家共识(2019年更新版)［J］. 中华内分泌代谢杂志, 2019, 35(6): 447-454.

［15］中国医师协会肾脏内科医生分会. 中国慢性肾脏病营养治疗临床实践指南 (2021版). 中华医学杂志, 2021, 101(8): 539-559.

［16］KALANTAR-ZADEH K, FOUQUE D. Nutritional management of chronic kidney disease［J］. N Engl J Med, 2017, 377(18): 1765-1776.

［17］EVERT A B, DENNISON M, GARDNER C D, et al. Nutrition therapy for adults with diabetes or prediabetes: a consensus report［J］. Diabetes Care, 2019, 42(5): 731-754.

［18］REYNOLDS A, MANN J, CUMMINGS J, et al. Carbohydrate quality and human health: a series of systematic reviews and meta-analyses［J］. Lancet, 2019, 393(10170): 434-445.

［19］中华医学会肾脏病学分会专家组. 糖尿病肾脏疾病临床诊疗中国指南［J］. 中华肾脏病杂志, 2021, 37(3): 255-304.

［20］American Diabetes Association. 11. Microvascular complications and foot care: standards of medical care in diabetes-2020［J］. Diabetes Care, 2020, 43 (Suppl 1): S135-S151.

［21］FILIPPATOS G, ANKER S D, AGARWAL R, et al. Finerenone and cardiovascular outcomes in patients with chronic kidney disease and type 2 diabetes［J］. Circulation, 2021, 143(6): 540-552.

［22］GILL J S, TONELLI M, JOHNSON N, et al. The impact of waiting time and comorbid conditions on the survival benefit of kidney transplantation［J］. Kidney Int, 2005, 68(5): 2345-2351.

［23］BOWRING M G, HOLSCHER C M, ZHOU S, et al. Turn down for what? Patient outcomes associated with declining increased infectious risk kidneys［J］. Am J Transplant, 2018, 18 (3): 617-624.

［24］LANSANG M C, MA L, SCHOLD J D, et al. The relationship between diabetes and infectious hospitalizations in renal transplant recipients［J］. Diabetes Care, 2006, 29(7): 1659-1660.

［25］中华医学会肾脏病学分会专家组.终末期糖尿病肾脏病肾替代治疗的中国指南[J].中华肾脏病杂志, 2022, 38(1): 62-75.

［26］KLEIN R, KLEIN B E, MOSS S E, et al. The Wisconsin epidemiologic study of diabetic retinopathy. Ⅲ. Prevalence and risk of diabetic retinopathy when age at diagnosis is 30 or more years［J］. Arch Ophthalmol, 1984, 102(4): 527-532.

［27］GALL M A, ROSSING P, SKøTT P, et al. Prevalence of micro- and macroalbuminuria, arterial hypertension, retinopathy and large vessel disease in European type 2 (non-insulin-dependent) diabetic patients［J］. Diabetologia, 1991, 34(9): 655-661.

第十四章

糖尿病黄斑水肿的中医治疗

目前糖尿病黄斑水肿（DME）的一线治疗方案是西医治疗，如抗血管内皮细胞生长因子（VEGF）药物治疗等，其特点是起效快，但存在需要多次注射、部分患者存在持续性黄斑水肿等问题。近年来中医在治疗糖尿病视网膜病变（DR）及 DME 方面取得了不错的进展。中医的治疗理念是全身调理、局部把控，强调提高机体自身的抗病能力，从而促进水肿吸收。多项研究已经证实了中医在治疗 DME 中的作用。

第一节　病因病机

一、病因

素体禀赋不足，阴虚体质，或饮食不节，脾胃受损，或劳伤过度，耗伤肝脾肾，阴虚燥热，日久则气阴两虚或阴阳两虚，夹瘀而致病。

二、发病机制及演变规律

由于 DR 的发病机制复杂，现代大部分中医对 DR 的辨证各有偏重。

2002 年出版的《中药新药治疗糖尿病视网膜病变的临床研究指导原则》将 DR 证型分为：①气阴两虚证；②肝肾阴虚证；③脾虚气弱证；④血行瘀滞证。

2016 年出版的《中医眼科学》（全国中医药行业高等教育"十三五"规划教材）将 DR 证型分为：①气阴两虚证；②脾肾两虚证；③阴虚夹瘀证；④痰瘀阻滞证。

2016年出版的《中西医结合眼科学》（全国中医药行业高等教育"十三五"规划教材）将DR证型分为：①阴津不足，燥热内生证；②气阴两虚，血脉瘀阻证；③脾失健运，水湿阻滞证；④肝肾亏虚，目失络养证；⑤阴阳两虚，血瘀痰凝证。

根据DR基本发病机制演变为气阴两虚—肝肾亏虚—阴阳两虚的转化特点及瘀、郁、痰三个重要致病因素，其中医临床分期大体可分为早、中、晚三期。①早期—气阴两虚：视力稍减退或正常，目睛干涩，或眼前少许黑花飘舞，眼底见视网膜少许微动脉瘤、散在出血和渗出；可伴神疲乏力，气短懒言，口干咽燥，自汗，便干或稀溏，舌胖嫩、紫暗或有瘀斑，脉沉细无力。②中期—肝肾亏虚：视物模糊或变形，目睛干涩，眼底见视网膜广泛出血、渗出及棉绒斑，或见静脉串珠和视网膜内微血管异常，或伴黄斑水肿；可伴头晕耳鸣，腰膝酸软，肢体麻木，大便干结，舌暗红、少苔，脉细涩。③晚期—阴阳两虚：视物模糊，眼底见新生血管、机化灶、增殖条带及牵拉性视网膜脱离，或玻璃体积血致眼底无法窥及；可伴神疲乏力，五心烦热，失眠健忘，腰酸肢冷，手足凉麻，阳痿早泄，下肢浮肿，大便溏结交替，舌淡胖、少津或有瘀点，或唇舌紫暗，脉沉细无力。也有学者将中医各家对DR的辨证进行总结，提出"阴虚火旺—气虚水停—阴阳两虚"或"阳虚水泛—痰瘀互结—阻滞目络"是DR的病机演变规律。虽然各个权威的观点不完全一样，但总体来说大同小异，皆离不开"虚""瘀""痰湿"。

DME的中医病机主要与"瘀""湿"相关。《医林改错·气血合脉说》言："气管行气，气行则动；血管盛血，静而不动。"糖尿病患者随病程进展，阴虚日久，耗气伤津，而津血同源，进而血虚，血又为气之母，血虚累及气虚，气虚则水湿停运，血液运行不畅，且津液的代谢过程，需要阳气的蒸腾汽化，阳虚则气化失司，阳虚水泛，水湿停聚于眼底。《血证论·阴阳水火气血论》中认为："瘀血化水，亦发水肿。"故血水互结停聚于黄斑部，发为DME。

除此之外，DME的病机还与肝脾有关，《素问·气交变大论篇》云："岁木太过，风气流行，脾土受邪。"肝病日久，疏泄失常，肝气郁结，不能协助脾胃升降。脾胃运化失司，水湿内停，上泛目窍，导致黄斑区渗出、水肿，故《难经·七十七难》载："见肝之病，则知肝当传之与脾，故先实其脾气，无令得受肝之邪。"此肝木乘克脾土过程可视为消渴目病并发DME的发病机制之一。

三、病位、病性

本病病位在目，涉及五脏，以脾、肝、肾为主，同时涉及心、肺；病性为本虚标实，虚实夹杂，寒热并见。本虚为气阴两虚、阴阳俱虚，标实为瘀血阻络。

第二节 中医治疗

一、中医内治

根据中医的辨证理论，DR 患者的主要症候各有不同。虽然目前单用中药方剂对症状的改善不是特别明显，起效慢，但根据患者症候，辨证使用中药联合激光治疗可在治疗早期显著改善患者的症状，优于单用激光治疗或抗 VEGF 治疗，因此对于不同的 DR 患者，中医需要采用不同的治则以对证施药。

DR 以眼底出血、渗出、水肿、增殖为主要临床表现。其主要发病机制为气血阴阳失调，以气阴两虚、肝肾不足、阴阳两虚为本，以脉络瘀阻、痰浊凝滞为标。以益气养阴，滋养肝肾，阴阳双补治其本；通络明目，活血化瘀，化痰散结治其标。临证要全身辨证与眼局部辨证相结合。首当辨全身虚实、寒热，根据眼底出血时间，酌加化瘀通络之品。早期出血以凉血化瘀为主，出血停止两周后以活血化瘀为主，后期加用化痰软坚散结药物。

（一）养阴生津，凉血润燥

对于眼底查见微动脉瘤、出血、渗出、水肿等征象的患者，若兼见口渴多饮，消谷善饥，或口干舌燥，腰膝酸软，心烦失眠，舌红，苔薄白，脉细数，考虑阴虚日久，耗气伤津，而津血同源，进而血虚，血又为气之母，血虚累及气虚，气虚无法推动血液运行，故见黄斑水肿、渗出及出血。根据中医辨证论治，可治以养阴生津，凉血润燥。方药可用玉泉丸合知柏地黄汤加减。自汗、盗汗者加黄芪、生地黄、牡蛎、浮小麦以益气固表；视网膜水肿、渗出多者，宜加猪苓、车前子、益母草以利水化瘀；视网膜出血者可加三七、墨旱莲以活血化瘀。

丹黄明目汤联合激光治疗对阴虚燥热、脉络瘀阻型 DR 患者效果佳，能提高视力，减轻黄斑水肿，促进视网膜出血、渗出的吸收，同时能减少眼底微动脉瘤、新生血管、无灌注区，是临床治疗 DME 行之有效的方法之一。中成药可用黄葵胶囊，主要成分是中药"黄蜀葵花"，黄蜀葵花药性属寒，可清热、利湿、消肿，对减轻 DME 有确切的临床疗效。

（二）益气养阴，活血通络

当 DME 患者表现为视物模糊，或视物变形，或自觉眼前黑花飘移，神疲乏力，气短懒言，口干咽燥，自汗，便干或稀溏；舌胖嫩、紫暗或有瘀斑，脉细无力，可治以益气养阴，活血通络。患者久病，耗气伤阴，肾阴不足，阴虚血燥致瘀血内阻，气虚无法推动血液运行，则脉络不畅，甚至脉络破损，故见神疲乏力，气短懒言，口干咽燥，自汗，便干或稀溏等症。

代表方可用知柏地黄丸合四物汤加减。视网膜新鲜出血者，可加大蓟、小蓟、生蒲黄、生三七粉以止血通络；陈旧性出血者，加牛膝、葛根、鸡血藤以活血通络；有纤维增生者，宜加生牡蛎、僵蚕、浙贝母、昆布以除痰软坚散结；口渴甚者加麦冬、石斛润燥生津。

代表方还有生脉散合杞菊地黄丸加减：党参、麦冬、五味子、枸杞子、菊花、熟地黄、山茱萸、山药、茯苓、泽泻、牡丹皮。水肿较重者，酌加薏苡仁、车前子；微动脉瘤较多者，酌加丹参、郁金、牡丹皮；出血明显者，加生蒲黄、墨旱莲、三七。

目前常用的方药还有益气养阴明目方和活血利水方。益气养阴明目方治疗 DME 可提高患者视力水平，减轻黄斑水肿程度，在益气养阴的基础上配合活血利水药物，往往能快速消除视网膜水肿、渗出，促进出血与瘀血的吸收。活血利水方基于活血利水法配方而成。活血利水法是指由活血药和利水渗湿药组成的治疗血水互结或血瘀水停病症的治疗法则。活血利水方的组成根据中医各家的见解各有不同，主要以川芎、当归、生地黄、车前子、猪苓、泽泻、柴胡等药为主，辅以丹参、牛膝、茯苓、赤芍、益母草等药加减。

彭清华教授通过对 81 例重度非增殖性 DR 和增殖性 DR 患者进行随机对照研究发现，中成药散血明目片可以有效治疗 DME，促进 DR 患者视网膜出血、渗出及水肿的吸收，减轻光凝对视网膜的损害。散血明目片的组成为三七、白茅根、蒲黄、防己、益母草、大黄、木贼、地龙、泽泻、猪苓等。

(三)健脾益气，利水消肿

当患者视物模糊，或视物变形，或自觉眼前黑花飘移，视衣以视网膜水肿、棉绒斑、出血为甚；面色萎黄或无华，神疲乏力、头晕耳鸣，小便量多清长；舌质淡，脉弱，可治以健脾益气，利水消肿。患者久病损伤脾肾，不能温煦形体，阴寒内盛，气机凝滞，不能温化水湿，故见视网膜出现水肿、棉绒斑、头晕耳鸣，小便量多清长等症。

方药可用补中益气汤加减，视网膜水肿明显者，加猪苓、泽兰以利水渗湿；视网膜棉绒斑多者，宜加法半夏、浙贝母、苍术以化痰散结；夜尿频、量多清长者，酌加巴戟天、淫羊藿、肉苁蓉等以温补肾阳。除此之外，代表方剂还有参苓白术散+桃红四物汤，可有效改善脾虚气弱兼血瘀型 DR 患者的视力，减轻黄斑水肿，改善视功能。

(四)滋补肝肾，润燥通络

患者有视物模糊，甚至视力严重障碍，眼底黄斑水肿、渗出、出血等表现，兼见头晕耳鸣，腰膝酸软，肢体麻木，大便干结，舌暗红、苔少，脉细涩。患者久病，损伤肝肾，肝肾亏虚，津液不足，虚久则血脉瘀阻，可见眼底黄斑水肿、渗出、出血，头晕耳鸣，腰膝酸软，肢体麻木，大便干结等表现，治宜滋补肝肾，润燥通络。

代表方剂有六味地黄丸、逐瘀固本方等。出血久不吸收且出现增生者，加浙贝母、海藻、昆布。逐瘀固本方治疗肾虚血瘀型糖尿病黄斑水肿，可以明显改善患者的中医症状，提高患眼视力，降低黄斑中心厚度。

中成药可用滋肾健脾化瘀片、明目地黄丸、石斛夜光丸等。

(五)滋阴补阳，化痰祛瘀

患者可见视物模糊，甚至视力严重障碍，黄斑水肿、渗出、出血，视网膜有新生血管、出血，玻璃体可有灰白增生条索或与视网膜相牵，出现视网膜增生膜，兼见神疲乏力，五心烦热，失眠健忘，腰酸肢冷，阳痿早泄，下肢浮肿，夜尿频多，小便混浊如膏脂，大便溏结交替，唇舌紫暗，脉沉细，治宜滋阴补阳，化痰祛瘀。

偏阴虚者选左归丸(熟地黄、鹿角胶、龟甲胶、山药、枸杞子、山茱萸、川牛膝、菟丝子);偏阳虚者选右归丸(附子、肉桂、鹿角胶、熟地黄、山茱萸、枸杞子、山药、菟丝子、杜仲、当归),配合温胆汤加减,方中还可加丹参、郁金、山楂、僵蚕以祛痰解郁、活血祛瘀;出现玻璃体灰白增生条索、视网膜增生性改变者,方中去甘草,酌加浙贝母、昆布、海藻、莪术以化痰祛瘀、软坚散结;出血久不吸收者,酌加三七、生蒲黄、花蕊石。中成药可用糖网化瘀合剂,可维持阴阳两虚型 DME 患者的黄斑区微血管结构和血流灌注,糖网化瘀合剂在人体内发挥了温阳的作用,能有效改善眼部、脑部血供及躯干四肢循环。

二、中医外治

(一)中药电离导入

中药电离导入法是把中药药汁制作成导入液,通过直流电等形式,导入眼部局部位置。与传统用药方法不同,这种局部给药的方法能提高药物的生物利用度,更好地发挥药物治疗作用。

(二)针刺

除有新鲜出血和视网膜脱离者外,可行针刺治疗,针刺可以释放缓激肽、乙酰胆碱,抑制 TNF 的合成释放,起到扩张血管,解除血管壁平滑肌痉挛作用,有助于视网膜炎症和水肿的消退。针刺治疗秉承辨证论治的观念,选穴多集中在脾胃经及其相关穴,旨在健脾利湿;眼周穴位亦为常用选穴,旨在调节眼周气血。

局部穴可选太阳、攒竹、四白、承泣、睛明、球后、阳白,全身穴可选百会、风池、完骨、合谷、外关、光明、足三里、肝俞、肾俞、阳陵泉、脾俞、三阴交。每次局部取穴 2~3 个,全身取穴 2~3 个,根据辨证施以补泻手法。每日 1 次,留针 30 分钟,10 日为 1 个疗程。

(三)热熨疗法

热熨疗法是将中药加热后,在患者病位处来回旋转熨帖,从而达到改善局部血流状态的一种方法,在临床也与熏蒸雾化等联合应用。使用温通散热熨治疗早期 DR,可有效加快视网膜中央静脉血流速度,且降低眼动脉与视网膜中央动脉血流的阻力指数。

(四)耳穴压豆

耳穴压豆是一种中医特色疗法,耳郭表面可视为人体反射区,选取耳穴后予压豆治疗,同时联合补气升清、疏肝活血的中药进行离子透入,有效改善气虚血瘀型 DR 患者的视力及眼底状况。

三、小结

中医药治疗 DR 和 DME 取得一定效果,但目前研究缺乏大样本、多中心、随机对照临床研究,单药的机制研究也有待进一步深入开展。此外,由于中药多为复方且药方复杂,需要辨证论治调整药方。通过中西医结合治疗,可以发挥中、西医各自优势,为患者谋求疗效最大化。

参考文献

[1] 彭清华, 谢学军, 肖家翔, 等. 中医眼科学[M]. 4 版. 北京: 中国中医药出版社, 2016.

[2] 柴永馨, 温莹, 毕爱玲, 等. 糖尿病黄斑水肿的中西医治疗研究进展[J]. 中国中医眼科杂志, 2021, 31(9): 668-672, 679.

[3] 段俊国, 金明, 接传红. 糖尿病视网膜病变中医防治指南[J]. 中国中医药现代远程教育, 2011, 9(4): 154-155.

第十五章

糖尿病视网膜病变的围术期护理

累及黄斑中心凹的糖尿病黄斑水肿的患者，首选治疗方案是眼内注药，而对于合并玻璃体积血或牵拉性网脱等情况的增生型糖尿病视网膜病变患者常常需要进行玻璃体切割术(或联合白内障手术)。患者在围术期易产生消极的心理状态，加之玻璃体切割术操作相对复杂，术后容易出现出血、疼痛等并发症，患者术后长时间保持面向下等特殊体位，这些均易引起各种不适，从而导致患者不能很好地配合医生的治疗。因此在围术期对患者予以积极有效的护理干预对平稳患者情绪、缓解患者的焦虑恐惧心理、减少手术并发症、提高患者依从性和促进康复具有非常重要的作用。本章围绕常见的眼内注药及玻璃体切割联合白内障手术这两种治疗方式，重点介绍其围术期的护理要点。

第一节　眼内注药的围术期护理

一、术前护理

全面评估患者，向患者及其家属介绍手术前后应注意的事项及术中如何配合，有针对性地制订护理计划，积极做好患者的心理护理，减轻患者对手术的恐惧感，让患者配合护理工作。

(一)评估

1. 健康史

了解患者血糖、血压、血脂情况，有无心脏病或其他全身疾病，有无手术禁忌证及药物过敏史等。评估患者的全身情况，如发热、咳嗽、育龄妇女是否处于生理期或孕期、颜面部疖肿及全身感染等情况，如存在以上情况及时通知医生，以便进行必要的治疗和考虑延期手术。

2. 身体情况

（1）术前测量生命体征，有异常及时与医生沟通。

（2）检查各项检验报告是否齐全，检验结果是否正常，包括血常规、尿常规、凝血功能、心电图等，根据手术的需要，检查各项必要的辅助检查资料是否齐全。

（3）询问患者视力障碍的情况，了解视力下降的时间、程度、进展情况。

3. 心理—社会状况

注意评估患者的情绪状态、年龄、饮食习惯、生活习惯、经济状况、对疾病的认知、用药的依从性等。护士要耐心对患者进行心理疏导，积极主动与患者沟通，解答患者存在的疑惑，促使患者树立积极治疗的信心。

4. 抗 VEGF 药物的使用情况及医保报销相关事宜

根据患者视力、抗 VEGF 药物使用情况、医保类别，评估患者是否能够联网报销。可以报销者，协助患者办理好医保手续；不可报销者，做好相应的解释工作，取得患者理解及后续治疗的配合。

（二）护理措施

1. 心理护理

（1）护士首先要与患者建立良好的护患关系，多与患者聊天，倾听其主诉，了解其焦虑的原因，解释疾病的有关知识及治疗效果，针对其心理顾虑及时给予心理疏导，必要时请心理科医生会诊，并予以相应的干预。护士可通过一对一讲解、播放相关健康宣教视频等帮助患者了解住院流程、手术治疗的原理及步骤、术前需要做的准备、术中注意事项和手术室的环境，消除患者对未知的恐惧，减轻患者术前焦虑、术中恐惧等不良情绪，提高患者的配合程度。

（2）术前指导患者进行深呼吸、肌肉放松训练，可为患者播放有声读物或轻音乐，每日 1 次，每次 20~30 min。对于睡眠不良的患者，采用睡前泡脚、按摩等方式，使患者情绪平稳、心态平和，获得良好的睡眠质量，必要时遵医嘱给予镇静药物以协助睡眠。

2. 术前准备

(1)术前监测：①责任护士充分了解患者全身状态，定期监测血糖、血压，使血糖、血压保持在稳定水平；②指导糖尿病患者按糖尿病饮食原则进食，遵医嘱使用降血糖的药物，避免血糖过高，以减少术后眼内感染概率及术中、术后出血等并发症发生率；③如患者血压过高：嘱患者按时口服降压药，告知血压过高会增加术中出血的风险。

(2)术前用药：嘱患者遵医嘱使用抗生素滴眼液等，告知患者及其家属每种药物的用法、作用、注意事项及不良反应等，患者了解用药禁忌并及时与医生沟通。

(3)预防咳嗽：提醒患者术前避免吸烟或减少吸烟。有些患者因术前紧张，可能通过吸烟缓解紧张情绪，但吸烟易诱发咳嗽。教会患者术中止咳的应急措施，如深呼吸、舌尖抵上颚等，如不能控制及时告知医生。

(4)患者自身准备：①协助患者做好个人清洁卫生，如理发、洗澡、剪指甲、刮净胡须等；②提前换上干净的手术服，女士长发须结辫，勿将马尾扎在头部正后房，以免影响术中平卧；③告知患者避免穿套头及过紧的衣服，以免术后脱衣时碰伤术眼；④提醒患者提前取下身上所有金属及易松脱的物品，如项链、耳环、手表、发夹、活动性义齿、隐形眼镜等，取下的贵重物品交由家属保管，以免丢失。

(5)提前练习口鼻遮盖训练及眼球固视训练。方法：平卧床上，将干毛巾四折轻盖口鼻20分钟左右，同时训练眼球向各个方向转动，以便更好地配合检查及手术。提醒患者如遇术中疼痛或其他不适，及时与医生沟通，切忌在手术台上乱动，大声喊叫。

(6)专科护理操作：遵医嘱术前进行泪道冲洗及结膜囊冲洗术并做好术眼标识，在做每一个操作前向患者解释清楚操作目的及注意事项，操作过程中动作轻柔，随时观察患者情况。

二、术后护理

(一)病情观察

注射后在病房观察 2 小时，医生评估达到离院标准后方可离院，告知患者避免擦眼，以及如何辨别眼内炎、视网膜脱离、眼内出血的症状及体征(眼痛、眼红加重，视物模糊或视力下降、畏光加重等)，出现上述症状及时复查。

(二)用药护理

(1)术后第二天开始遵医嘱用药，告知患者及其家属每种药物的用法、作用、注意事项及不良反应等。

(2)指导患者出院后如何正确使用眼药。方法：滴眼药前洗净双手；仰卧位或坐姿面部向上；睁开眼睛向上看，用手指或棉签轻轻下拉眼睑，滴 1~2 滴药液至结膜囊中，轻闭双眼休息并用棉签或手指压迫泪囊 3~5 分钟；注意避免因药液过多或者侧卧位导致药液流入对侧眼睛，造成对侧眼感染。滴眼药时，眼药瓶口与睫毛保持 1~2 cm 的距离，避免污染药液。

(3)指导患者正确保存眼药，个别眼药须提醒患者冷藏放置。眼药开瓶 1 个月要及时丢弃，防止药品过期。

(三)出院指导

1. 生活指导

指导患者洗头、洗脸、洗澡时避免眼内进水；提醒患者避免用力咳嗽，避免重体力劳动，避免乘坐颠簸的交通工具，避免跳跃性的动作。

2. 饮食指导

术后合理膳食，饮食宜清淡，宜食富含维生素的蔬菜、水果，糖尿病患者予以糖尿病饮食，忌费力咀嚼食物，预防便秘。忌烟酒及辛辣食物，保持大便通畅。

3. 安全指导

对于低视力患者，应指导其家属如何在家庭和其他活动场所中保护患者的安全。

4.延续性护理

(1)指导患者至糖尿病专科随诊，遵医嘱使用降糖药，告知患者控制血糖的意义，按时规律用药，控制饮食、血压、血糖，并嘱家属监督落实。

(2)根据眼部情况，告知患者复查时间及按时复查的重要性。

第二节　玻璃体切割联合白内障手术的围术期护理

一、术前护理

根据病情及拟行的手术方式向患者或家属介绍手术前后应注意的事项，术中如何配合，全面评估患者，有针对性地制订护理计划，积极做好患者的心理护理，减轻患者对手术的恐惧感，让患者密切合作。

(一)评估

1.健康史

了解患者血糖、血压、血脂情况，有无心脏病或其他全身疾病，有无手术禁忌证，药物过敏史等。评估患者的全身情况，如发热、咳嗽、育龄妇女是否处于生理期或孕期、颜面部疖肿及全身感染等情况，如有上述情况要及时通知医生，以便进行必要的治疗和考虑延期手术。

2.身体状况

(1)术前测量生命体征，评估患者的心肺功能，有异常及时与医生沟通。

(2)检查各项检验报告是否齐全，检验结果是否正常，包括血常规、大便常规、尿常规、凝血功能、肝肾功能、传染病四项、胸部 X 线检查、心电图等，根据手术的需要，检查各项必要的辅助检查资料是否齐全。

(3)询问患者视力障碍的情况，了解视力下降的时间、程度、进展情况。

(4)了解患者降糖药物使用情况，有无按时使用降糖药、近期有无使用糖皮质激素类药物。

（5）检查患者有无皮肤破溃及糖尿病足，查看伤口情况，有无定期换药。

（6）询问患者有无低血糖经历，能否识别低血糖反应。

3. 心理—社会状况

注意评估患者的情绪状态、年龄、饮食习惯、生活习惯、经济状况、对疾病的认知、用药的依从性等。护士要耐心对患者进行心理疏导，积极主动与患者沟通，解答患者的疑惑，促使患者树立积极治疗的信心。

（二）护理措施

1. 心理护理

（1）护士首先要与患者建立良好的护患关系，多与患者聊天，倾听其主诉，了解其焦虑的原因，解释疾病的有关知识及治疗效果，针对其心理顾虑及时给予心理疏导，必要时请心理科医生会诊，并予以相应的干预。护士可通过一对一讲解、播放相关健康宣教视频等帮助患者了解住院流程、手术治疗的原理及步骤、术前需要做的准备、术中注意事项和手术室的环境，消除患者对未知的恐惧，减轻患者术前焦虑、术中恐惧等不良情绪，提高患者的配合程度。

（2）术前指导患者进行深呼吸、肌肉放松训练，可为患者播放有声读物或轻音乐，每日 1 次，每次 20～30 min。对于睡眠不良的患者，采用睡前泡脚、按摩等方式，使患者情绪平稳、心态平和，获得良好的睡眠质量，必要时遵医嘱给予镇静药物以协助睡眠。

2. 术前准备

（1）术前监测：①责任护士充分了解患者全身状态，定期监测血糖、血压，使血糖、血压保持在稳定水平；②指导糖尿病患者按糖尿病饮食原则进食，遵医嘱使用降血糖的药物，避免血糖过高，以减少术后眼内感染概率及术中、术后出血等并发症发生率；③如患者血压过高，嘱患者按时口服降压药，血压过高会增加术中出血的风险。

（2）术前用药：嘱患者遵医嘱使用术前眼药，告知患者及家属每种药物的用法、作用、注意事项及不良反应等，了解患者用药禁忌并及时与医生沟通。必要时遵医嘱使用止痛、止血、镇静等药物。

（3）预防咳嗽：提醒患者术前避免吸烟或减少吸烟，预防咳嗽。眼科手术是精细显微手术，术中咳嗽会影响医生操作，同时增加眼内感染概率。对于轻微咳嗽的患者，可嘱患者术前多次少量饮用温水或服用润喉药，必要时遵医嘱使用止咳药。同时，教会患者术中止咳的应急措施，如深呼吸、舌尖抵上颚等，如不能控制及时告知医生。

(4)预防感染：可在术前遵医嘱预防性使用抗菌药物，帮助患者了解药物的不良反应，密切观察有无不良反应。

(5)禁食禁饮：护士及时与医生沟通好患者全麻大致接台时间，提前一天告知全麻患者术前禁食禁饮的时间，尽可能地缩短禁食禁饮时长，减轻患者不适，遵医嘱适当补液，避免发生低血糖反应。局麻患者不需要禁食禁饮，告知患者手术当天早晨提前吃好早餐，不宜吃过饱，也不要喝太多水，糖尿病患者遵循糖尿病饮食原则，手术前排空大小便。

(6)患者自身准备：①协助患者做好个人清洁卫生，如理发、洗澡、剪指甲、刮净胡须等；②提前换上干净的手术服，女士长发须结辫，勿将马尾扎在头部正后房，以免影响术中平卧；③告知患者避免穿套头及过紧的衣服，以免术后脱衣时碰伤术眼；④提醒患者提前取下身上所有金属及易松脱的物品，如项链、耳环、手表、发夹、活动性义齿、隐形眼镜等，取下的贵重物品交由家属保管，以免丢失。

(7)提前练习口鼻遮盖训练及眼球固视训练。方法：平卧床上，将干毛巾四折轻盖口鼻20分钟左右，同时训练眼球向各个方向转动，以便更好地配合检查及手术。提醒患者如遇术中疼痛或其他不适，及时与医生沟通，切忌在手术台上乱动，大声喊叫。

(8)专科护理操作：遵医嘱术前进行泪道冲洗及结膜囊冲洗术并做好术眼标识，在做每一个操作前向患者解释清楚操作目的及注意事项，操作过程中动作轻柔，随时观察患者情况。

(9)手术前0.5~1 h为患者术眼散瞳，充分散大术眼瞳孔便于手术操作。

二、术中护理

(1)告知患者进入手术室后要先在等候区稍事休息，手术室的温度为22~25 ℃，如果觉得冷或者有其他不适可以及时和手术室护士反映。

(2)由于手术床较窄，告知患者在上下床时注意安全，预防跌倒坠床。

(3)为了保证手术的顺利进行，会对患者进行适当的肢体约束，手术过程中头部会被无菌巾覆盖,只露出手术部位,告知患者不要紧张,如有不适及时与医生沟通。

(4)手术过程注意患者血压、心率、血氧饱和度等监测数据变化和患者肢体反应,一旦出现异常即刻报告手术医生,及时处理。

三、术后护理

(一)病情观察

(1)患者术后回到病房,护士须及时观察患者皮肤颜色及完整性,糖尿病患者要特别注意足部的保暖和卫生,选择合适的鞋袜和修剪趾甲,避免皮肤受压、磨损、破溃,预防糖尿病足发生。

(2)定时监测患者血压、血糖。

(3)观察患者术眼敷料有无渗液,有无分泌物及分泌物的颜色、性状。

(4)密切观察患者视力、眼压、有无头痛、眼痛、恶心呕吐等症状,当患者出现上述异常症状时及时通知医生查看,配合医生用药和治疗,并做好后续的病情观察。

(5)体位护理。

①术后要及时告知患者及家属保持颜面部向下的特殊体位的意义,此体位的目的是使玻璃体腔注入的气体或硅油顶压在视网膜裂孔处,促使裂孔尽快封闭,是手术成功的关键。同时进行不同姿势颜面部向下的体位示范,确保患者充分理解原因,愿意主动配合并且姿势规范。

②由于长时间的面朝下体位会引起患者面部浮肿、头痛、颈肩背部肌肉酸痛,可予以局部热敷、按摩,促进血液循环缓解疼痛及不舒适感,可使用 U 形枕辅助患者俯卧位;耳郭、肘部鹰嘴、膝部等处因长时间受压而成为压疮的好发部位,因此应经常检查、按摩这些部位皮肤,做好压疮的预防及护理工作。

③对于老年患者要特别关注,老年患者长期卧床易引起下肢血栓形成,可进行适当的地上活动。对于患者胸闷、心慌、头痛等主诉要重视,随时监测血糖血压。

④术后加强病房巡视,发现患者姿势不规范、不配合等情况,加强与患者沟通,支持鼓励患者尽可能地配合,发现客观原因无法配合的,及时告知医生

帮助患者解决困难。

(二)预防并发症

(1)术后加强病房巡视,密切配合医生观察术后并发症的发生和变化。患者术后如出现眼疼、头痛、恶心呕吐等症状要及时向医生汇报,进行及时处理,防止术后眼压过高引起的视神经损害、视力丧失。

(2)术后给患者滴眼药水时要注意观察患者眼部的情况,是否有眼部分泌物增多、眼部红肿加重、眼部疼痛加重的情况,并及时向医生汇报,防止眼内炎发生;术后滴散瞳药时要注意瞳孔的变化,如出现瞳孔不规则,瞳孔不能散大,要及时汇报医生进行处置。

(3)术后要注意患者自主症状的变化,滴眼药操作要规范,避免对眼部的按压,注意眼药水的种类和频率。

(4)告知患者术后防止便秘,食用易消化、粗纤维食物。注意保暖,预防感冒引起的咳嗽。嘱患者逐渐增加活动量,防止剧烈运动引起视网膜再次脱离,眼内出血。

(5)对有糖尿病和高血压的患者,要严格监测血糖及血压,指导患者按时用药,控制饮食,适量活动,同时避免头部和眼部过度活动,以免眼底出血,视网膜再脱离。

(三)术后用药护理

(1)术后第二天开始遵医嘱用药,告知患者及其家属每种药物的用法、作用、注意事项及不良反应等。

(2)按时协助患者点眼药,仔细观察患者用药后的情况。

(3)指导患者出院后如何正确使用眼药。方法:滴眼药前洗净双手;仰卧位或坐姿面部向上;睁开眼睛向上看,用手指或棉签轻轻下拉眼睑,滴1~2滴药液至结膜囊中,轻闭双眼休息并用棉签或手指压迫泪囊3~5分钟;注意避免因药液过多或者侧卧位导致药液流入对侧眼睛,造成对侧眼感染。滴眼药时,眼药瓶口与睫毛保持1~2 cm的距离,避免污染药液。

(4)指导患者正确保存眼药,个别眼药需要提醒患者冷藏放置。眼药开瓶1个月要及时丢弃,防止药品过期。

(5)患者术后眼部炎症反应较重,须应用激素类药物治疗,忌空腹用药,并给予保护胃黏膜药物及补钾、补钙，尤其是有胃肠疾病史的患者，用药期间观察患者有无胃部不适及大便情况。监测患者的血糖、血压和体重变化，不擅自停药，遵医嘱酌情减量，以免出现不良反应。

(四)心理护理

对于术后出现并发症的患者由于对预后的担心，易出现烦躁焦虑的情绪。护士应与患者多沟通，及时发现患者的情绪波动，讲解手术相关知识及术后配合治疗的重要性，消除患者对并发症的恐惧，树立患者的信心，以积极的态度配合治疗。通过积极有效的护理沟通，取得患者的信任，从而提高患者术后卧位及用药的依从性。

(五)饮食护理

(1)术后合理膳食，饮食宜清淡，宜食富含维生素的蔬菜、水果，糖尿病患者予以糖尿病饮食，忌费力咀嚼食物，预防便秘。忌烟酒及辛辣食物，保持大便通畅。

(2)长期俯卧位患者由于胃部长期受压，进食时不宜过饱，避免压迫胃部导致胃部不适。

四、出院指导

(一)生活指导

(1)指导患者术眼眼周清洁的方法，用干净的毛巾轻抹眼周，不揉搓，洗脸和洗澡时防止水进入眼睛。

(2)避免揉搓眼睛；术眼防碰撞，头部勿用力及剧烈震动；术后早期避免热敷术眼。

(3)交通工具的选择：避免选择颠簸性大的交通工具；最好坐前排，系好安全带，避免急刹车。

(二)疾病知识指导

(1)指导患者及家属正确用药的方法，注意用眼卫生，避免用眼疲劳。

(2)向患者解释疾病的特点、治疗的方法。积极治疗糖尿病和预防并发症的发生及发展。

(3)低视力患者应指导其家属如何在家庭和其他活动场所中保护患者的安全。

(4)告知患者术后早期的正常反应，如轻微眼痛、畏光、流泪、结膜充血、眼睑水肿。若数日后以上症状仍不消退且持续加重，甚至出现头痛、红视、突然视力下降、视野缺损、眼前黑影加重等异常症状，应立即到医院就诊。

(三)延续性护理

(1)电话随访患者病情和特殊体位坚持的时间及依从性，强调坚持特殊体位对治疗效果的重要性，给予人文关怀，指导患者因特殊体位引起不适的缓解方法。

(2)提醒患者定期检查双眼眼底，以便及时发现眼底病变，尽早进行干预、治疗。

(3)指导患者至糖尿病专科随诊，遵医嘱使用降糖药，告知患者控制血糖的意义，按时规律用药，控制饮食、血压、血糖，并嘱家属监督落实。

(4)根据眼部情况，告知患者复查时间及按时复查的重要性。

参考文献

［1］吕娟芬，张书平，李勇. 玻璃体腔注射雷珠单抗治疗糖尿病性黄斑水肿病人围术期的护理［J］. 循证护理，2020，6(2)：182-185.

［2］蔡莹，褚利群，肖林，等. 玻璃体切割术联合一期白内障超声乳化吸除人工晶体植入术并发症的观察与护理［J］. 护理研究，2014(18)：2228-2229.

［3］吴孟波，李欢，罗园，等. 糖尿病视网膜病变患者术后自我管理现状及延续护理需求分析［J］. 湘雅护理杂志，2020，1(6)：899-902.